ねこ先生
トト・ノエルに教わる

ゆるゆる健康法

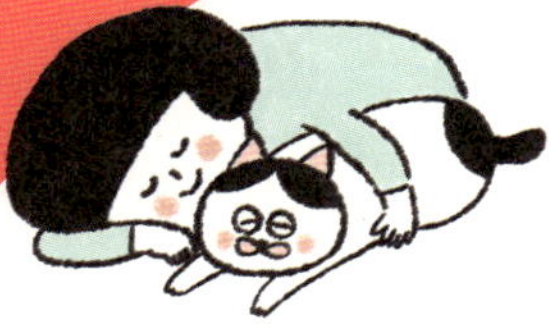

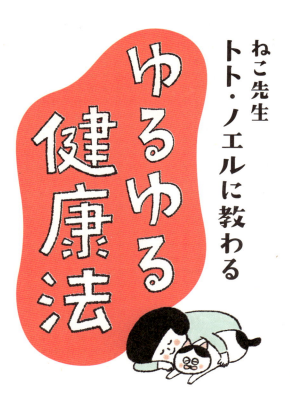

【著者】simico

【監修】櫻井大典
（ミドリ薬品　漢方堂）

JN232201

はじめに

生理痛やむくみ、軽い頭痛や湿疹など、病気ではないけれどなんとなく感じるカラダの不調のことを「未病《みびょう》」といいます。そして、日々の生活から未病を防ぎ、病気になる前に先手を打って対策をすることを「養生《ようじょう》」といいます。養生のベースとなっている中国伝統医学の古典には、「病になってから治療するというのは、のどが渇いてたまらなくなってから井戸を掘るようなもので、これが手遅れでないとどうしていえるだろうか」と書かれています。

まっさらな紙を折ったら折り目がつきますよね。その後伸ばして、また真っすぐにはなるけど、折り目の跡は消えない。病気になってから対策するというのは、そういうことだと思います。折り目のせいで、不調が残る、薬を飲み続けて抑えつけることのないようにすることが養生です。

養生とは、古代の賢人たちが、我々の知識を遥かに超えた生き残るための知恵を自然の中から見出そうとした試みの結果の集合体です。そんな、健康に暮らすヒントを一人でも多くの方に伝え続けることが、我々中医学を学ぶものの使命だと思っています。

本書では中医学や養生といった、一見健康に良さそうだけど、とっつきにくくハードルが高そうな事柄を、できるだけ簡単に、そして誰にでも始めやすく続けやすい方法、「ゆるゆる健康法」としてまとめています。

この本をきっかけに、「中医学って、養生って面白い！」と思ってもらえ、健やかなカラダ作りに役立てていただけたら幸いです。

監修◎ミドリ薬品 漢方堂 櫻井大典

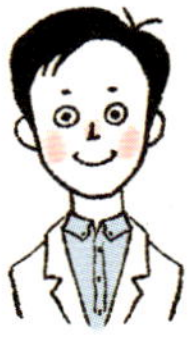

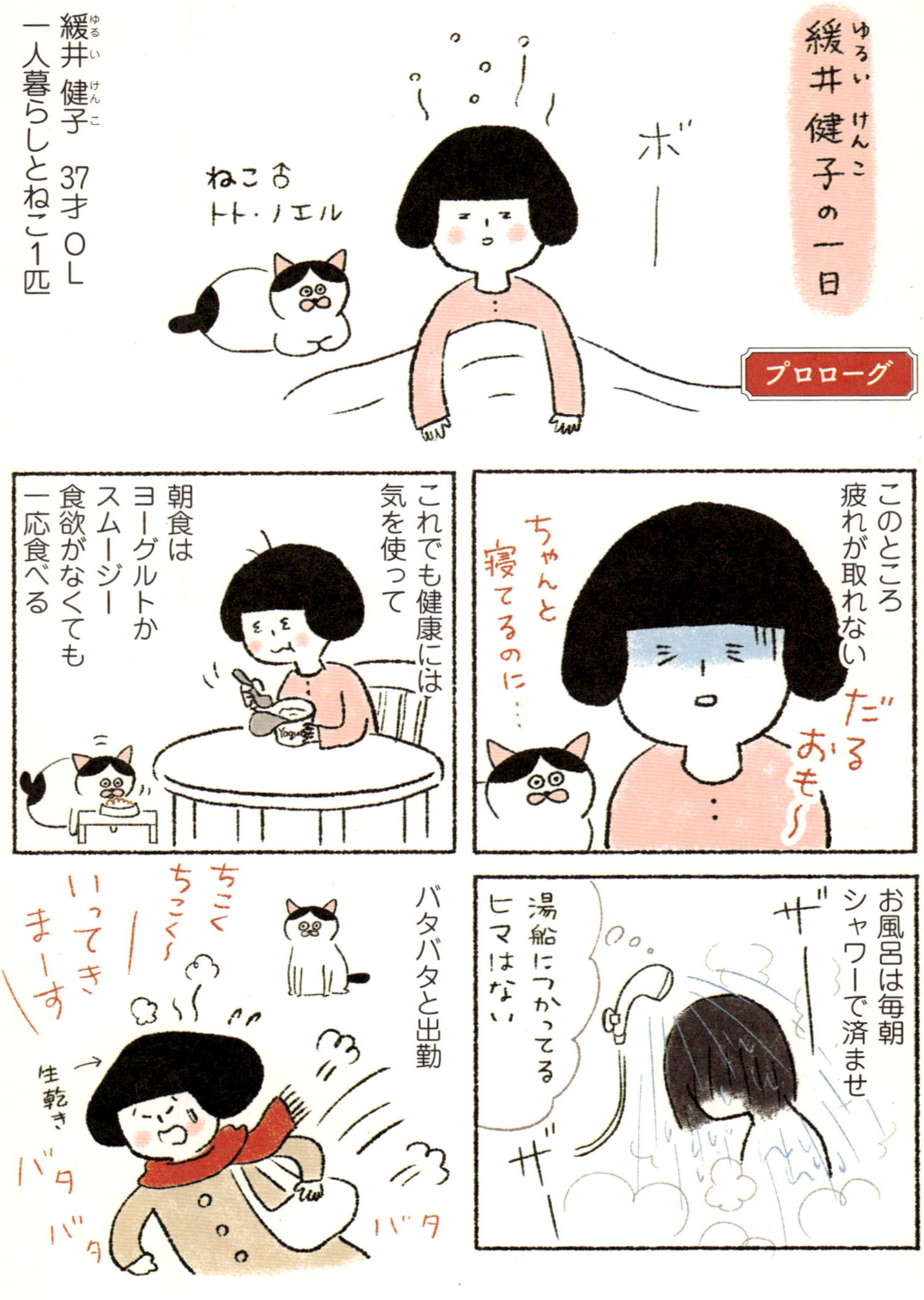
緩《ゆる》井《い》健子《けんこ》の一日
プロローグ
ボー
ねこ♂
トト・ノエル
緩《ゆる》井《い》健子《けんこ》 37才OL
一人暮らしとねこ1匹
このところ疲れが取れない
ちゃんと寝てるのに…
だるおも～
これでも健康には気を使って
朝食はヨーグルトかスムージー
食欲がなくても一応食べる
お風呂は毎朝シャワーで済ませ
ザー
湯船につかってるヒマはない
ザー
バタバタと出勤
ちこくちこく～
いってきまーす
生乾き
バタバタ
バタ

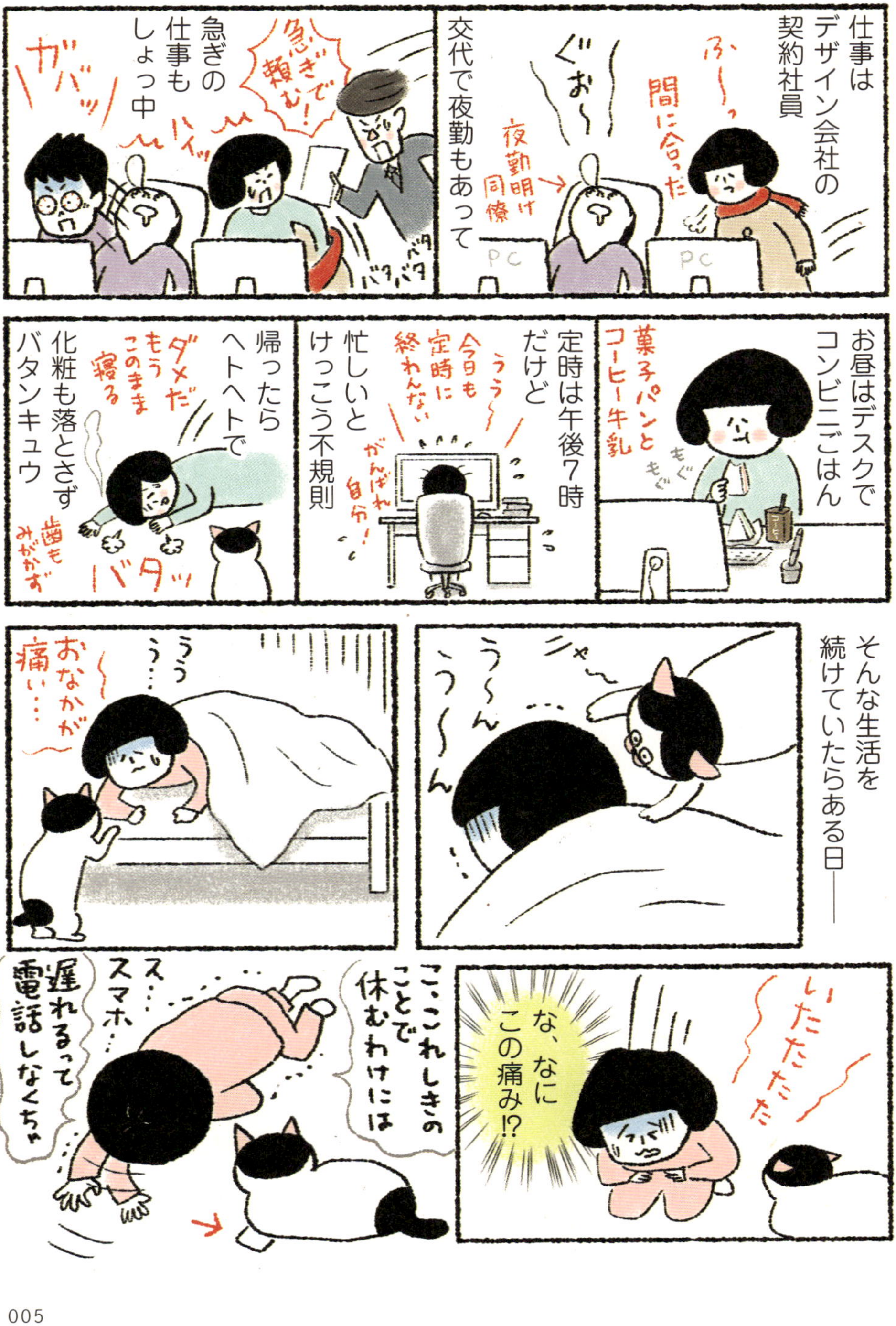
仕事はデザイン会社の契約社員
ふ～っ 間に合った
ぐお～
夜勤明け同僚
交代で夜勤もあって
急ぎで頼む!
ハイッ
急ぎの仕事もしょっ中
ガバッ
バタバタバタ
お昼はデスクでコンビニごはん
菓子パンとコーヒー牛乳
もぐもぐ
定時は午後7時だけど
うう～ 今日も定時に終わんない
がんばれ自分!
忙しいとけっこう不規則
帰ったらヘトヘトで
ダメだ もうこのまま寝る
化粧も落とさずバタンキュウ
歯もみがかず
バタッ
そんな生活を続けていたらある日——
ニャ～
う～ん う～ん
…
…
うう う…
おなかが痛い…
いたたたた
な、なにこの痛み!?
こ、これしきのことで休むわけには
ス…スマホ…
遅れるって電話しなくちゃ

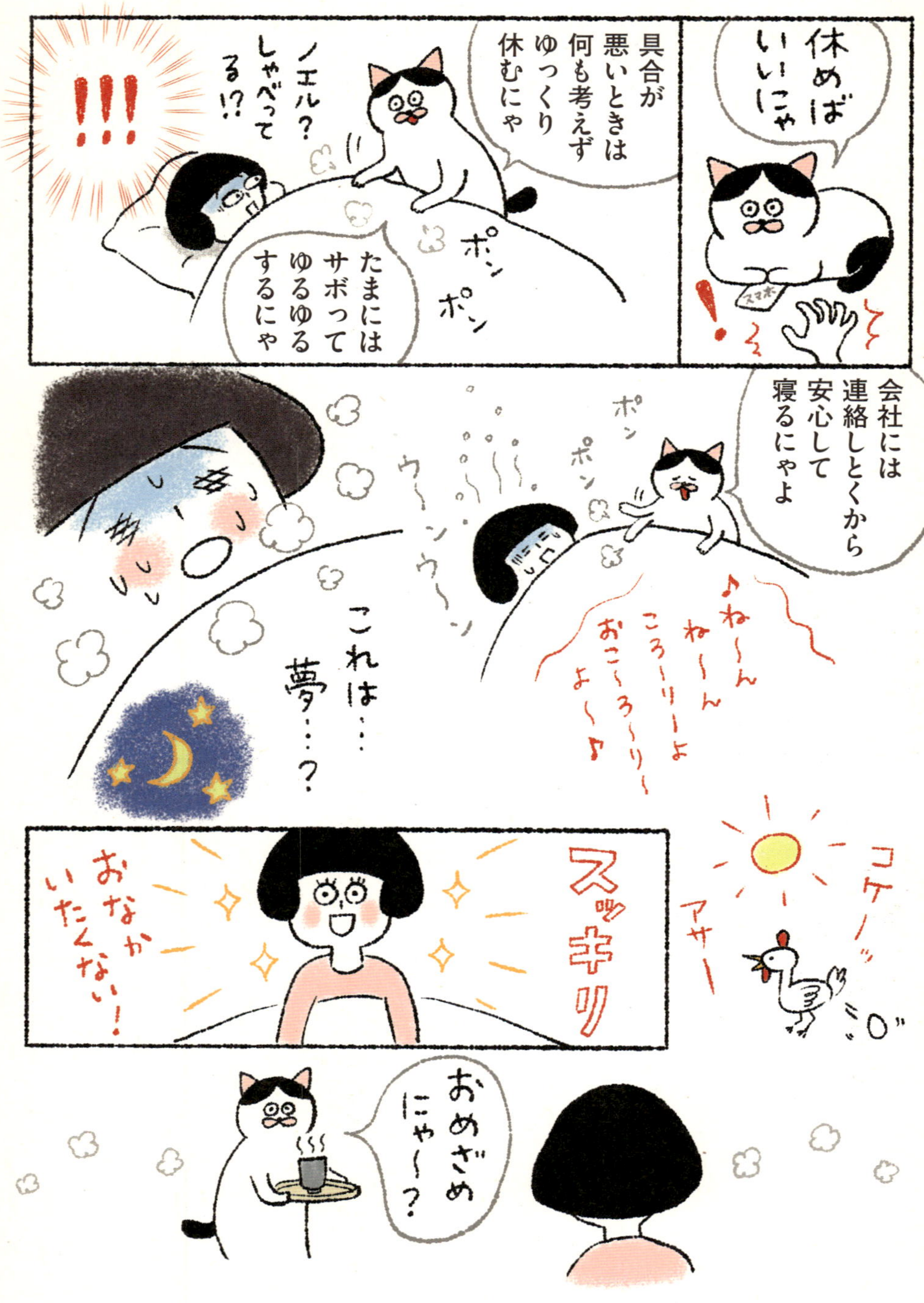
休めばいいにゃ
スマホ
具合が悪いときは何も考えずゆっくり休むにゃ
!!!
ノエル？しゃべってる!?
ポン
ポン
たまにはサボってゆるゆるするにゃ
会社には連絡しとくから安心して寝るにゃよ
ポン
ポン
ウ〜ンウ〜ン
♪ね〜んね〜んころ〜り〜よおこ〜ろ〜り〜よ〜♪
これは…夢…？
コケーッ
アサー
スッキリ
おなかいたくない！
おめざめにゃ〜？

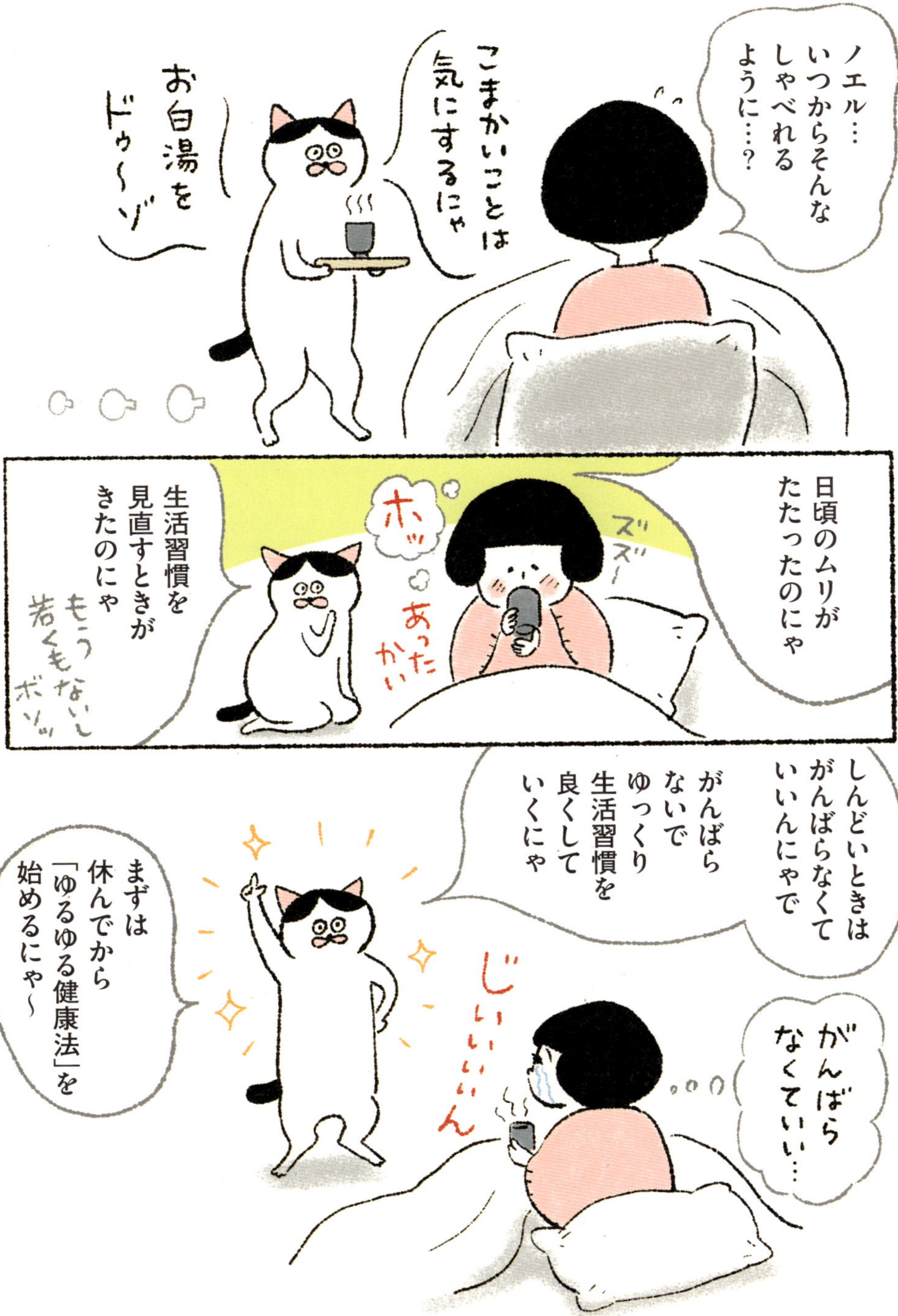

ノエル…いつからそんなしゃべれるように…？
こまかいことは気にするにゃ
お白湯をドゥ〜ゾ〜
日頃のムリがたたったのにゃ
ズズ〜
ホッ
あったかい
生活習慣を見直すときがきたのにゃ
もう若くもないし
ボソッ
しんどいときはがんばらなくていいんにゃで
がんばらないでゆっくり生活習慣を良くしていくにゃ
がんばらなくていい…
じいいいいいん
まずは休んでから「ゆるゆる健康法」を始めるにゃ〜

もくじ

はじめに……002

プロローグ……004

ゆるゆる健康法とは？……012

キャラクター紹介……014

5つでOK！はじめのゆるゆる健康法

白湯を飲む……016

食後に足ふみ……018

気づいたら深呼吸……020

気づいたら肩回し……022

お風呂に入る……024

まとめ……026

櫻井先生のコラム
おすすめ！入浴剤……028

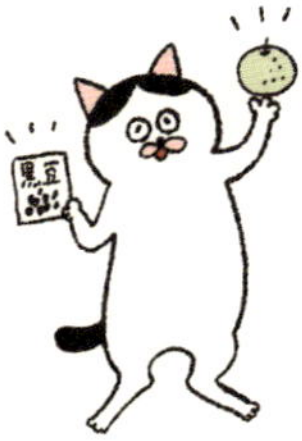

黒豆

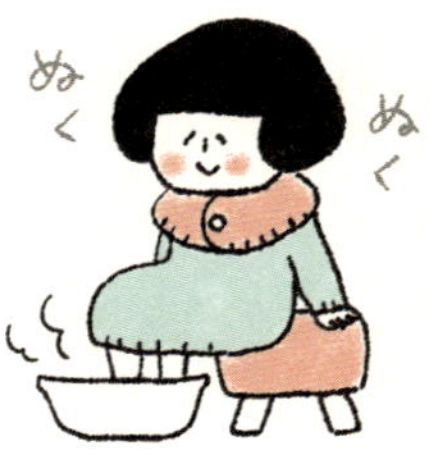

ぬく
ぬく

五臓の話

五臓とは？……030
心・肺……031
脾・肝……032
腎……033
櫻井先生のコラム 季節にそった過ごし方をするのがよい理由……034

秋の章

季節の過ごし方・秋……036
どんな気持ちでいたら良い？……038
朝はお粥で……040
コーヒー中毒にご用心……042
目の疲れを癒す……044
秋の咳対策……046
髪のトラブルに……048
よく眠れてますか？……050
生理中のトラブル……052
落ち込んだときに……054
秋の食材……056
櫻井先生のコラム 養生十訓とは……058

冬の章

季節の過ごし方・冬 …… 060
生姜をとるのはほどほどに …… 062
おやつのチョイス …… 064
花粉症対策は冬から …… 066
ストップ！　冬のカユカユ …… 068
くすみには美容液より鮭!? …… 070
瞑想で頭をスッキリ …… 072
3タイプの風邪対策 …… 074
布団から出られない …… 076
腰のばしで記憶力回復 …… 078
冬の食材 …… 080
櫻井先生のコラム　薬食同源とは …… 082

春の章

季節の過ごし方・春 …… 084
新しい部署でソワソワ …… 086
春もあったかファッションで …… 088
菓子パンは食事じゃない …… 090
肥満は本当に歳のせい？ …… 092
春は山菜を食べよう …… 094
紫外線が気になる季節 …… 096
体臭予防 …… 098
お口周りのトラブルに …… 100
つらいＰＭＳ（月経前症候群） …… 102
春の食材 …… 104
櫻井先生のコラム　五臓と七情の関係 …… 106

夏の章

季節の過ごし方・夏……108
梅雨でしんどいとき……110
低気圧のダルさを解消……112
冷たいものを飲むなら……114
秋バテは夏から防ぐ……116
「いい人」をやめよう……118
冷えには5本指靴下……120
お酒との付き合い方……122
むくみには黒豆を……124
ときには怒ってもいい……126
夏の食材……128
櫻井先生のコラム
がんばりすぎないで ゆるゆる生きる……130
エピローグ……132
あとがき……136
症状別さくいん……138
食材別さくいん……140

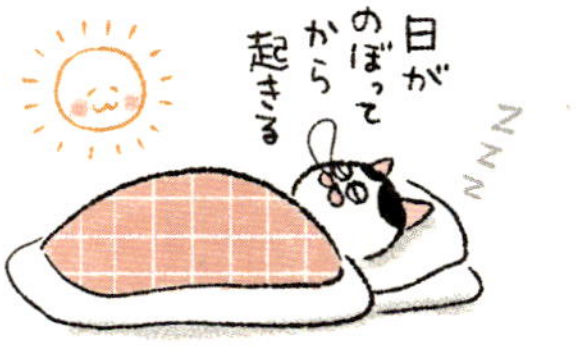

日がのぼってから起きる
ZZZ

ゆるゆる健康法とは？

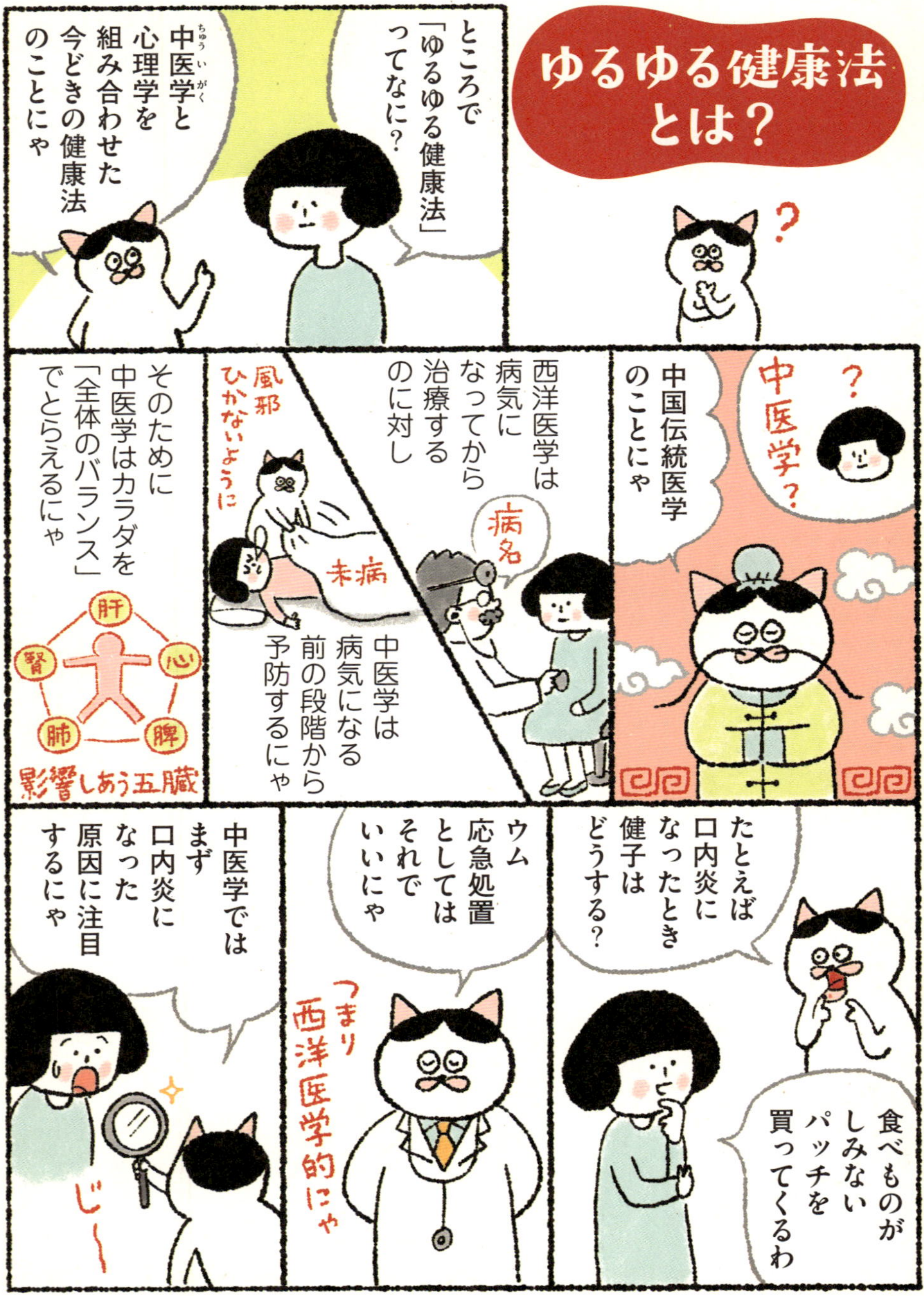
ところで「ゆるゆる健康法」ってなに？
中医学《ちゅういがく》と心理学を組み合わせた今どきの健康法のことにゃ
中医学？
中国伝統医学のことにゃ
西洋医学は病気になってから治療するのに対し
病名
風邪ひかないように
未病
中医学は病気になる前の段階から予防するにゃ
そのために中医学はカラダを「全体のバランス」でとらえるにゃ
肝
心
脾
肺
腎
影響しあう五臓
たとえば口内炎になったとき健子はどうする？
食べものがしみないパッチを買ってくるわ
ウム応急処置としてはそれでいいにゃ
つまり西洋医学的にゃ
中医学ではまず口内炎になった原因に注目するにゃ
じー

※五臓《ごぞう》についてはP29参照

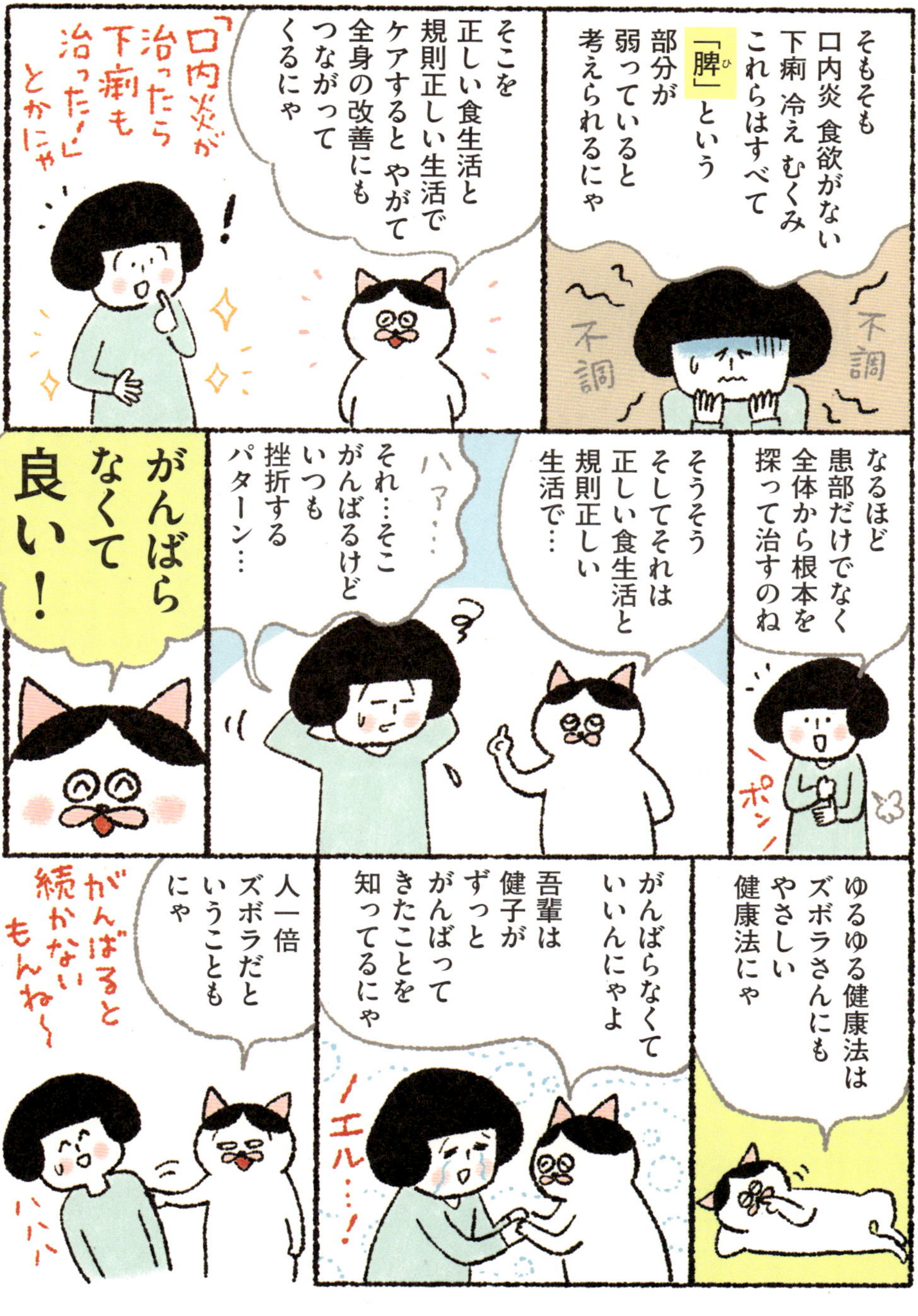
そもそも
口内炎 食欲がない
下痢 冷え むくみ
これらはすべて
「脾《ひ》」という
部分が
弱っていると
考えられるにゃ
不調
不調
そこを
正しい食生活と
規則正しい生活で
ケアするとやがて
全身の改善にも
つながって
くるにゃ
「口内炎が
治ったら
下痢も
治った！」
とかにゃ
!
なるほど
患部だけでなく
全体から根本を
探って治すのね
ポン
そうそう
そしてそれは
正しい食生活と
規則正しい
生活で…
ハア…
それ…そこ
がんばるけど
いつも
挫折する
パターン…
がんばら
なくて
良い！
ゆるゆる健康法は
ズボラさんにも
やさしい
健康法にゃ
がんばらなくて
いいんにゃよ
吾輩は
健子が
ずっと
がんばって
きたことを
知ってるにゃ
ノエル…！
人一倍
ズボラだと
いうことも
にゃ
がんばると
続かない
もんね〜
ハハハ

キャラクター紹介

健子《けんこ》（主人公）

いつもなんとなく
体の不調を感じている 37才 OL

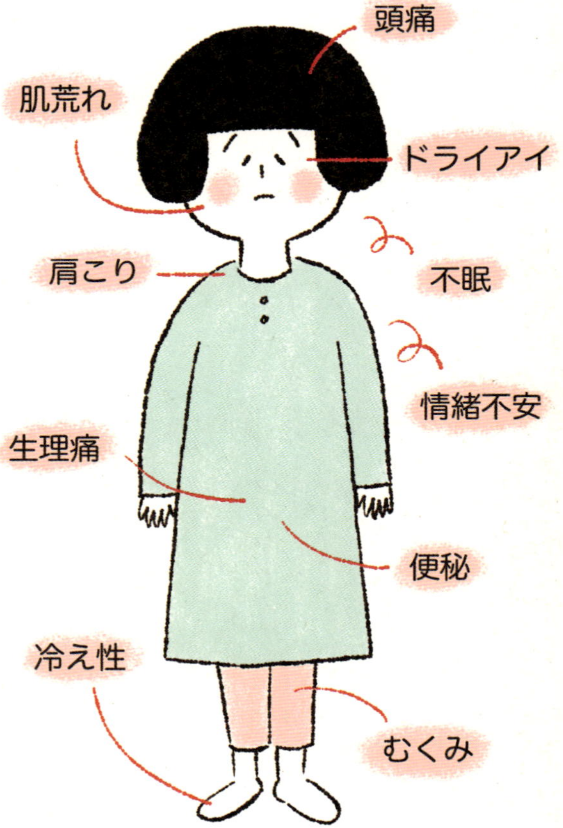

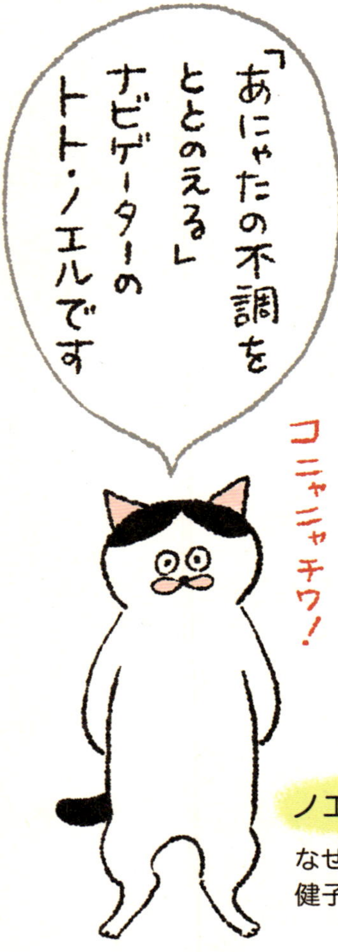

ノエル（ねこ先生）

なぜか健康法に詳しいねこ
健子の相棒

※効果には個人差があります。紹介されている実例はすべての方に適応するものではありません。

※妊娠中、妊娠していると思われる方、高齢者、特定の疾患がある方、なんらかの治療を受けている方は医師に相談をしてください。

※カラダに合わない、調子が悪くなったなどの場合はすぐに中断してください。

※ねこがいるご家庭では、精油の使用はお控えください。

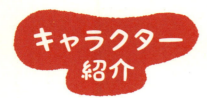

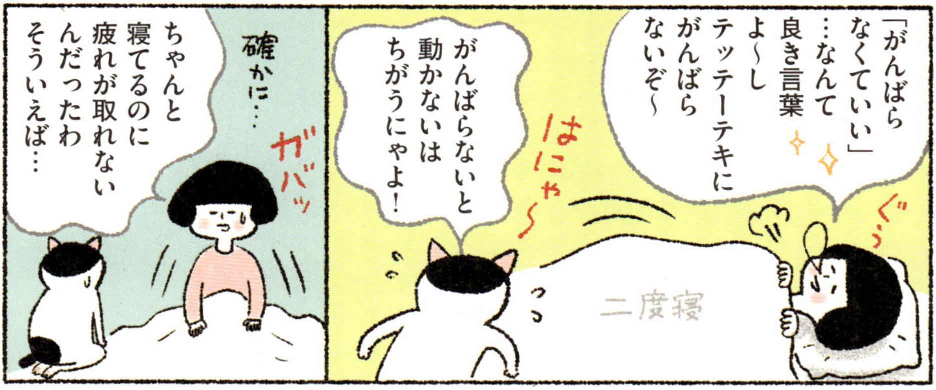
「がんばらなくていい」…なんて良き言葉
よ〜し テッテーテキにがんばらないぞ〜
ぐぅ
はにゃ〜
がんばらないと動かないはちがうにゃよ!
二度寝
確かに…
ガバッ
ちゃんと寝てるのに疲れが取れないんだったわ そういえば…

5つでOK!
はじめのゆるゆる健康法

① 白湯を飲む

② 食後に足ふみ

③ 気づいたら深呼吸

④ 気づいたら肩回し

⑤ お風呂に入る

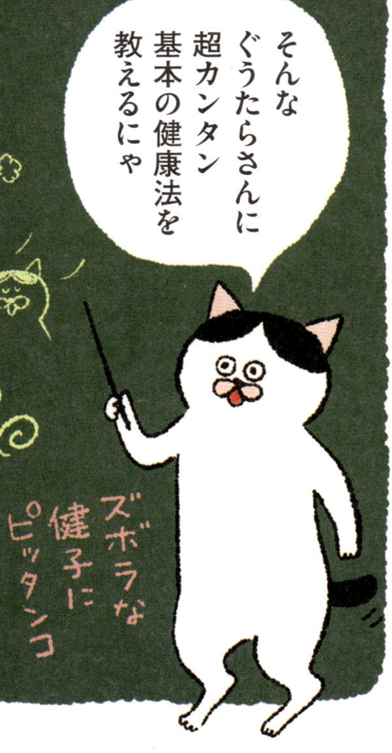
そんなぐうたらさんに超カンタン基本の健康法を教えるにゃ
ズボラな健子にピッタンコ

その1

白湯《さゆ》を飲む

内臓活性化　代謝アップ　デトックス　冷え

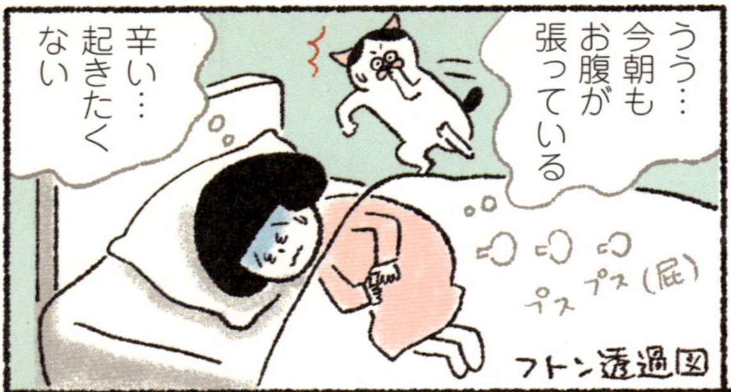

うう…今朝もお腹が張っている
辛い…起きたくない
プスプス(屁)
フトン透過図

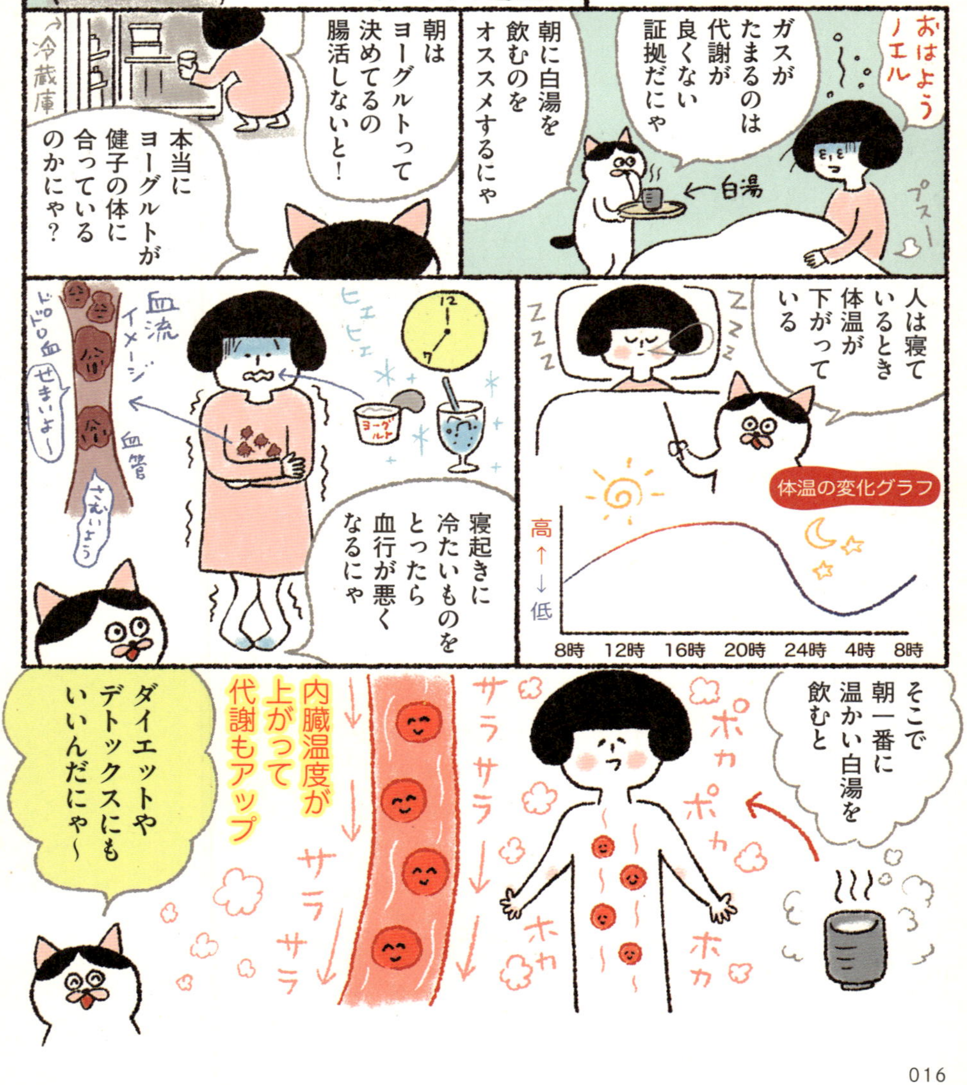

おはようノエル
ガスがたまるのは代謝が良くない証拠だにゃ
朝に白湯を飲むのをオススメするにゃ
←白湯
プスー
朝はヨーグルトって決めてるの腸活しないと!
冷蔵庫
本当にヨーグルトが健子の体に合っているのかにゃ?
人は寝ているとき体温が下がっている
体温の変化グラフ
高↑↓低
8時 12時 16時 20時 24時 4時 8時
ヒェヒェ
ヨーグルト
血流イメージ
ドロドロ血
せまいよ~
血管
さむいよう
寝起きに冷たいものをとったら血行が悪くなるにゃ
そこで朝一番に温かい白湯を飲むと
ポカポカ
ホカホカ
サラサラ
内臓温度が上がって代謝もアップ
ダイエットやデトックスにもいいんだにゃ~

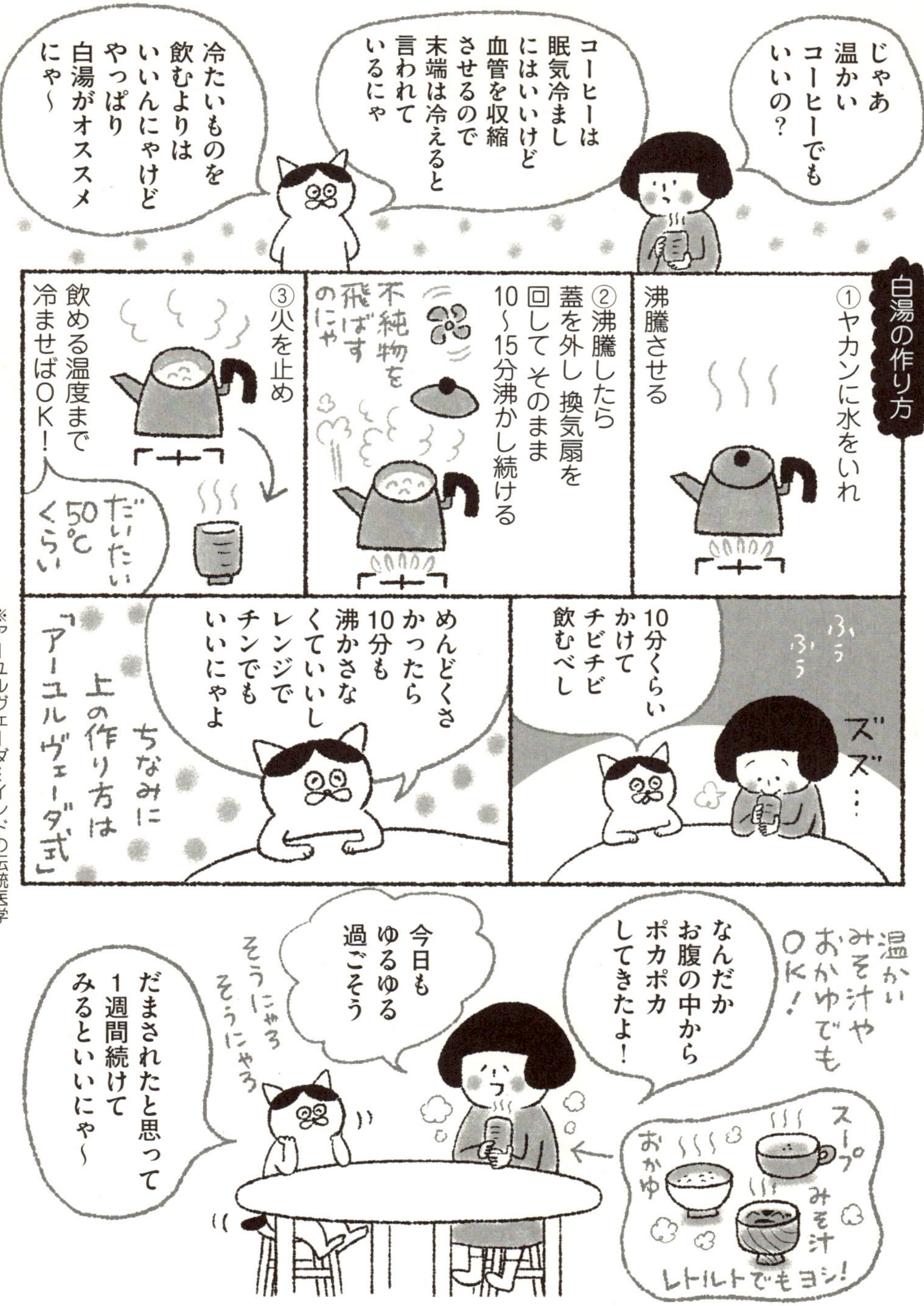
じゃあ温かいコーヒーでもいいの？
コーヒーは眠気冷ましにはいいけど血管を収縮させるので末端は冷えると言われているにゃ
冷たいものを飲むよりはいいんにゃけどやっぱり白湯がオススメにゃ～
白湯の作り方
①ヤカンに水をいれ沸騰させる
②沸騰したら蓋を外し 換気扇を回して そのまま10～15分沸かし続ける
不純物を飛ばすのにゃ
③火を止め飲める温度まで冷ませばOK！
だいたい50℃くらい
ふぅ ふぅ
10分くらいかけてチビチビ飲むべし
ズズ…
めんどくさかったら10分も沸かさなくていいしレンジでチンでもいいにゃよ
ちなみに上の作り方は「アーユルヴェーダ式」
温かいみそ汁やおかゆでもOK！
なんだかお腹の中からポカポカしてきたよ！
スープ
おかゆ
みそ汁
レトルトでもヨシ！
今日もゆるゆる過ごそう
そうにゃろ そうにゃろ
だまされたと思って1週間続けてみるといいにゃ～

※アーユルヴェーダ…インドの伝統医学

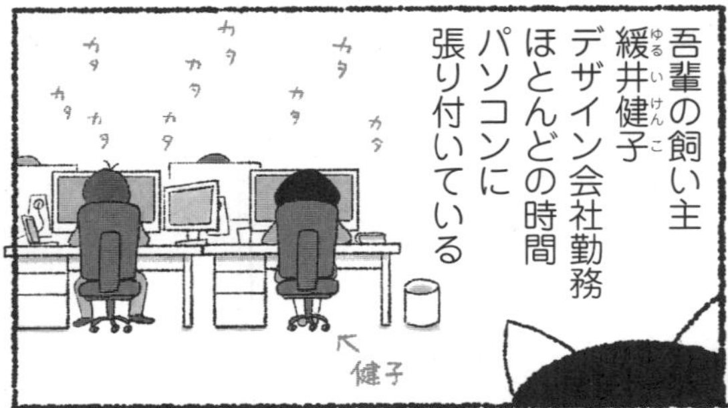
吾輩の飼い主
緩《ゆる》井《い》健《けん》子《こ》
デザイン会社勤務
ほとんどの時間
パソコンに
張り付いている
カタ カタ カタ カタ カタ カタ カタ カタ カタ
健子

その2

食後に足ふみ

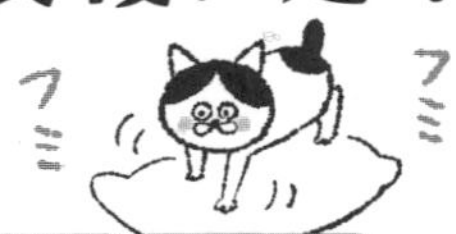
フミ
フミ

頭　痛　肩こり　腰　痛　生理痛　冷　え

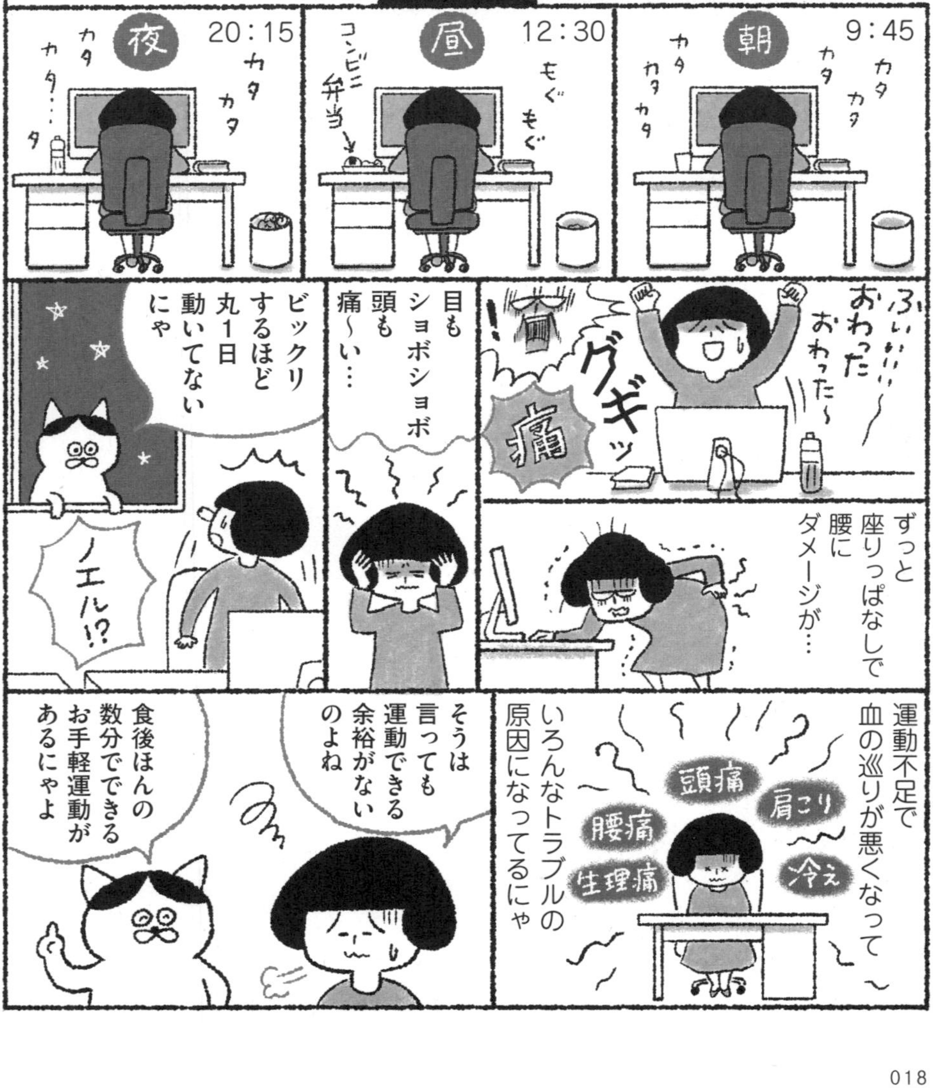
朝
9：45
カタ カタ カタ カタ カタ カタ
昼
12：30
もぐ もぐ
コンビニ弁当
夜
20：15
カタ カタ カタ カタ… タ
ふぃ〜〜〜
おわった おわった〜
グギッ
痛
!
ずっと座りっぱなしで腰にダメージが…
目もショボショボ頭も痛〜い…
ビックリするほど丸1日動いてないにゃ
ノエル!?
運動不足で血の巡りが悪くなっていろんなトラブルの原因になってるにゃ
頭痛
肩こり
腰痛
生理痛
冷え
そうは言っても運動できる余裕がないのよね
食後ほんの数分でできるお手軽運動があるにゃよ

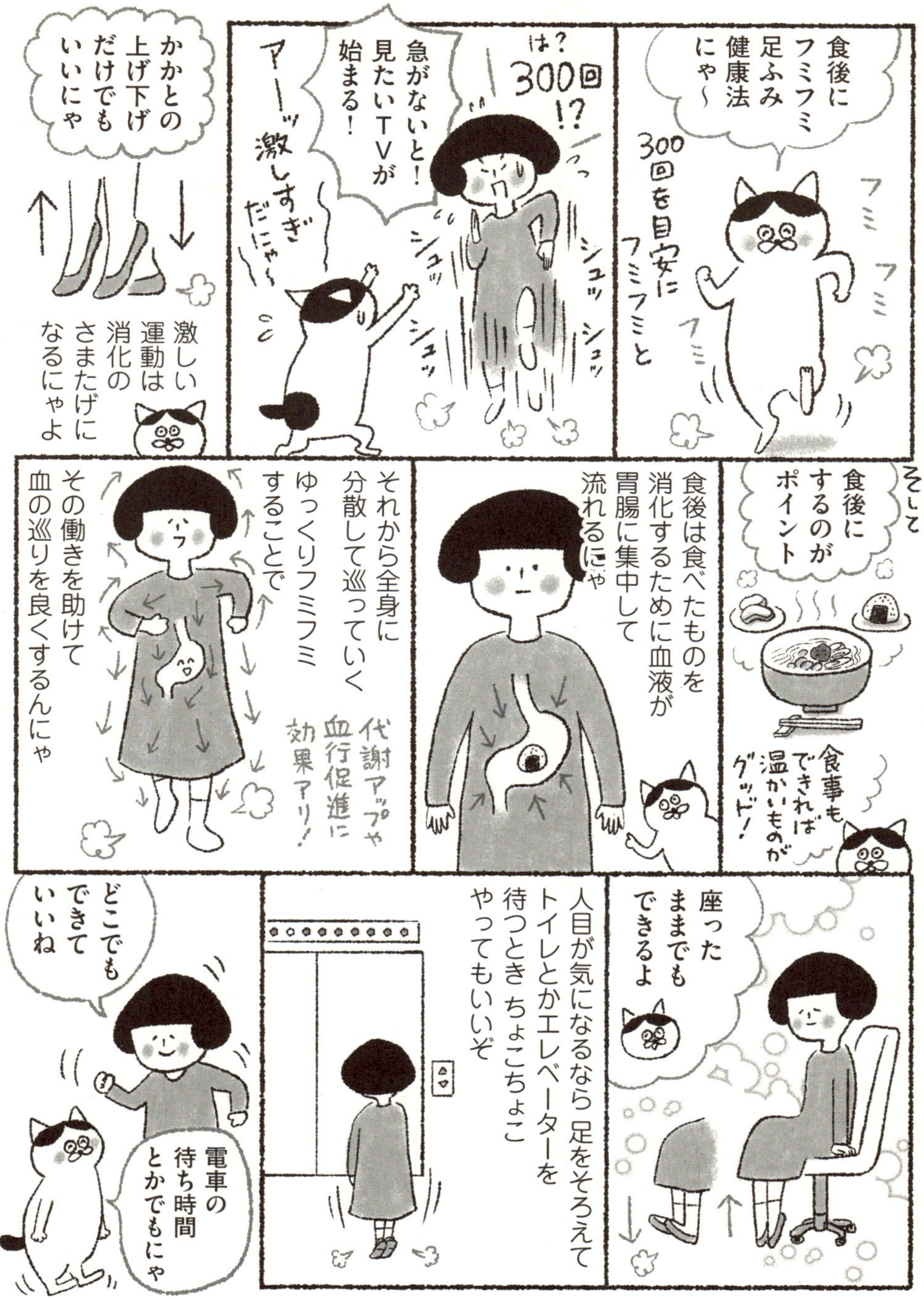
食後にフミフミ足ふみ健康法にゃ〜
300回を目安にフミフミと
フミ フミ フミ フミ
は？300回!?
急がないと！見たいTVが始まる！
シュッ シュッ シュッ シュッ
アーーッ 激しすぎだにゃ〜
かかとの上げ下げだけでもいいにゃ
激しい運動は消化のさまたげになるにゃよ
そして
食後にするのがポイント
食事もできれば温かいものがグッド！
食後は食べたものを消化するために血液が胃腸に集中して流れるにゃ
それから全身に分散して巡っていくゆっくりフミフミすることでその働きを助けて血の巡りを良くするんにゃ
代謝アップや血行促進に効果アリ！
座ったままでもできるよ
人目が気になるなら足をそろえてトイレとかエレベーターを待つときちょこちょこやってもいいぞ
どこでもできていいね
電車の待ち時間とかでもにゃ

その3

気づいたら深呼吸

イライラ　緊張
クヨクヨ　不安

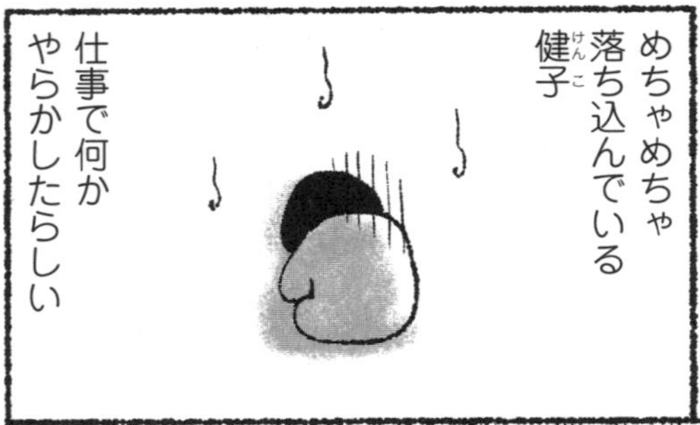
めちゃめちゃ落ち込んでいる健子《けんこ》
仕事で何かやらかしたらしい

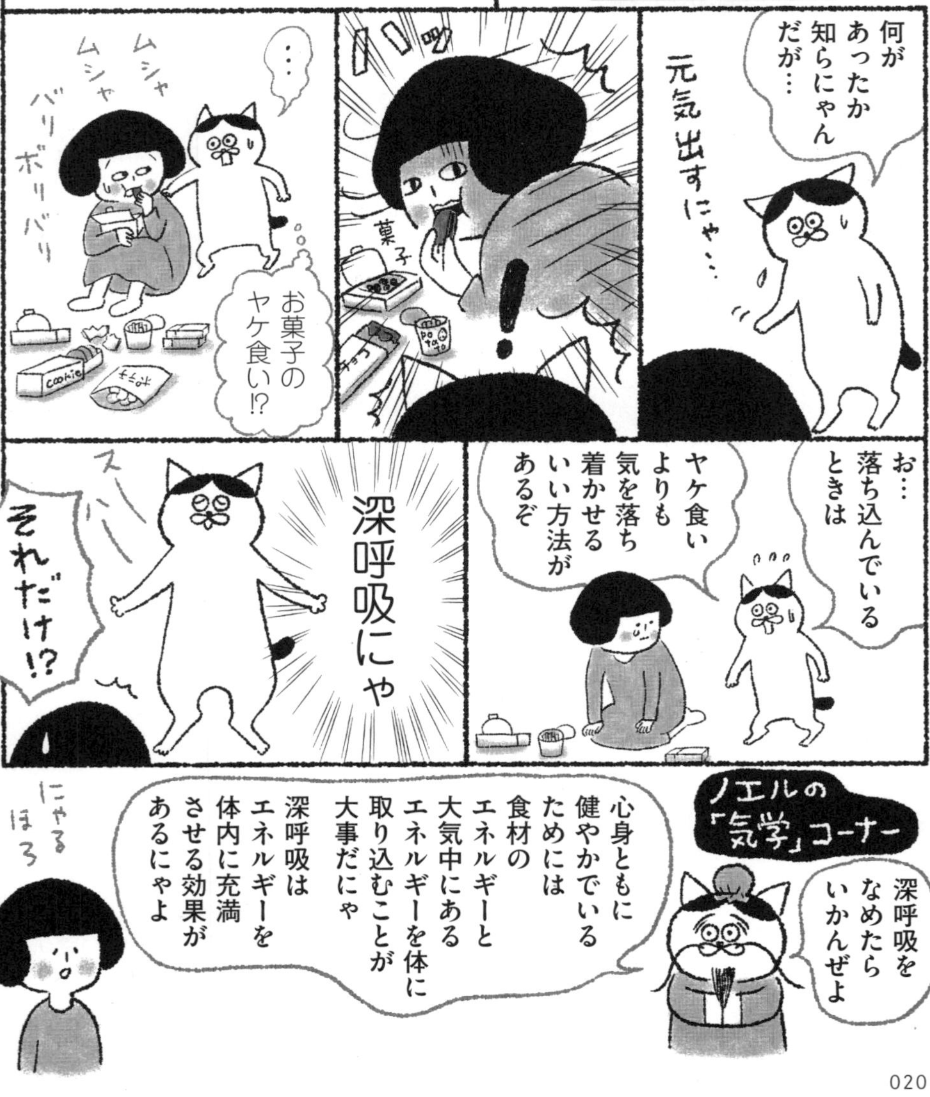
何があったか知らにゃんだが…
元気出すにゃ…
菓子
!
…
ムシャムシャ
バリボリバリ
cookie
お菓子のヤケ食い⁉
お…落ち込んでいるときは
ヤケ食いよりも気を落ち着かせるいい方法があるぞ
深呼吸にゃ
スー
それだけ⁉
ノエルの「気学」コーナー
深呼吸をなめたらいかんぜよ
心身ともに健やかでいるためには食材のエネルギーと大気中にあるエネルギーを体に取り込むことが大事だにゃ
深呼吸はエネルギーを体内に充満させる効果があるにゃよ
にゃるほろ

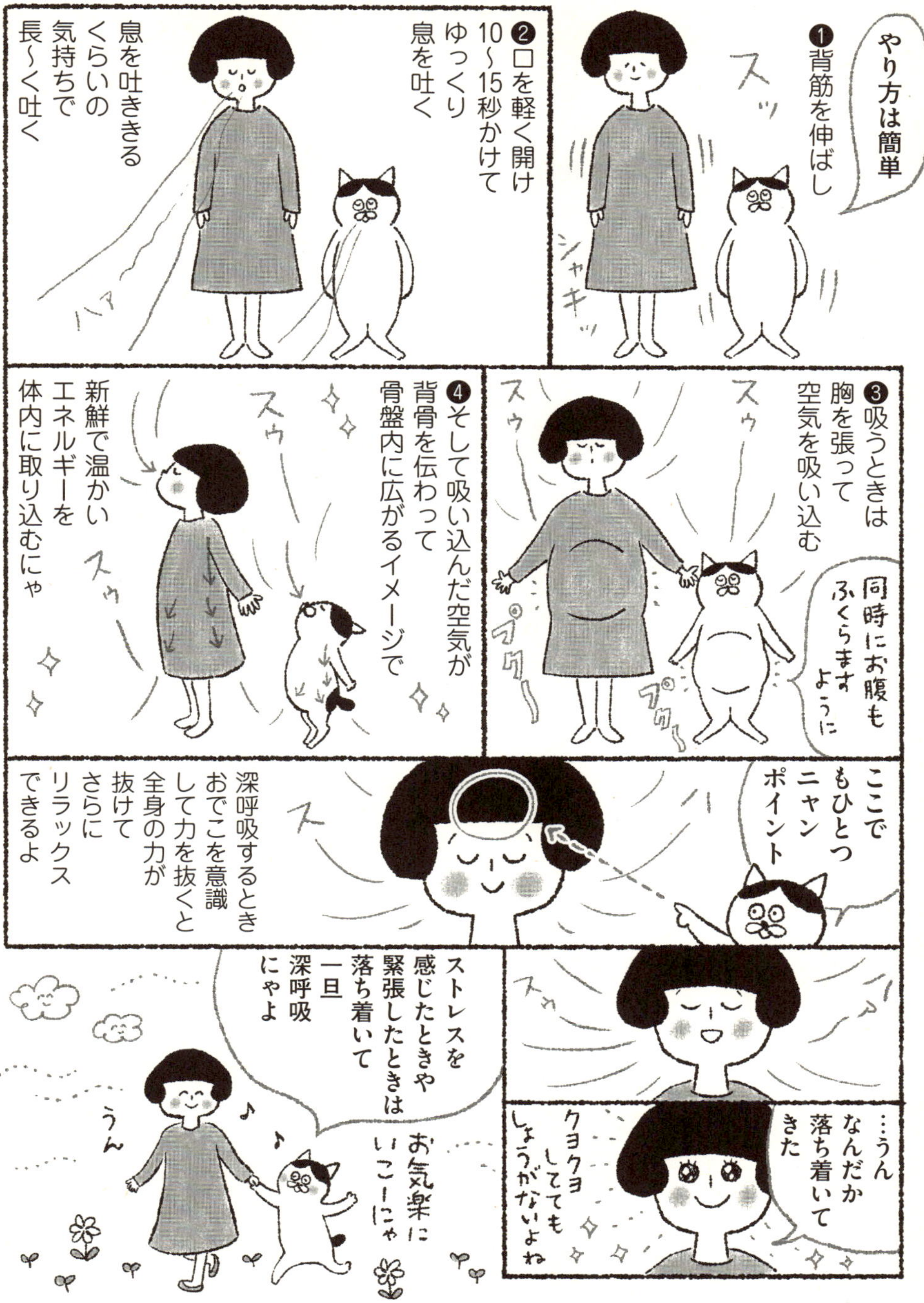
やり方は簡単
❶背筋を伸ばし
スッ
シャキッ
❷口を軽く開け
10～15秒かけて
ゆっくり
息を吐く
息を吐ききる
くらいの
気持ちで
長～く吐く
ハア
❸吸うときは
胸を張って
空気を吸い込む
スゥ
スゥ
同時にお腹も
ふくらますように
プク～
プク～
❹そして吸い込んだ空気が
背骨を伝わって
骨盤内に広がるイメージで
スゥ
新鮮で温かい
エネルギーを
体内に取り込むにゃ
スゥ
ここで
もひとつ
ニャン
ポイント
スッ
深呼吸するとき
おでこを意識
して力を抜くと
全身の力が
抜けて
さらに
リラックス
できるよ
…うん
なんだか
落ち着いて
きた
クヨクヨ
してても
しょうがないよね
ストレスを
感じたときや
緊張したときは
一旦
落ち着いて
深呼吸
にゃよ
お気楽に
いこーにゃ
うん

その4
気づいたら肩回し

シミ・ソバカス　血色が悪い　冷え　肩こり　不眠

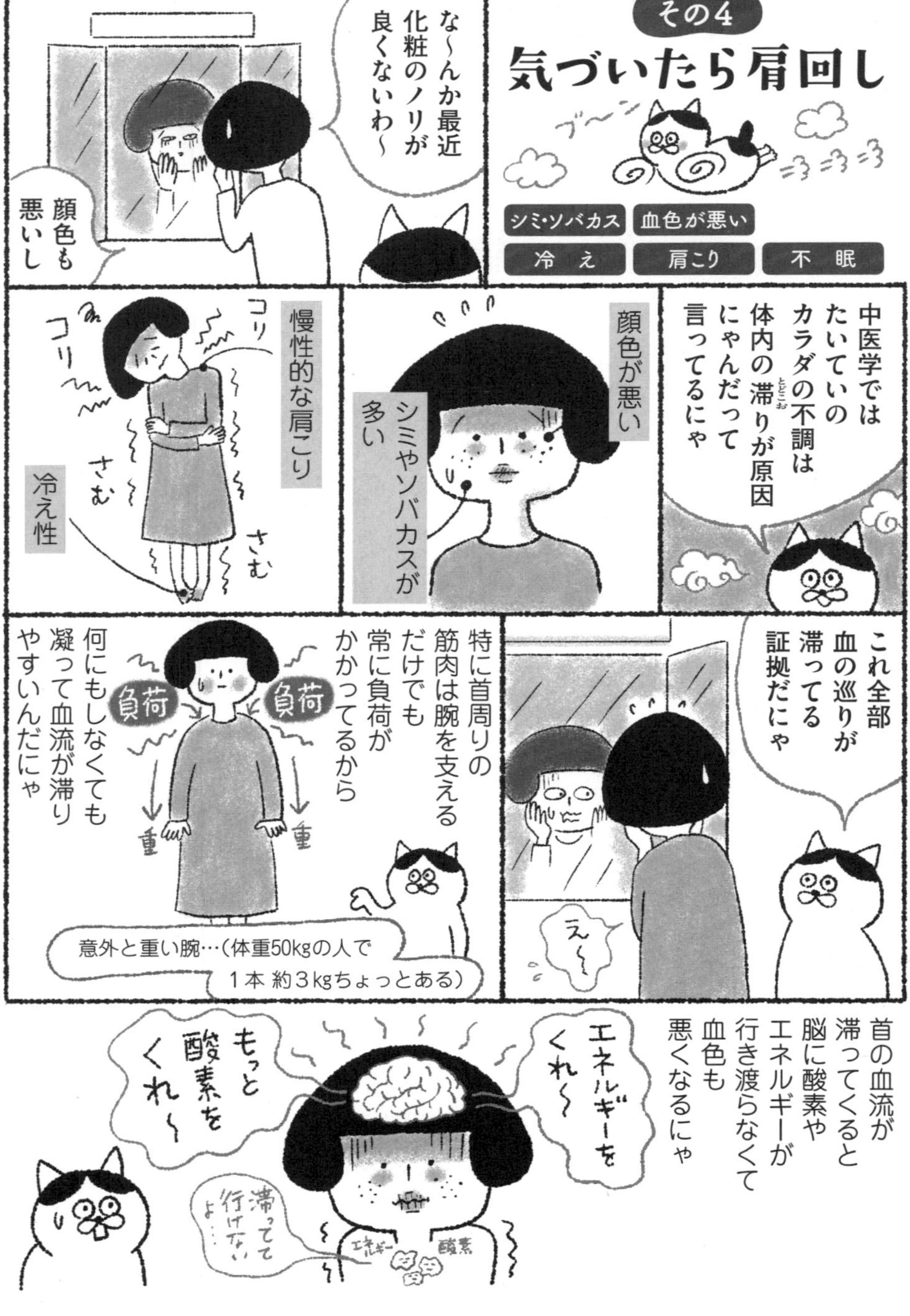
ブ〜ン
=3 =3 =3
な〜んか最近化粧のノリが良くないわ〜
顔色も悪いし
中医学ではたいていのカラダの不調は体内の滞《とどこお》りが原因にゃんだって言ってるにゃ
顔色が悪い
シミやソバカスが多い
慢性的な肩こり
コリ
コリ
さむ
さむ
冷え性
これ全部血の巡りが滞ってる証拠だにゃ
え〜
特に首周りの筋肉は腕を支えるだけでも常に負荷がかかってるから
何にもしなくても凝って血流が滞りやすいんだにゃ
負荷
負荷
重
重
意外と重い腕…（体重50kgの人で1本 約3kgちょっとある）
首の血流が滞ってくると脳に酸素やエネルギーが行き渡らなくて血色も悪くなるにゃ
エネルギーをくれ〜
もっと酸素をくれ〜
滞ってて行けないよ…
エネルギー
酸素

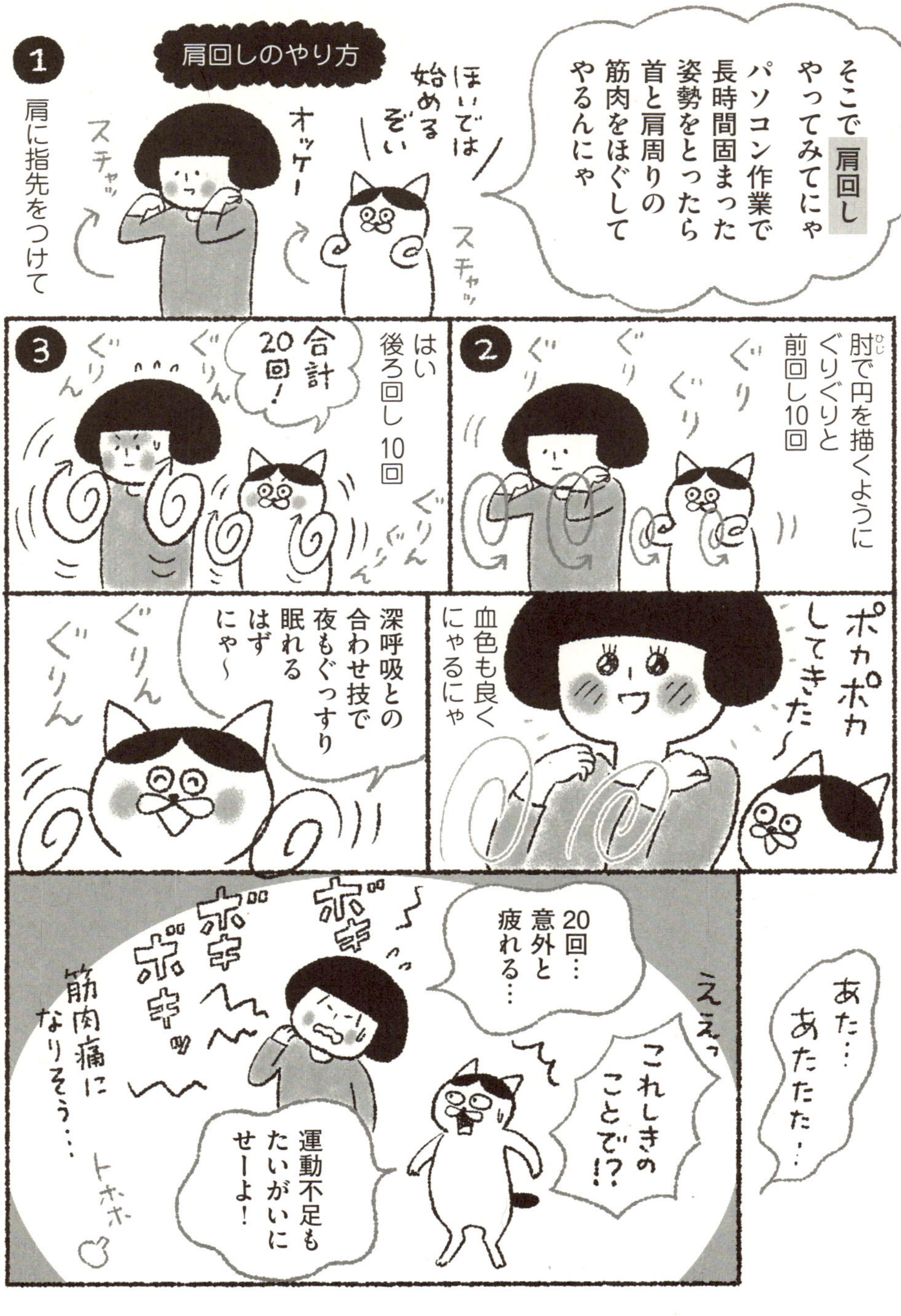
肩回しのやり方
そこで肩回しやってみてにゃ
パソコン作業で長時間固まった姿勢をとったら首と肩周りの筋肉をほぐしてやるんにゃ
ほいでは始めるぞい
オッケー
スチャッ
スチャッ
1
肩に指先をつけて
2
肘《ひじ》で円を描くようにぐりぐりと前回し10回
ぐり ぐり ぐり ぐり ぐり
3
はい後ろ回し10回
合計20回！
ぐりん ぐりん ぐりん
ポカポカしてきた〜
血色も良くにゃるにゃ
深呼吸との合わせ技で夜もぐっすり眠れるはずにゃ〜
ぐりん ぐりん
あた…あたたた…
20回…意外と疲れる…
ボキ ボキ ボキッ
ええっ
これしきのことで!?
運動不足もたいがいにせーよ！
筋肉痛になりそう…
トホホ

その5

お風呂に入る

疲労 / 肩こり / むくみ / 不眠 / ダイエット

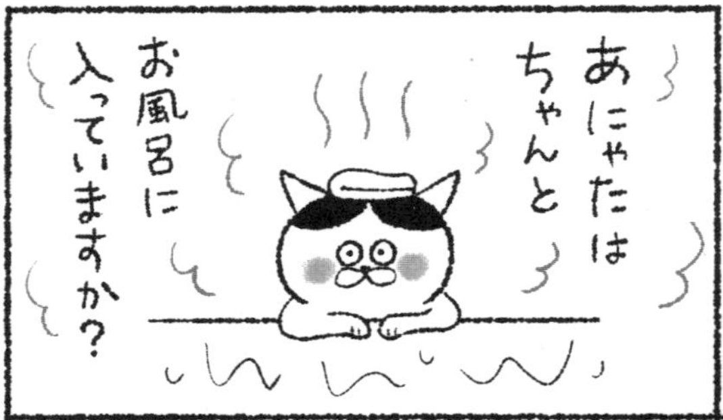

あにゃたはちゃんとお風呂に入っていますか？

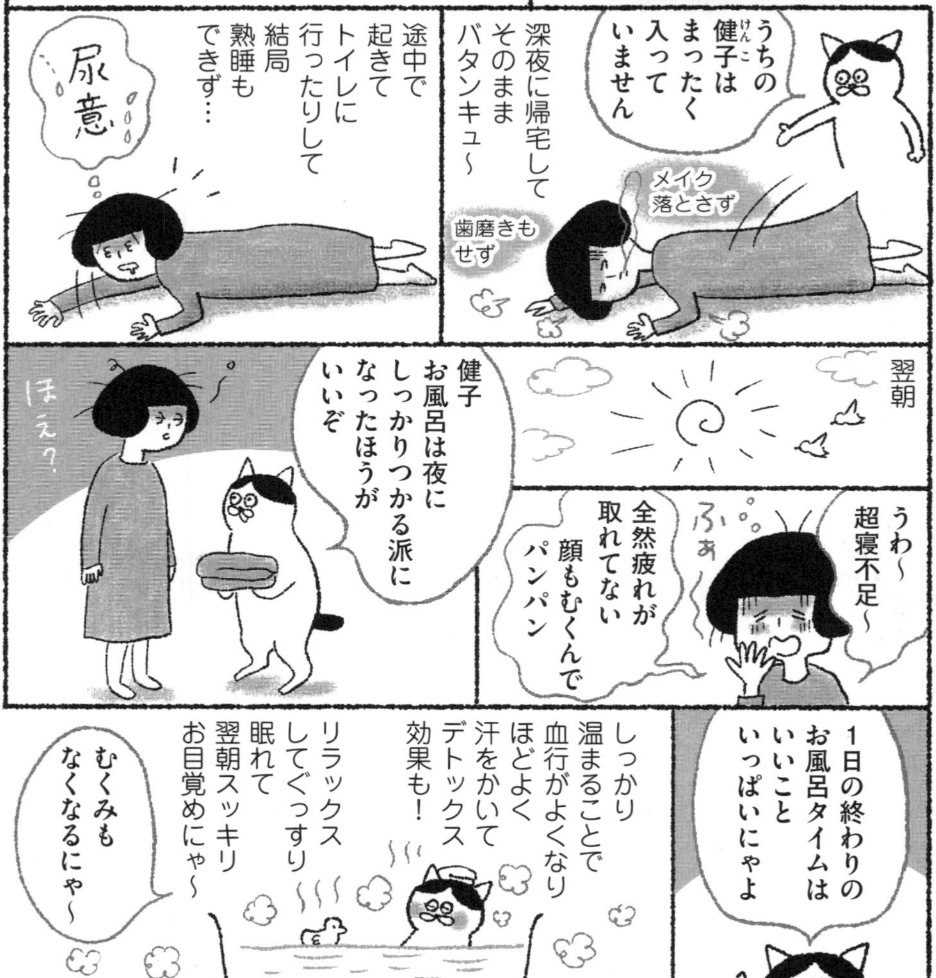

うちの健子《けんこ》はまったく入っていません
深夜に帰宅してそのままバタンキュ～
メイク落とさず
歯磨きもせず
途中で起きてトイレに行ったりして結局熟睡もできず…
尿意
翌朝
うわ～超寝不足～
ふあ
全然疲れが取れてない顔もむくんでパンパン
健子お風呂は夜にしっかりつかる派になったほうがいいぞ
ほえ？
1日の終わりのお風呂タイムはいいこといっぱいにゃよ
しっかり温まることで血行がよくなりほどよく汗をかいてデトックス効果も！
リラックスしてぐっすり眠れて翌朝スッキリお目覚めにゃ～
むくみもなくなるにゃ～

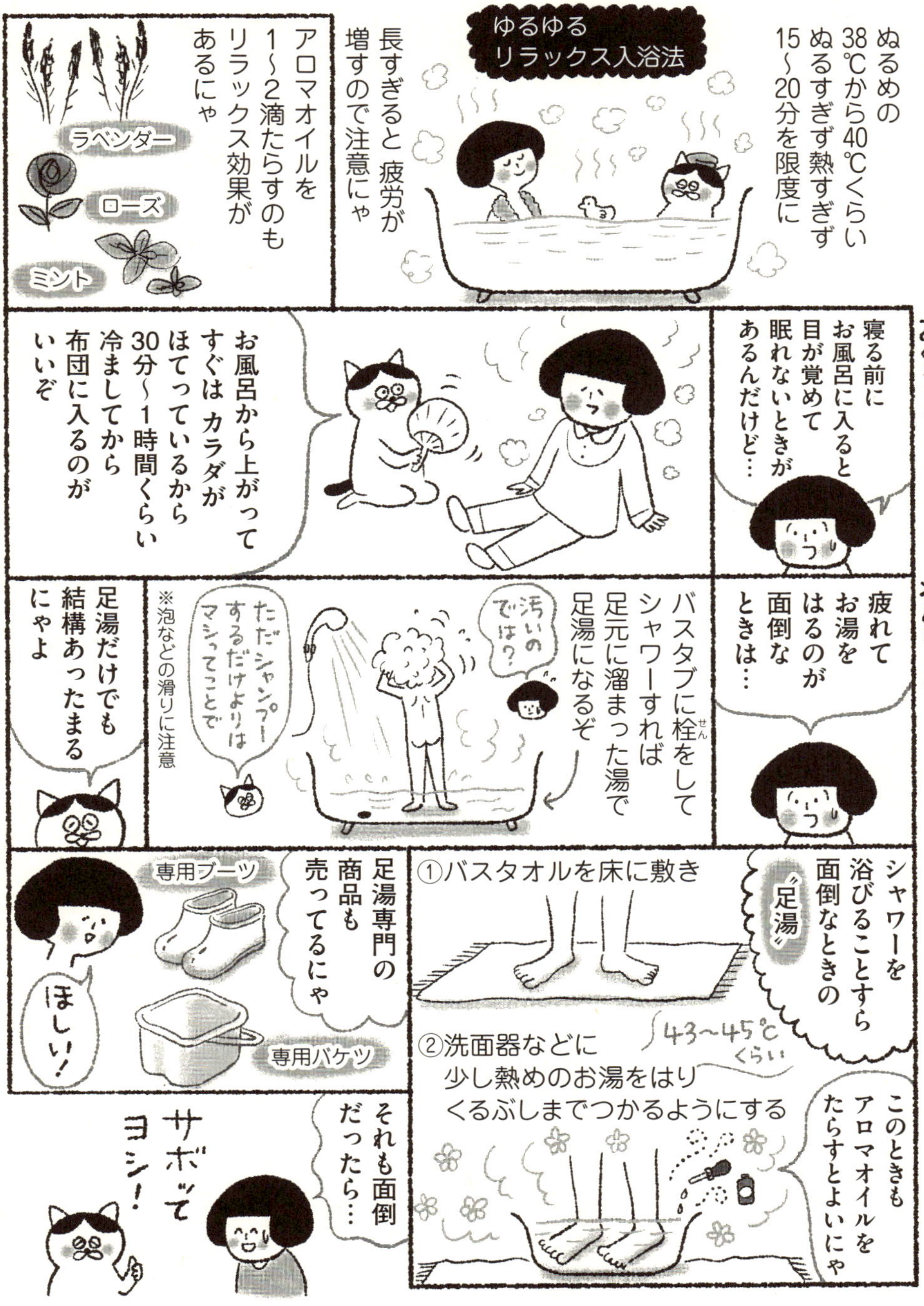

ぬるめの 38℃から40℃くらい ぬるすぎず熱すぎず 15～20分を限度に
ゆるゆる リラックス入浴法
長すぎると 疲労が 増すので注意にゃ
アロマオイルを 1～2滴たらすのも リラックス効果が あるにゃ
ラベンダー
ローズ
ミント
あのう…
寝る前に お風呂に入ると 目が覚めて 眠れないときが あるんだけど…
お風呂から上がって すぐは カラダが ほてっているから 30分～1時間くらい 冷ましてから 布団に入るのが いいぞ
そのう…
疲れて お湯を はるのが 面倒な ときは…
バスタブに栓《せん》をして シャワーすれば 足元に溜まった湯で 足湯になるぞ
汚いのでは？
ただシャンプーするだけよりはマシってことで
※泡などの滑りに注意
足湯だけでも 結構あったまる にゃよ
シャワーを 浴びることすら 面倒なときの “足湯”
①バスタオルを床に敷き
②洗面器などに 少し熱めのお湯をはり くるぶしまでつかるようにする
43～45℃くらい
このときも アロマオイルを たらすとよいにゃ
足湯専門の 商品も 売ってるにゃ
専用ブーツ
専用バケツ
ほしい！
それも面倒 だったら…
サボッて ヨシ！

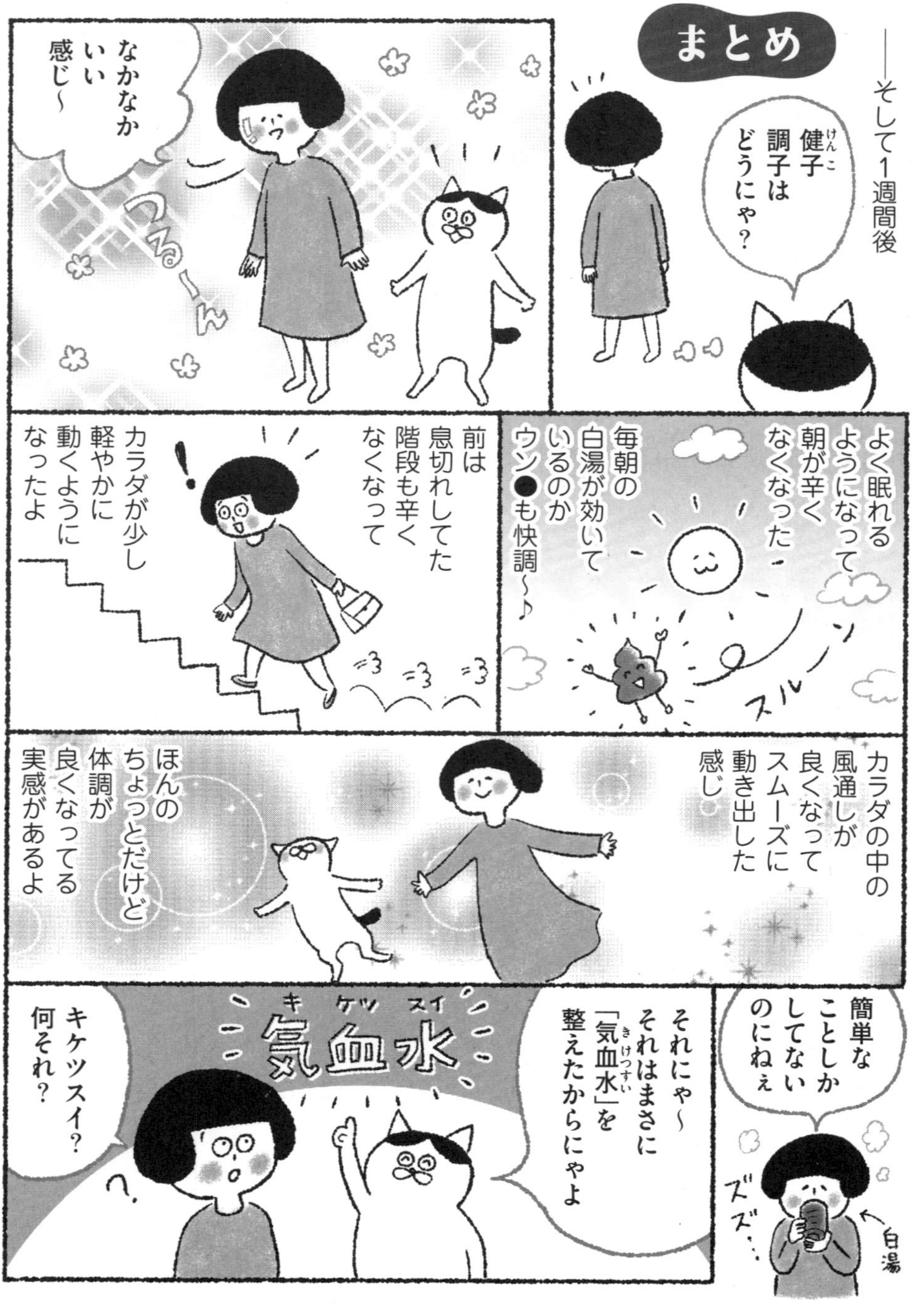
まとめ
——そして1週間後
健子《けんこ》
調子はどうにゃ？
なかなかいい感じ～
つるーん
よく眠れるようになって朝が辛くなくなった
毎朝の白湯が効いているのかウン●も快調～♪
スルーン
前は息切れしてた階段も辛くなくなって
!
カラダが少し軽やかに動くようになったよ
カラダの中の風通しが良くなってスムーズに動き出した感じ
ほんのちょっとだけど体調が良くなってる実感があるよ
簡単なことしかしてないのにねぇ
ズズ…
白湯
それにゃ～それはまさに「気血水《きけつすい》」を整えたからにゃよ
気血水《キケツスイ》
キケツスイ？何それ？
？

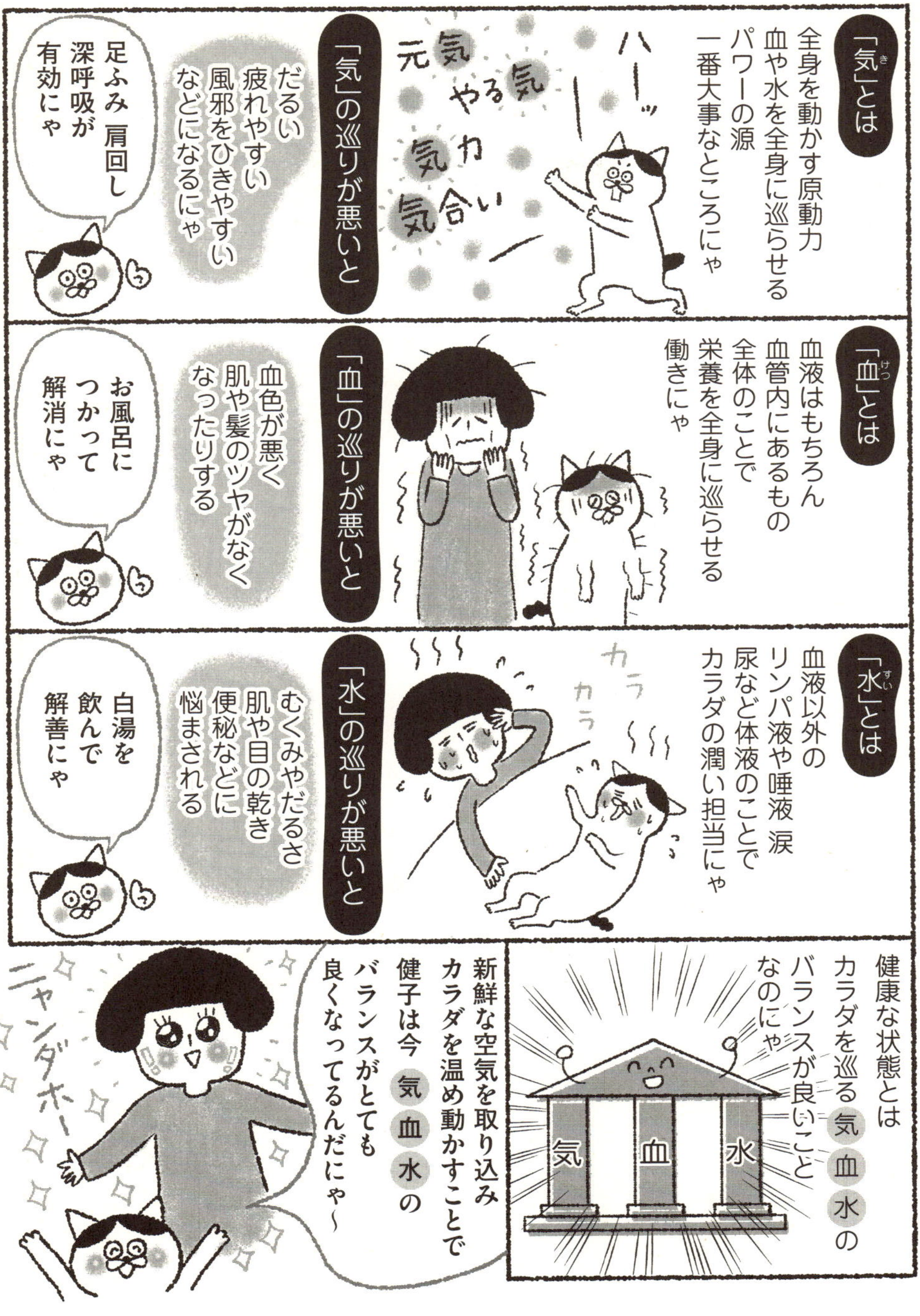

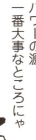

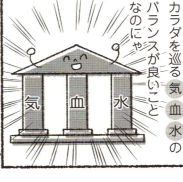

「気《き》」とは
全身を動かす原動力
血や水を全身に巡らせる
パワーの源
一番大事なところにゃ
ハーッ
元気
やる気
気力
気合い
「気」の巡りが悪いと
だるい
疲れやすい
風邪をひきやすい
などになるにゃ
足ふみ 肩回し
深呼吸が
有効にゃ
「血《けつ》」とは
血液はもちろん
血管内にあるもの
全体のことで
栄養を全身に巡らせる
働きにゃ
「血」の巡りが悪いと
血色が悪く
肌や髪のツヤがなく
なったりする
お風呂に
つかって
解消にゃ
「水《すい》」とは
血液以外の
リンパ液や唾液 涙
尿など体液のことで
カラダの潤い担当にゃ
カラ
カラ
「水」の巡りが悪いと
むくみやだるさ
肌や目の乾き
便秘などに
悩まされる
白湯を
飲んで
解善にゃ
健康な状態とは
カラダを巡る 気 血 水 の
バランスが良いこと
なのにゃ
気
血
水
新鮮な空気を取り込み
カラダを温め動かすことで
健子は今 気 血 水 の
バランスがとても
良くなってるんだにゃ〜
ニャンダホー!

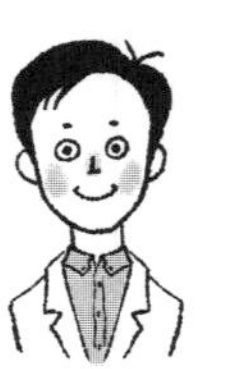

櫻井先生のコラム ①

おすすめ！ 入浴剤

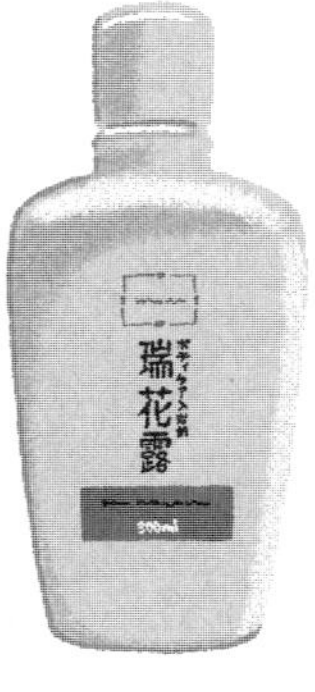

瑞《すい》花《か》露《ろ》ボディケア入浴液

中医学の理論に基づいて植物エキスを配合した入浴液。乾燥肌や敏感肌の方に特にオススメ。ティーツリーの香りがリラックス効果をもたらして、心とカラダを解きほぐしてくれます。

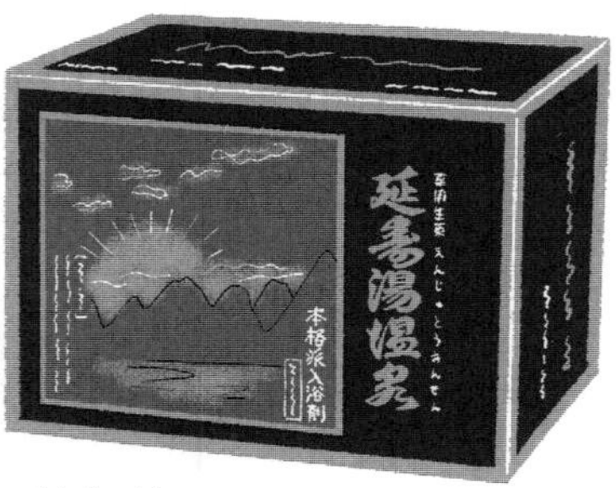

延《えん》寿《じゅ》湯《とう》温泉

龍《りゅう》脳《のう》や樟《しょう》脳《のう》、丁子《ちょうじ》、川《せん》芎《きゅう》、菖《しょう》蒲《ぶ》根《こん》、ウイキョウ、マツカワなどが入っていて、温める力、「血」の巡りを良くする力、お肌つるつる効果が期待できる。

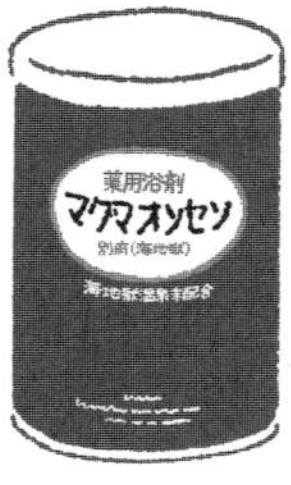

マグマオンセン

大分県別府海《うみ》地《じ》獄《ごく》温泉のお湯から作られた入浴剤で、冷え性対策に（有効成分による血行促進）。疲労回復や神経痛、肩こりなどの痛みにもオススメ。

精油（アロマオイル）を使うなら、自分が良いと感じる香りが大切。
オススメはミントやローズなどです。
ただしできれば天然成分を使ったものを使用するのが良いでしょう。

Docotor Sakurai's Column no.1

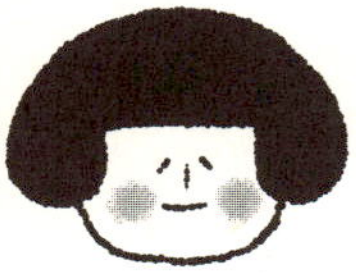

五《ご》臓《ぞう》の話

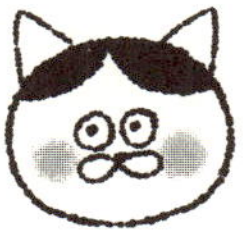

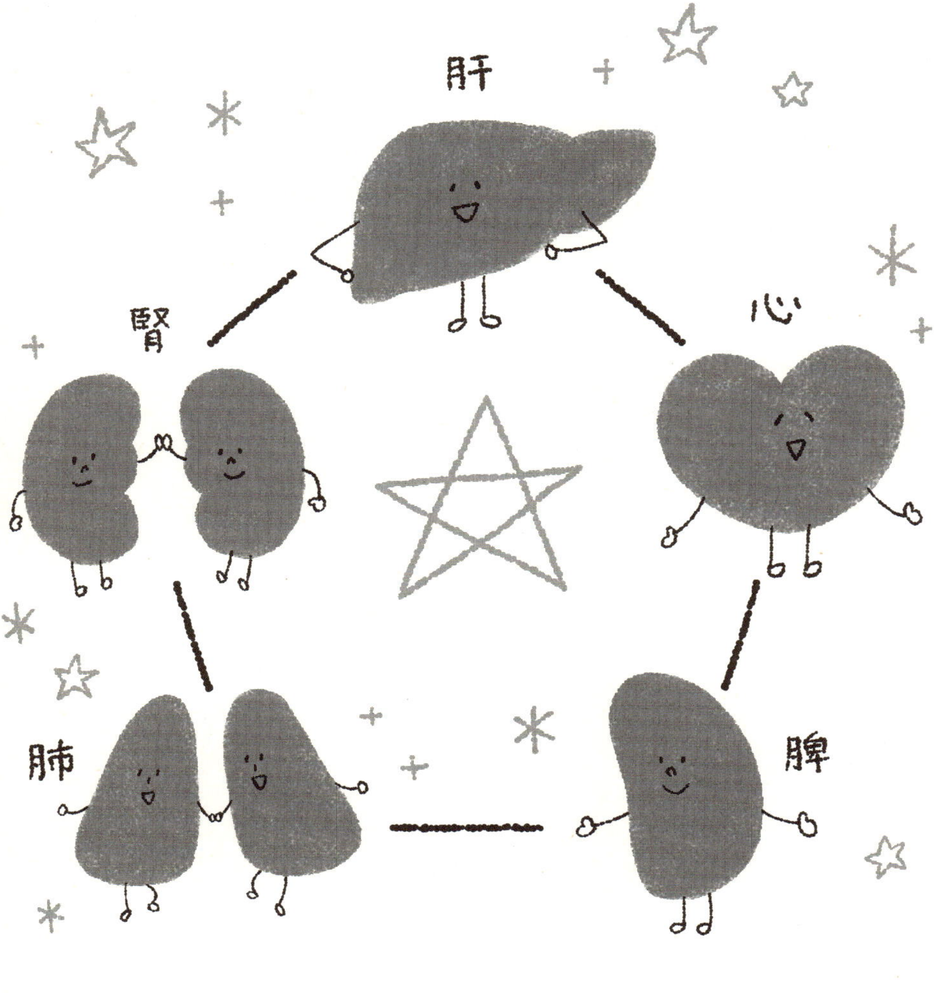

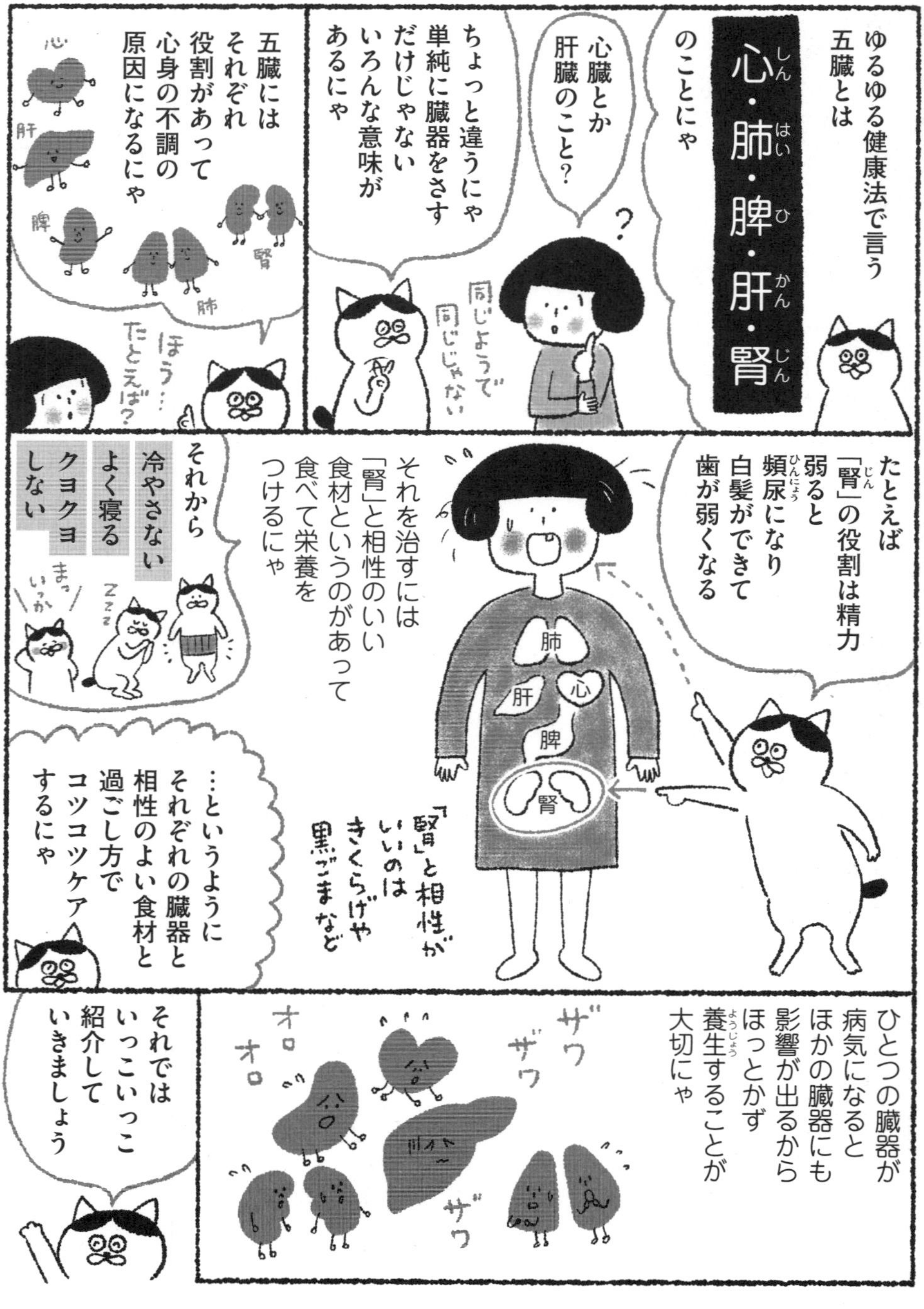
ゆるゆる健康法で言う
五臓とは
心《しん》・肺《はい》・脾《ひ》・肝《かん》・腎《じん》
のことにゃ
心臓とか
肝臓のこと?
?
ちょっと違うにゃ
単純に臓器をさす
だけじゃない
いろんな意味が
あるにゃ
同じようで
同じじゃない
五臓には
それぞれ
役割があって
心身の不調の
原因になるにゃ
心
肝
脾
腎
肺
ほう…
たとえば?
たとえば
「腎《じん》」の役割は精力
弱ると
頻尿《ひんにょう》になり
白髪ができて
歯が弱くなる
肺
肝
心
脾
腎
それを治すには
「腎」と相性のいい
食材というのがあって
食べて栄養を
つけるにゃ
「腎」と相性が
いいのは
きくらげや
黒ごまなど
それから
冷やさない
よく寝る
クヨクヨ
しない
まっ
いっか
Zzz
…というように
それぞれの臓器と
相性のよい食材と
過ごし方で
コツコツケア
するにゃ
ひとつの臓器が
病気になると
ほかの臓器にも
影響が出るから
ほっとかず
養生《ようじょう》することが
大切にゃ
ザワ
ザワ
ザワ
オロ
オロ
それでは
いっこいっこ
紹介して
いきましょう

心《しん》

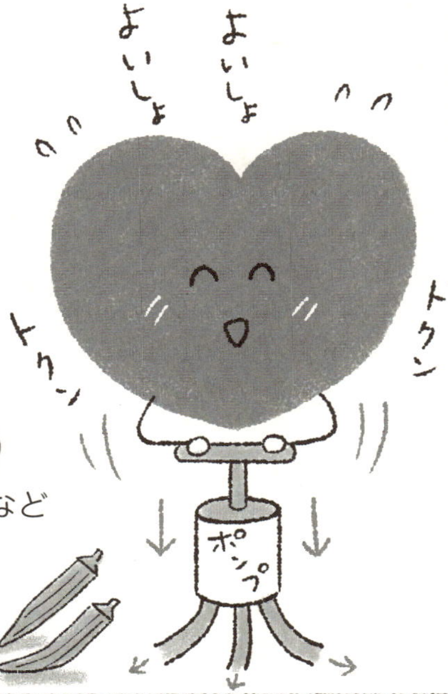

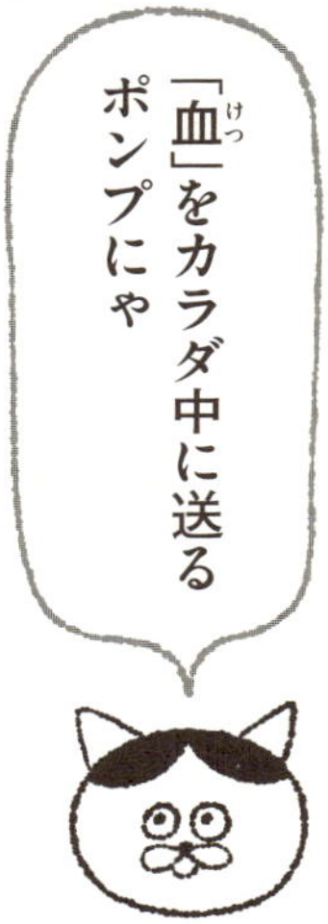
「血《けつ》」をカラダ中に送るポンプにゃ

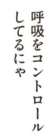

役割

全身に「血」を巡らせ
夜ぐっすり眠ったり
考える力をサポート

心が不調だと…

不安な気持ちになって
夜に眠れなくなったり
動悸・息切れや
顔色が悪くなる

これでパワーアップ！

ゴーヤ たらの芽 オクラなど
苦味のあるもの

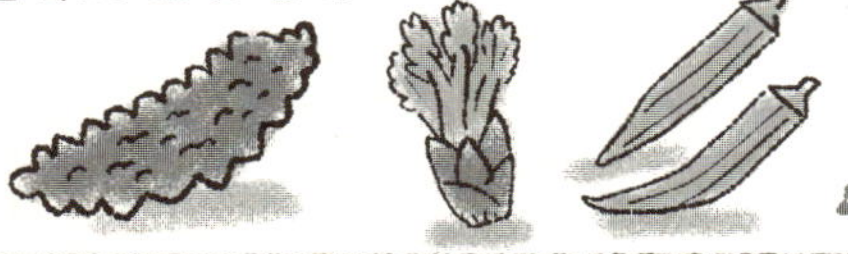

肺《はい》

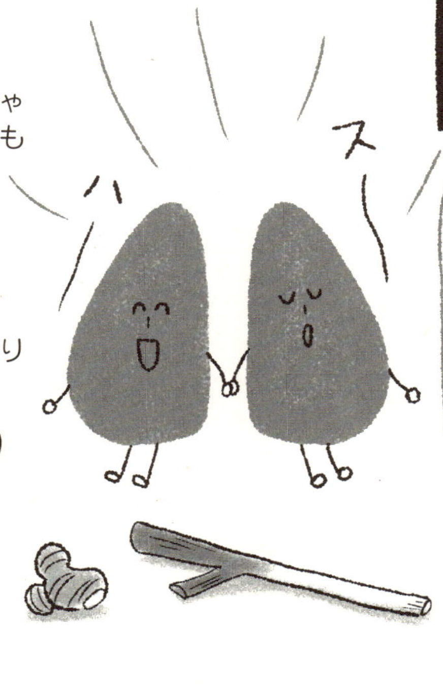

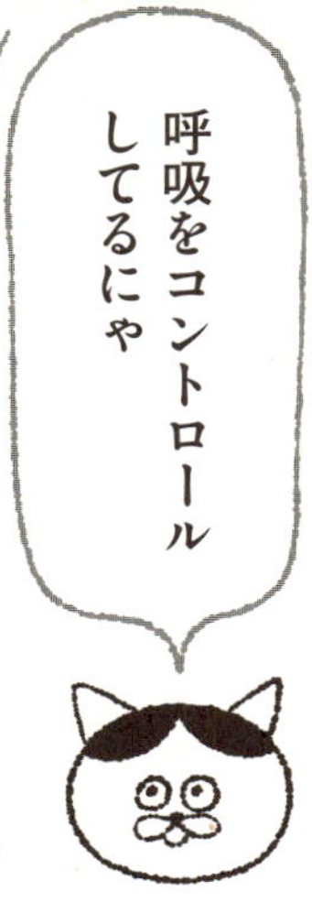
呼吸をコントロールしてるにゃ

役割

呼吸をコントロールして
「水《すい》」の巡りを良くするにゃ
ウイルスを予防する働きも
あるよ

肺が不調だと…

悲しくなり涙もろくなる
くしゃみや咳 鼻づまり
風邪を引きやすくなったり
花粉症の原因に

これでパワーアップ！

ねぎ 生姜 にんにくなど
辛味のあるもの

脾《ひ》

脾臓ではなく胃腸を含む
消化器官全体のはたらきを
意味するところだよ

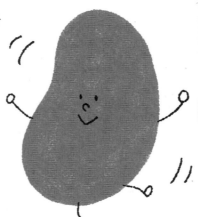

役割

胃とともに消化呼吸を助け
栄養をカラダ中に
巡らせるにゃ

脾が不調だと…

やる気が出なくなり
プチうつになったり
にきびや口内炎
食欲不振 むくみ
下痢が起きやすくなる

これでパワーアップ！

キャベツ にんじん 米など
甘味のあるもの

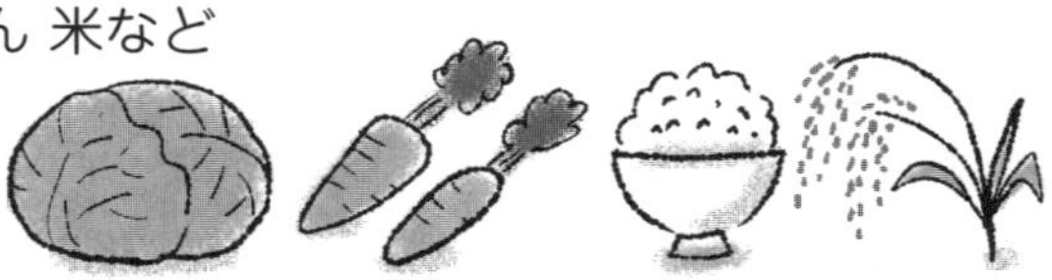

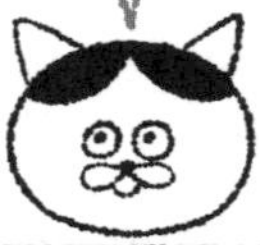

肝《かん》

全身に
「気」と「血」を巡らせるよ

役割

気持ちを安定させたり
目をイキイキさせる

肝が不調だと…

イライラしたり
情緒不安定になったり
疲れ目やドライアイに
集中力も低下する

これでパワーアップ！

トマト 梅 ヨーグルトなど
酸味のあるもの

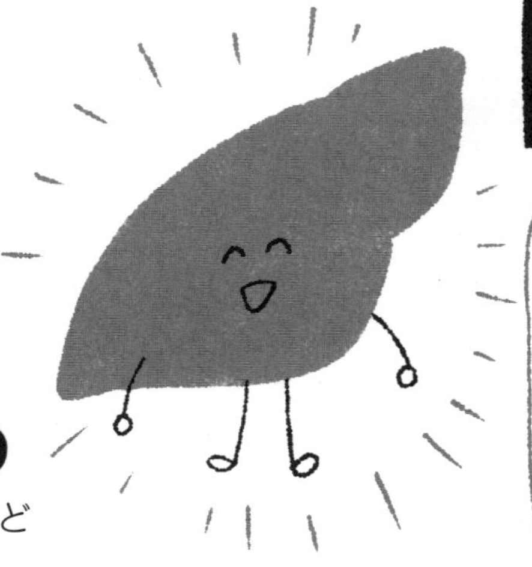

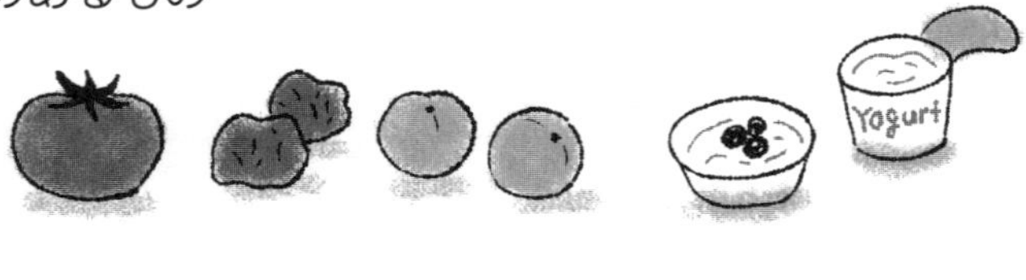

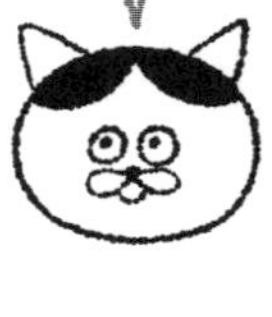

腎《じん》

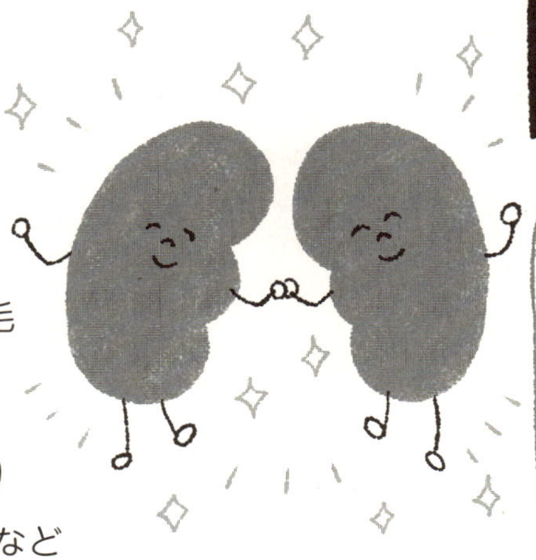

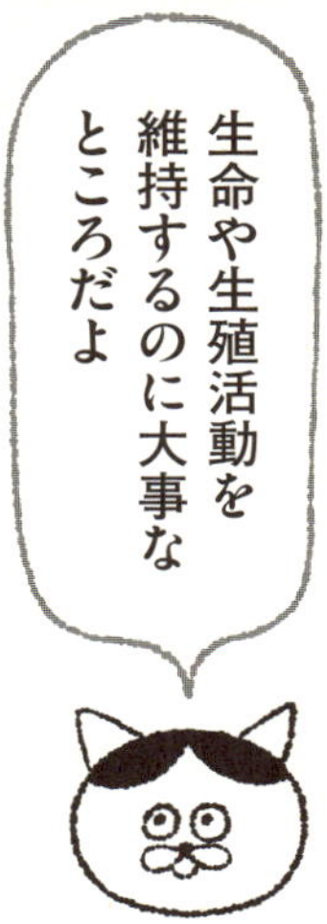

生命や生殖活動を維持するのに大事なところだよ

役割

尿管《にょうかん》・膀胱《ぼうこう》・生殖《せいしょく》器《き》を
コントロールし
カラダの成長 発育
老化のリズムを整える

腎が不調だと…

頻尿や失禁 白髪や抜け毛
歯周病 もの忘れなど
老化の原因となる

これでパワーアップ！

きくらげ 黒ごま しじみなど
塩気があるとされているもの

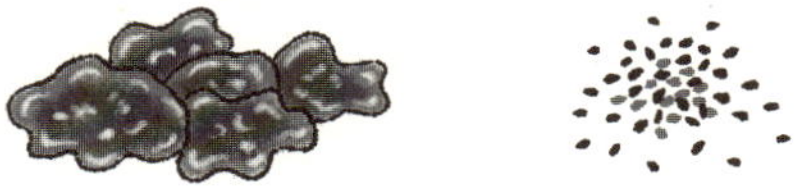

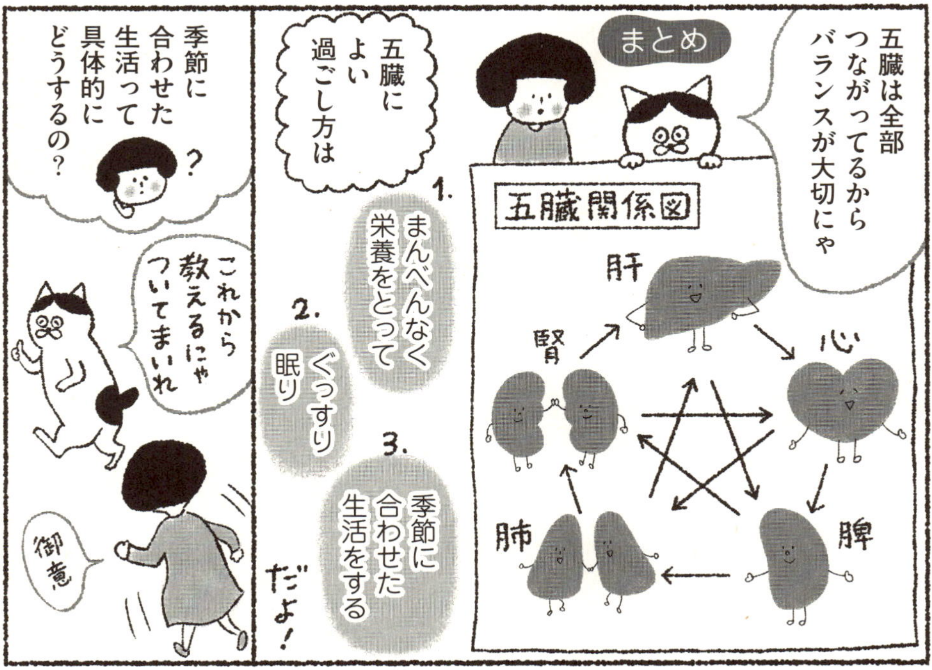

まとめ
五臓は全部つながってるからバランスが大切にゃ
五臓関係図
肝
心
脾
肺
腎
五臓によい過ごし方は
1. まんべんなく栄養をとって
2. ぐっすり眠り
3. 季節に合わせた生活をする
だよ！
季節に合わせた生活って具体的にどうするの？
？
これから教えるにゃついてまいれ
御意

櫻井先生のコラム②

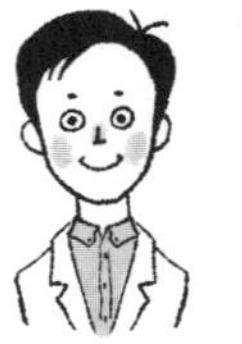

季節にそった過ごし方をするのがよい理由

寒くなれば温かい服を着て火を焚《た》き、雨が降れば雨宿りするというように、気候や気温の変化に対応した暮らし方が健康の基礎を作っています。しかしその場その場の対応で健康を維持するには限界があります。そこで「養生《ようじょう》」という考え方が必要になります。この本で「ゆるゆる健康法」と呼んでいる暮らし方のことです。

養生とは、「次の変化に備える健康指標」です。例えば春に沿った養生をするということは、夏に備えるためです。夏に養生するのは、秋に体調を崩さないためです。養生という指標に従い、準備をしておくこと。それが健康に暮らすためのコツです。

春は、万物《ばんぶつ》が芽《め》吹《ぶ》く季節。活動の季節です。のびのびと、周りに優しく過ごします。

夏は、万物が栄える繁栄の季節です。日差しも少し浴びて春よりも活動的に過ごし、エネルギーを発散しましょう。

秋は、夏に蓄積されたダメージを癒し、冬に備える季節。発汗は控えて、梨や白菜などの潤い食材をとりましょう。

冬は、閉蔵《へいぞう》といって、蔵を閉じて蓄えで凌《しの》ぐ季節です。防寒保温に努め、過度な発汗や活動は控えましょう。

このように、人間が健康的に生きていくためには、季節にそった暮らし方をすることが大切なのです。

Docotor Sakurai's Column no.2

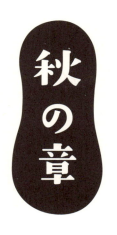

秋の章

秋は空気が乾燥し、
風邪を引きやすくなる季節。
栄養をしっかりとたくわえて
冬に備えて。

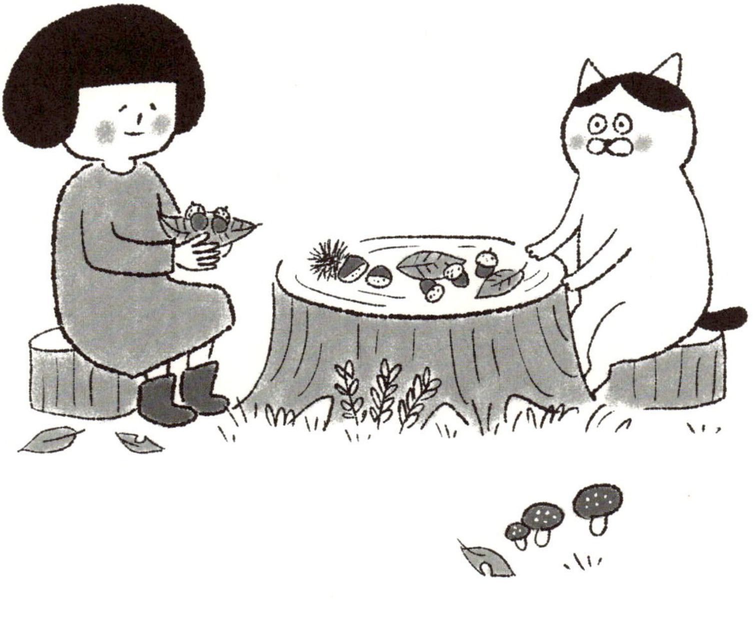

季節の過ごし方 秋

秋は夏のダメージを癒《いや》して寒い冬に備える季節

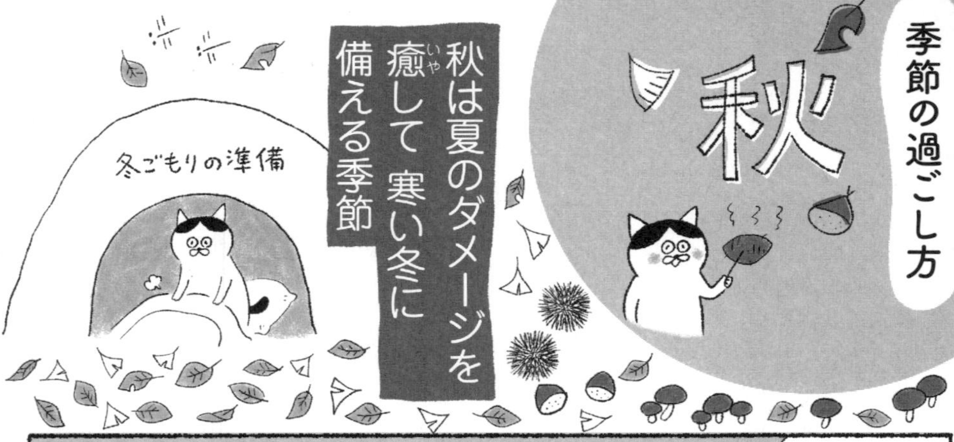
冬ごもりの準備

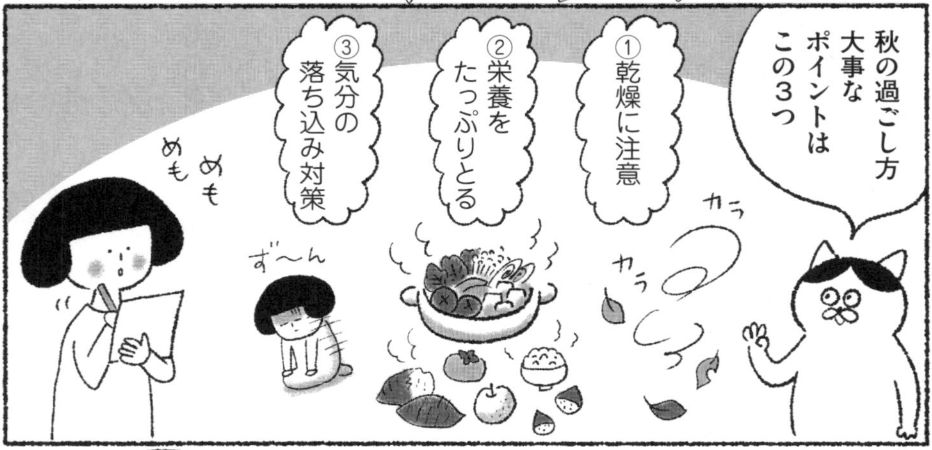
秋の過ごし方
大事な
ポイントは
この３つ
カラ
カラ
①乾燥に注意
②栄養をたっぷりとる
③気分の落ち込み対策
ず〜ん
めも
めも

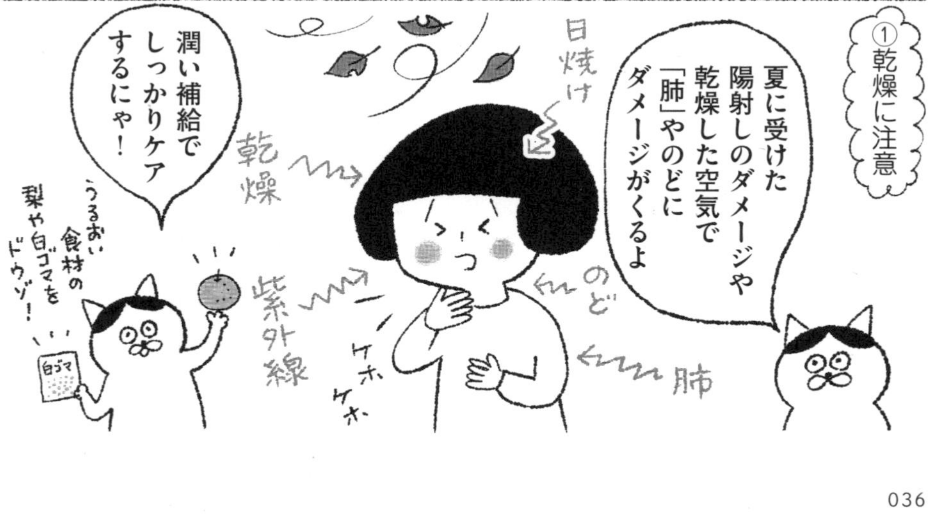
①乾燥に注意
夏に受けた陽射しのダメージや乾燥した空気で「肺」やのどにダメージがくるよ
日焼け
乾燥
のど
紫外線
肺
ケホ
ケホ
潤い補給でしっかりケアするにゃ！
うるおい食材の梨や白ゴマをドウゾ！
白ゴマ

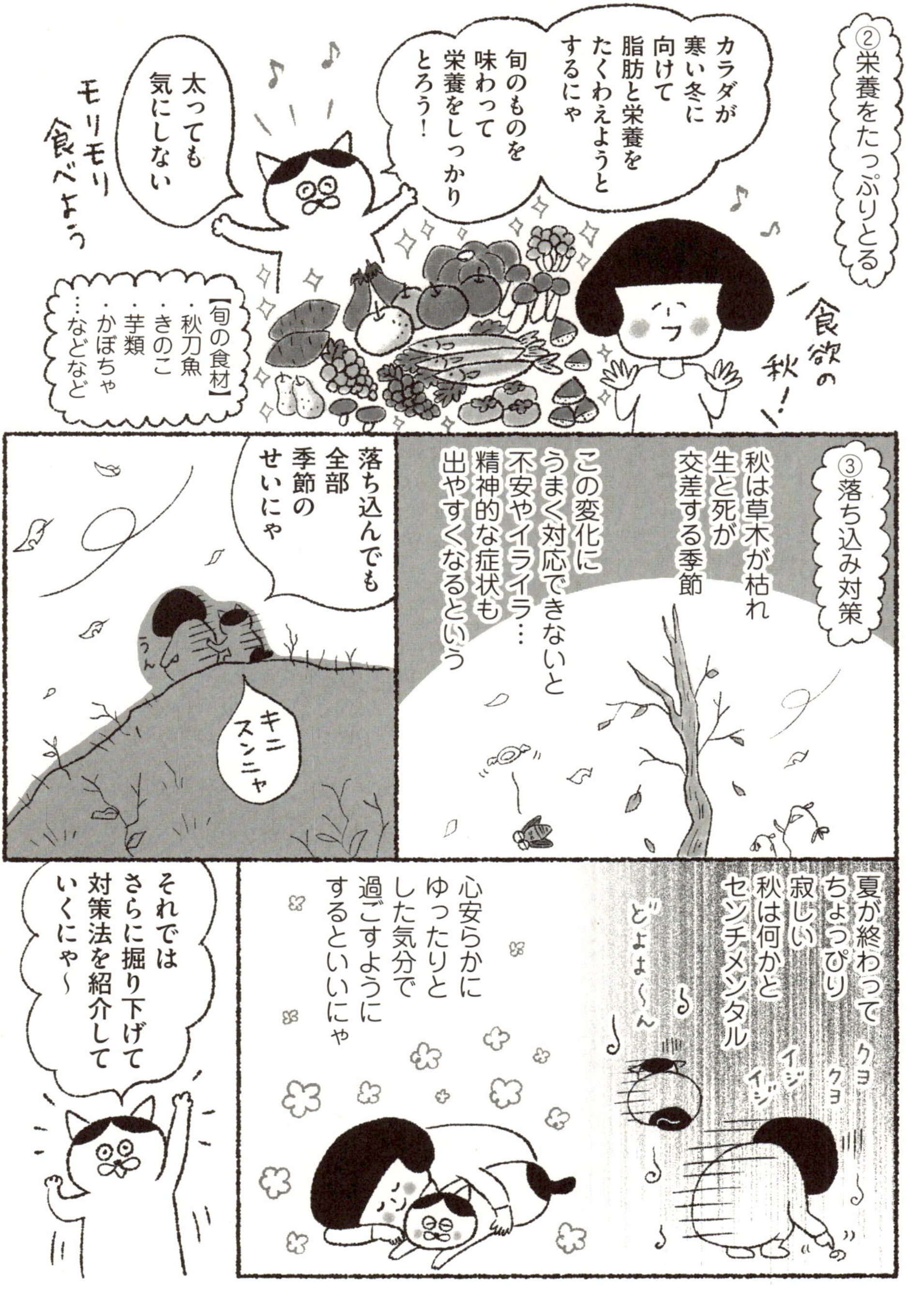
②栄養をたっぷりとる
カラダが寒い冬に向けて脂肪と栄養をたくわえようとするにゃ
旬のものを味わって栄養をしっかりとろう！
食欲の秋！
太っても気にしない
モリモリ食べよう
【旬の食材】
・秋刀魚
・きのこ
・芋類
・かぼちゃ
…などなど
③落ち込み対策
秋は草木が枯れ生と死が交差する季節
この変化にうまく対応できないと不安やイライラ…精神的な症状も出やすくなるという
落ち込んでも全部季節のせいにゃ
うん
キニスンニャ
夏が終わってちょっぴり寂しい秋は何かとセンチメンタル
クヨクヨ
イジイジ
どよ〜ん
心安らかにゆったりとした気分で過ごすようにするといいにゃ
それではさらに掘り下げて対策法を紹介していくにゃ〜

どんな気持ちでいたら良い？

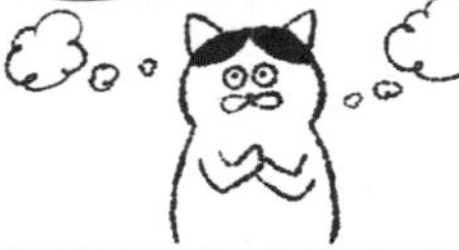

クヨクヨ　風邪

花粉症　冷え

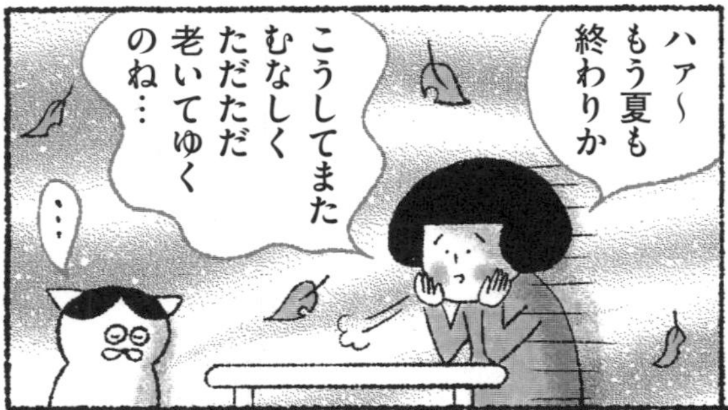
ハァ〜
もう夏も
終わりか
こうしてまた
むなしく
ただただ
老いてゆく
のね…
…

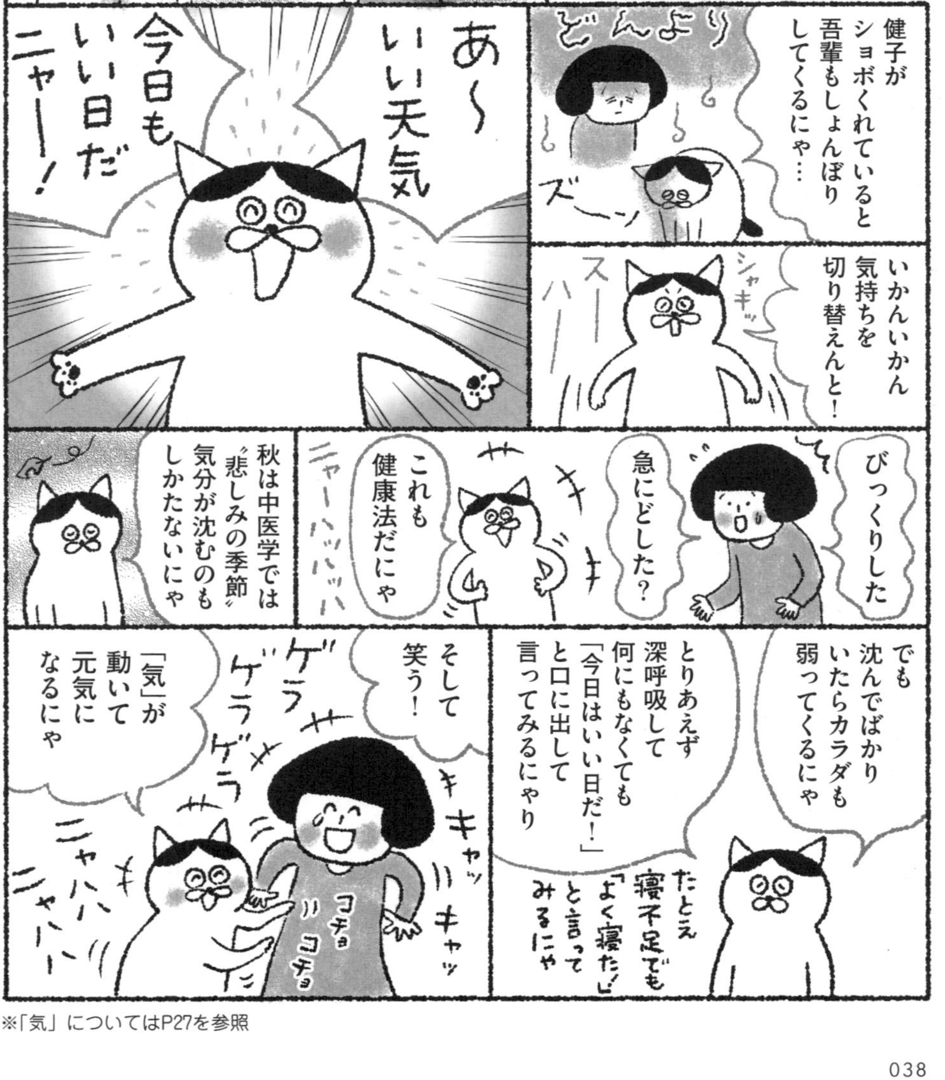
どんより
健子が
ショボくれていると
吾輩もしょんぼり
してくるにゃ…
ズーン
いかんいかん
気持ちを
切り替えんと！
シャキッ
スーハー
あ〜
いい天気
今日も
いい日だ
ニャー！
びっくりした
急にどした？
これも
健康法だにゃ
ニャーハッハッハ
秋は中医学では
〝悲しみの季節〟
気分が沈むのも
しかたないにゃ
でも
沈んでばかり
いたらカラダも
弱ってくるにゃ
とりあえず
深呼吸して
何にもなくても
「今日はいい日だ！」
と口に出して
言ってみるにゃり
たとえ
寝不足でも
「よく寝た！」
と言って
みるにゃ
そして
笑う！
ゲラゲラ
ゲラゲラ
「気」が
動いて
元気に
なるにゃ
キャッ
キャッ
コチョ
コチョ
ニャハハ
ニャハハー

※「気」についてはP27を参照

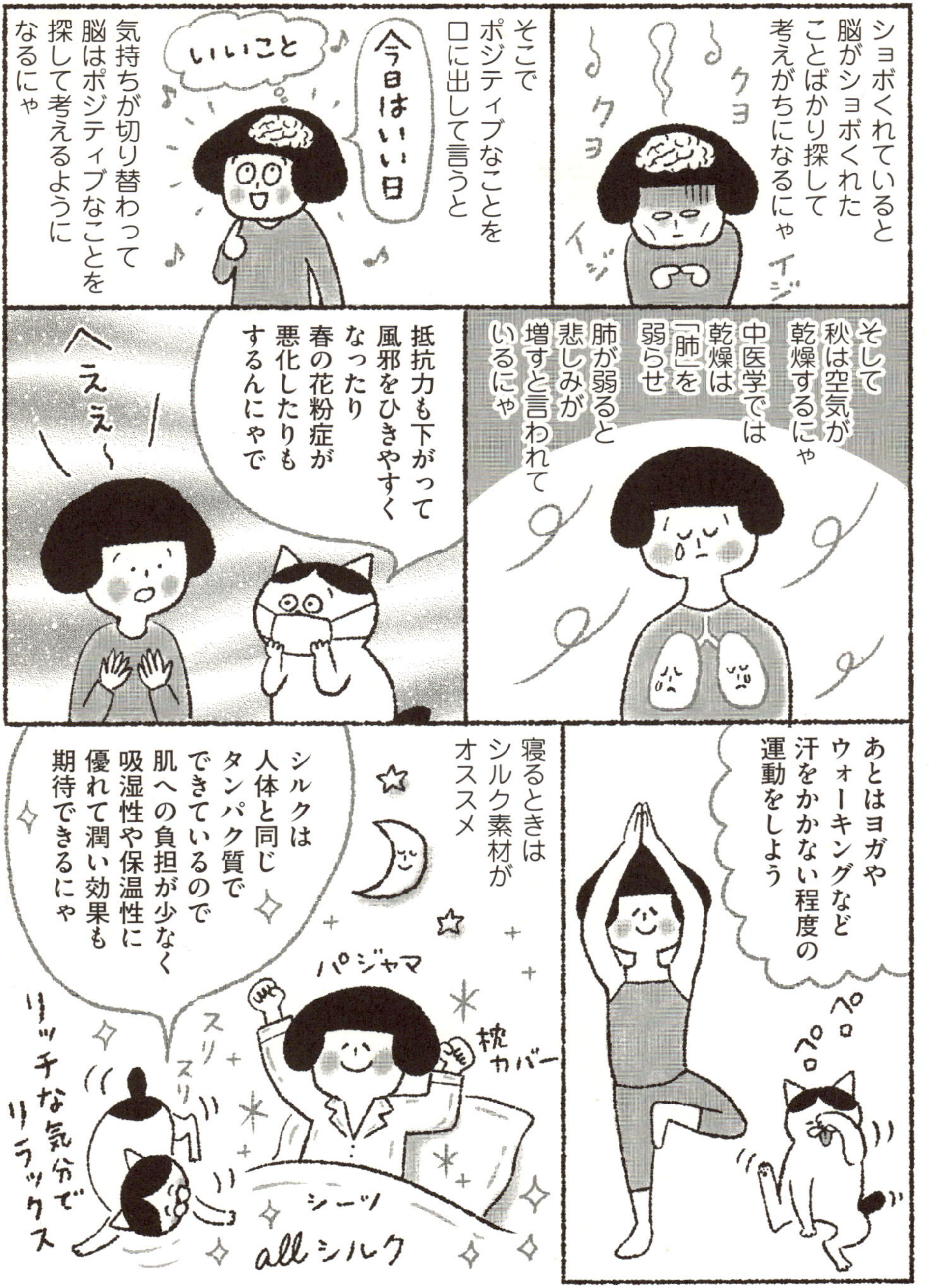
ショボくれていると脳がショボくれたことばかり探して考えがちになるにゃ
クヨクヨ
イジイジ
そこでポジティブなことを口に出して言うと
今日はいい日
いいこと
気持ちが切り替わって脳はポジティブなことを探して考えるようになるにゃ
そして秋は空気が乾燥するにゃ中医学では乾燥は「肺」を弱らせ肺が弱ると悲しみが増すと言われているにゃ
抵抗力も下がって風邪をひきやすくなったり春の花粉症が悪化したりもするんにゃで
へええ〜
あとはヨガやウォーキングなど汗をかかない程度の運動をしよう
ペロペロ
寝るときはシルク素材がオススメ
シルクは人体と同じタンパク質でできているので肌への負担が少なく吸湿性や保温性に優れて潤い効果も期待できるにゃ
パジャマ
枕カバー
シーツ
all シルク
スリスリ
リッチな気分でリラックス

朝はお粥で

内臓活性化　代謝アップ　血色が悪い　冷え

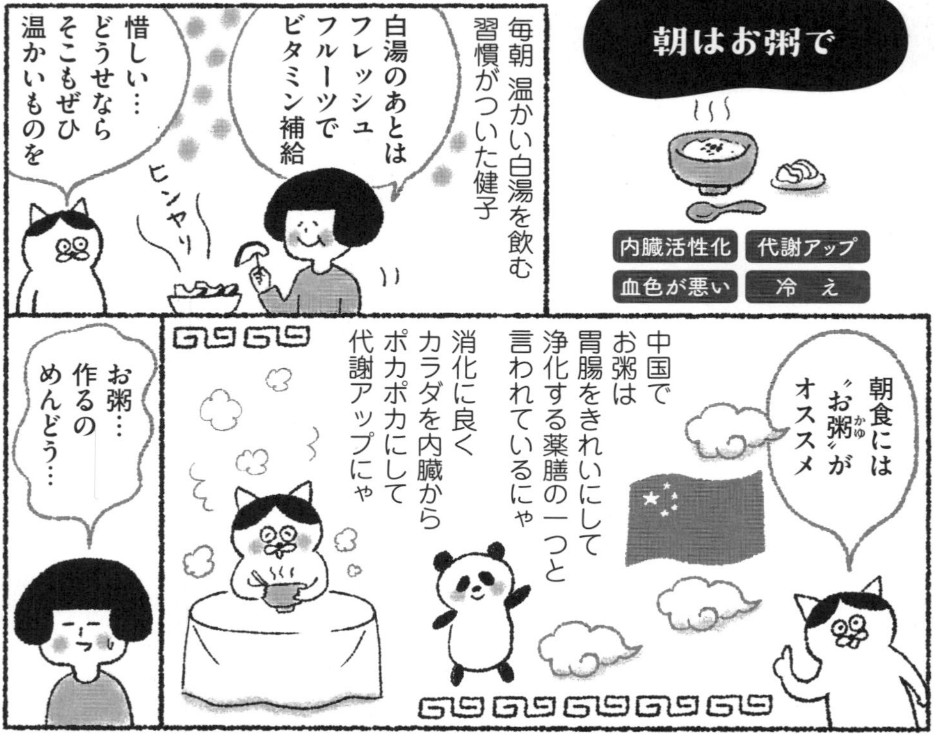
毎朝 温かい白湯を飲む習慣がついた健子
白湯のあとはフレッシュフルーツでビタミン補給
ヒンヤリ
惜しい…どうせならそこもぜひ温かいものを
朝食には“お粥《かゆ》”がオススメ
中国でお粥は胃腸をきれいにして浄化する薬膳の一つと言われているにゃ
消化に良くカラダを内臓からポカポカにして代謝アップにゃ
お粥…作るのめんどう…

そんなズボラさんにピッタンコ

スープジャーで作る簡単お粥

材料
・お米　大さじ2
・お湯　お米の6倍くらい

❶お米を洗う
❷お米をスープジャーに入れて沸騰したお湯を注ぐ
❸2〜3分待つ（予熱）
❹お湯を捨てて再度沸騰したお湯を注ぐ
300mlくらい（お好みで）
❺蓋を閉めて1時間以上放置でできあがり〜

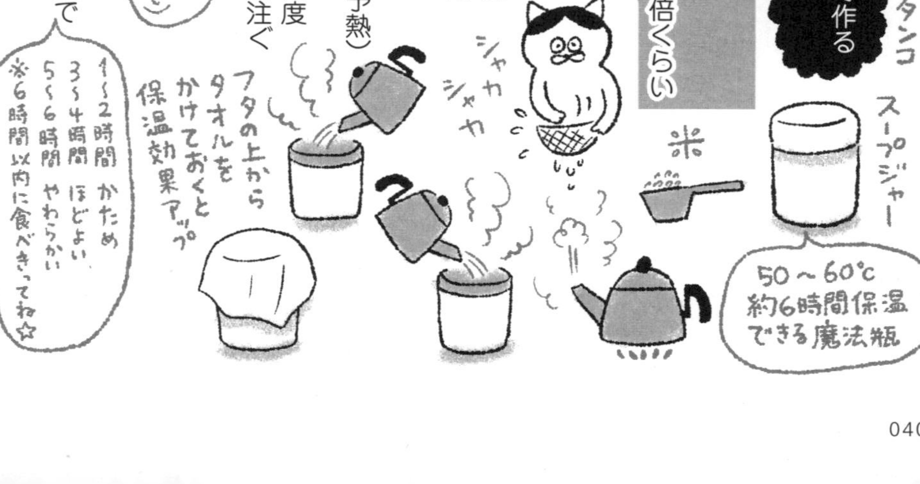
1〜2時間 かため
3〜4時間 ほどよい
5〜6時間 やわらかい
※6時間以内に食べきってね☆
フタの上からタオルをかけておくと保温効果アップ
シャカシャカ
米
スープジャー
50〜60℃
約6時間保温できる魔法瓶

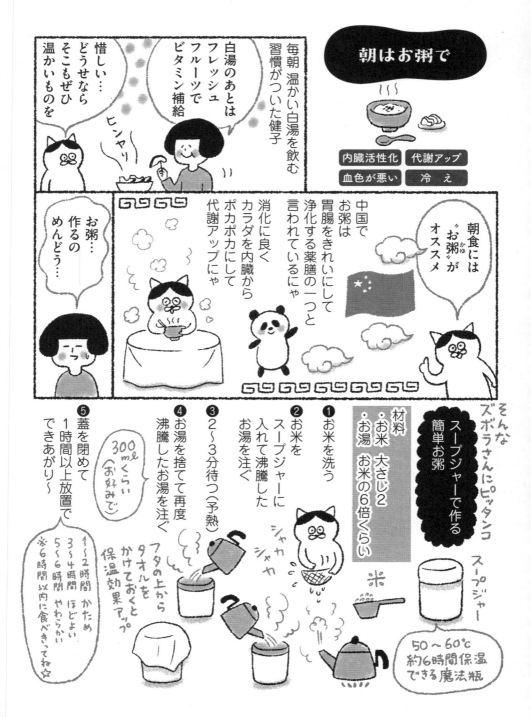

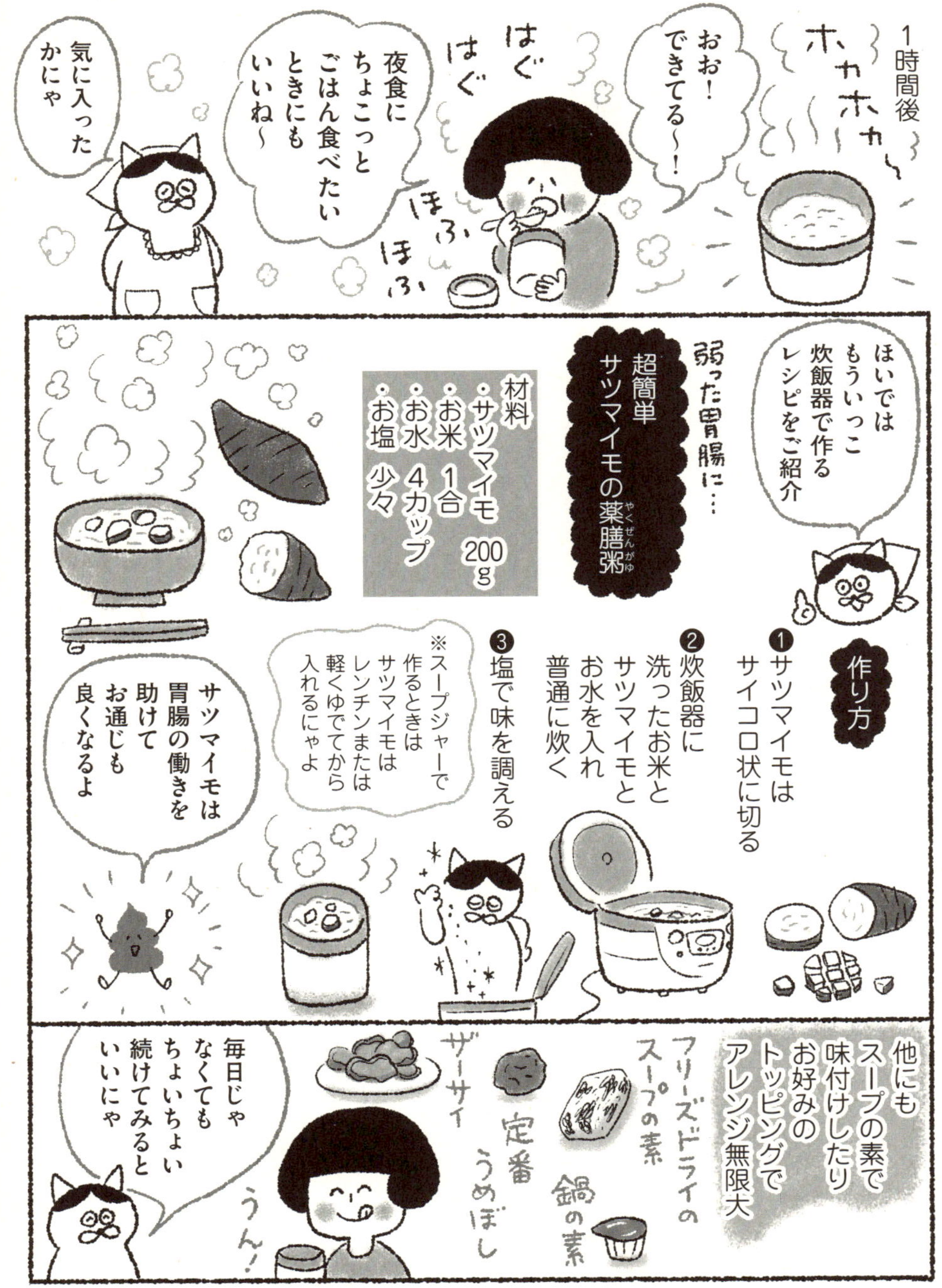
1時間後
ホカホカ〜
おお！
できてる〜！
はぐはぐ
夜食にちょこっとごはん食べたいときにもいいね〜
ほふほふ
気に入ったかにゃ
ほいではもういっこ炊飯器で作るレシピをご紹介
弱った胃腸に…
超簡単
サツマイモの薬《やく》膳《ぜん》粥《がゆ》
材料
・サツマイモ 200g
・お米 1合
・お水 4カップ
・お塩 少々
作り方
❶サツマイモはサイコロ状に切る
❷炊飯器に洗ったお米とサツマイモとお水を入れ普通に炊く
❸塩で味を調える
※スープジャーで作るときはサツマイモはレンチンまたは軽くゆでてから入れるにゃよ
サツマイモは胃腸の働きを助けてお通じも良くなるよ
他にもスープの素で味付けしたりお好みのトッピングでアレンジ無限大
フリーズドライのスープの素
鍋の素
定番うめぼし
ザーサイ
うん！
毎日じゃなくてもちょいちょい続けてみるといいにゃ

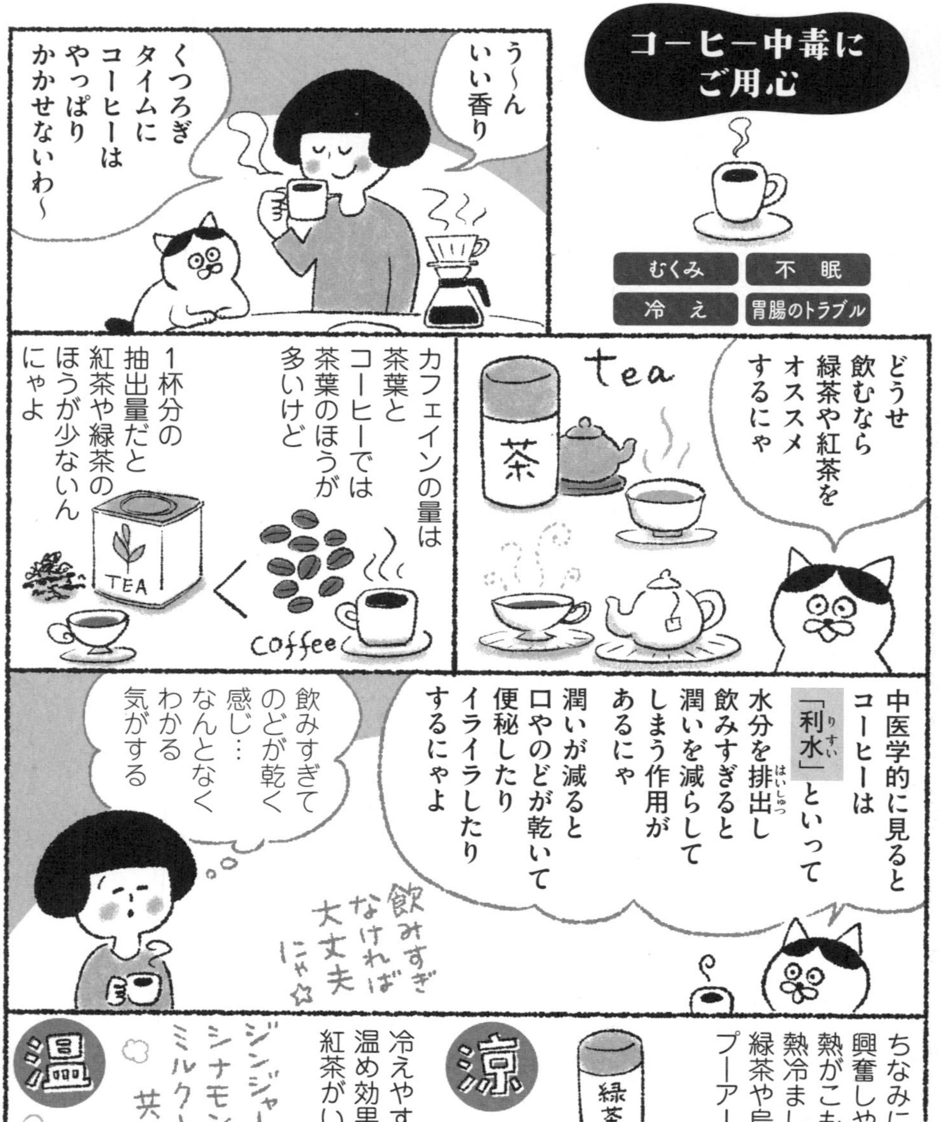

コーヒー中毒にご用心
むくみ
不眠
冷え
胃腸のトラブル
う〜ん いい香り
くつろぎタイムにコーヒーはやっぱりかかせないわ〜
どうせ飲むなら緑茶や紅茶をオススメするにゃ
tea
茶
カフェインの量は茶葉とコーヒーでは茶葉のほうが多いけど
1杯分の抽出量だと紅茶や緑茶のほうが少ないんにゃよ
TEA
COffee
中医学的に見るとコーヒーは「利水《りすい》」といって水分を排出《はいしゅつ》し飲みすぎると潤いを減らしてしまう作用があるにゃ
潤いが減ると口やのどが乾いて便秘したりイライラしたりするにゃよ
飲みすぎてのどが乾く感じ…なんとなくわかる気がする
飲みすぎなければ大丈夫にゃ☆
ちなみに興奮しやすい人熱がこもりやすい人は熱冷まし効果のある緑茶や烏龍茶プーアール茶
涼
緑茶
ウーロン
プーアル
冷えやすい人は温め効果のある紅茶がいいにゃ
温
ジンジャーやシナモン、ミルクと共に

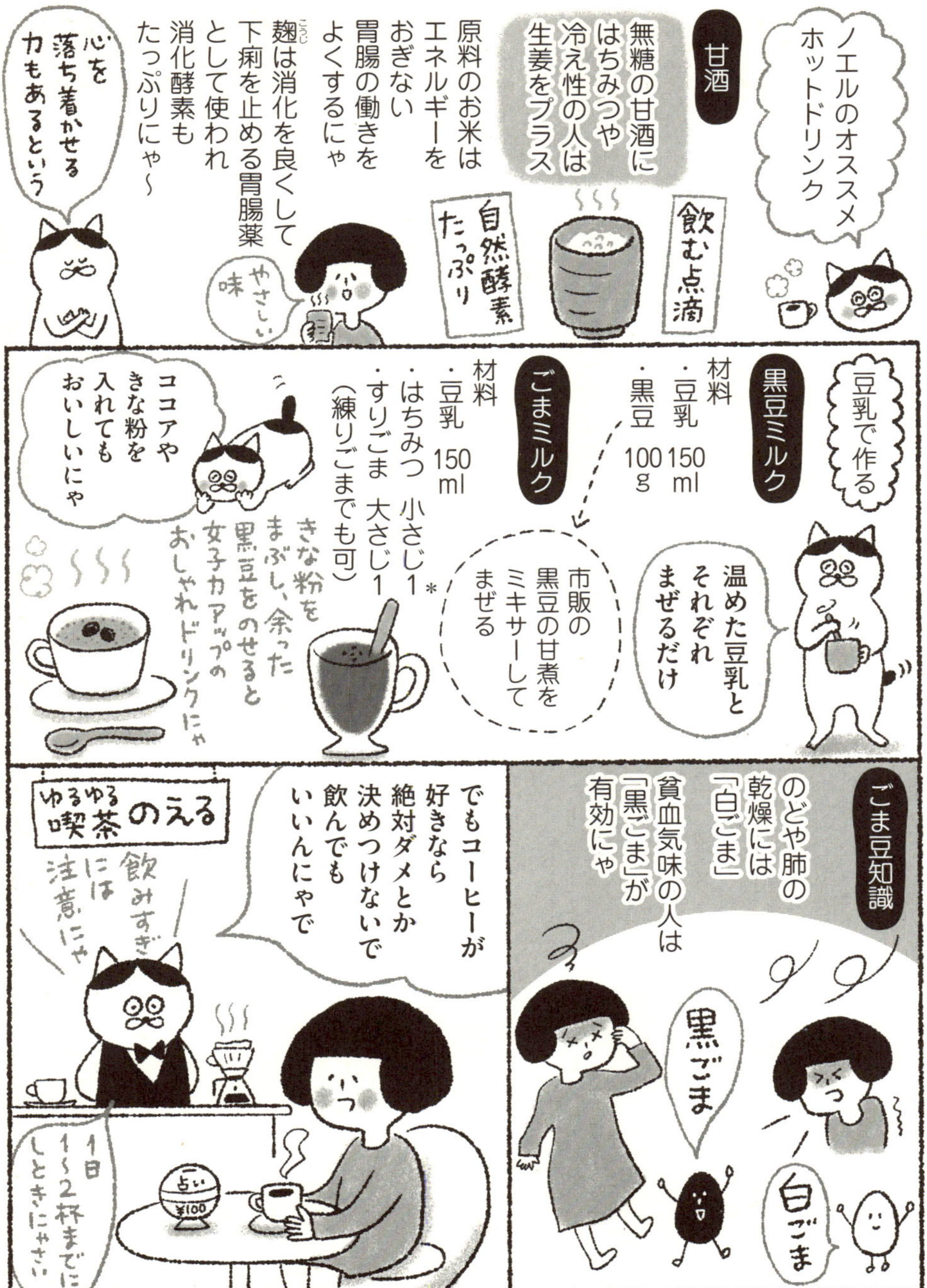
ノエルのオススメ
ホットドリンク
甘酒
無糖の甘酒に
はちみつや
冷え性の人は
生姜をプラス
飲む点滴
自然酵素
たっぷり
原料のお米は
エネルギーを
おぎない
胃腸の働きを
よくするにゃ
麹《こうじ》は消化を良くして
下痢を止める胃腸薬
として使われ
消化酵素も
たっぷりにゃ～
やさしい味
心を落ち着かせる力もあるという
豆乳で作る
黒豆ミルク
材料
・豆乳 150ml
・黒豆 100g
温めた豆乳と
それぞれ
まぜるだけ
市販の
黒豆の甘煮を
ミキサーして
まぜる
ごまミルク
材料
・豆乳 150ml
・はちみつ 小さじ1 *
・すりごま 大さじ1
(練りごまでも可)
きな粉を
まぶし、余った
黒豆をのせると
女子力アップの
おしゃれドリンクにゃ
ココアや
きな粉を
入れても
おいしいにゃ
ごま豆知識
のどや肺の
乾燥には
「白ごま」
貧血気味の人は
「黒ごま」が
有効にゃ
黒ごま
白ごま
でもコーヒーが
好きなら
絶対ダメとか
決めつけないで
飲んでも
いいんにゃで
ゆるゆる
喫茶のえる
飲みすぎには
注意にゃ
1日
1～2杯までに
しときにゃさい
占い
¥100

＊はちみつを使った料理や飲みものは１才未満の乳児には与えないでください。

目の疲れを癒す

目の疲れ　肩こり　ドライアイ　貧血

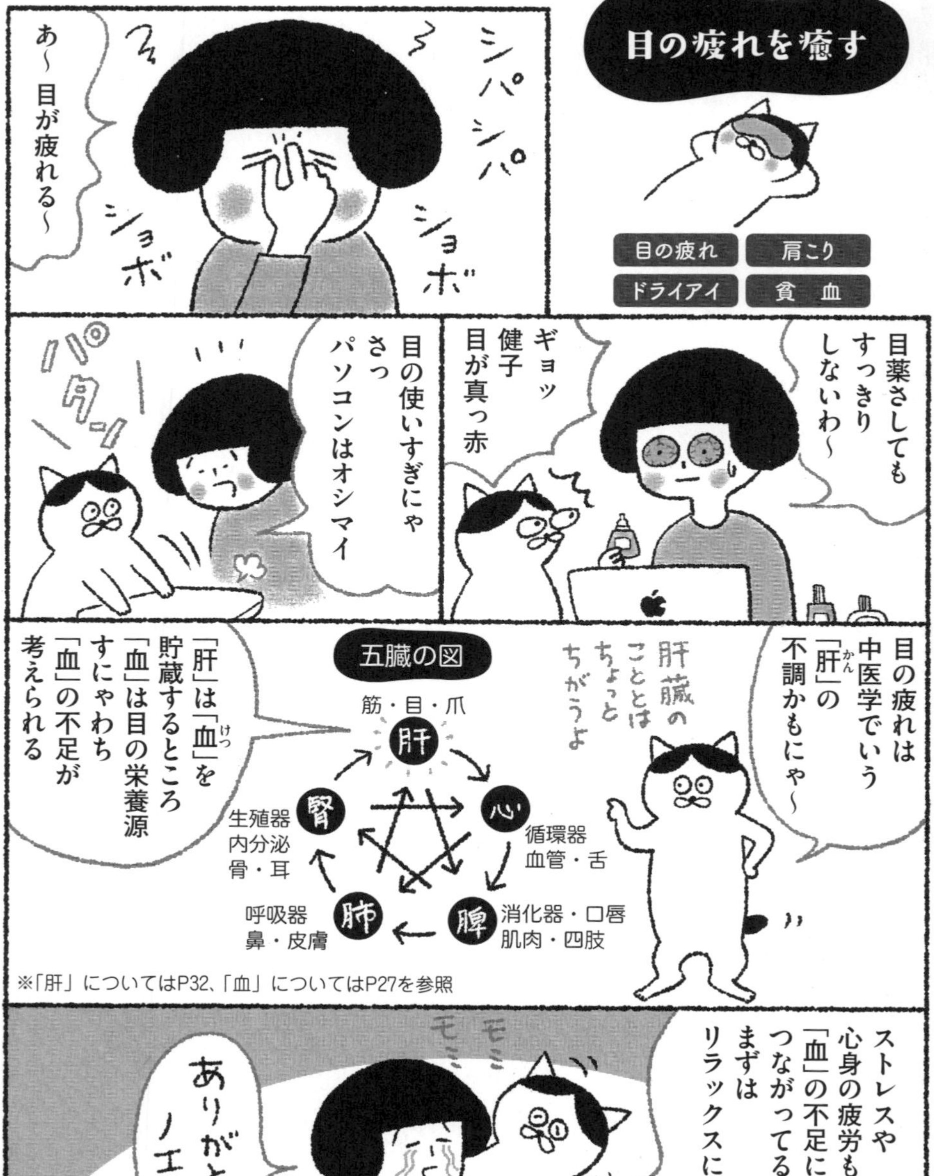

あ〜 目が疲れる〜
シパシパ
ショボ
ショボ
目薬さしても すっきり しないわ〜
ギョッ 健子 目が真っ赤
目の使いすぎにゃ さっ パソコンはオシマイ
パタ〜ン
目の疲れは 中医学でいう 「肝《かん》」の 不調かもにゃ〜
肝臓の こととは ちょっと ちがうよ
五臓の図
筋・目・爪
肝
心
循環器 血管・舌
脾
消化器・口唇 肌肉・四肢
肺
呼吸器 鼻・皮膚
腎
生殖器 内分泌 骨・耳
「肝」は「血《けつ》」を 貯蔵するところ 「血」は目の栄養源 すにゃわち 「血」の不足が 考えられる
※「肝」についてはP32、「血」についてはP27を参照
ストレスや 心身の疲労も 「血」の不足に つながってるから まずは リラックスにゃ
モミ モミ
ありがとう ノエル

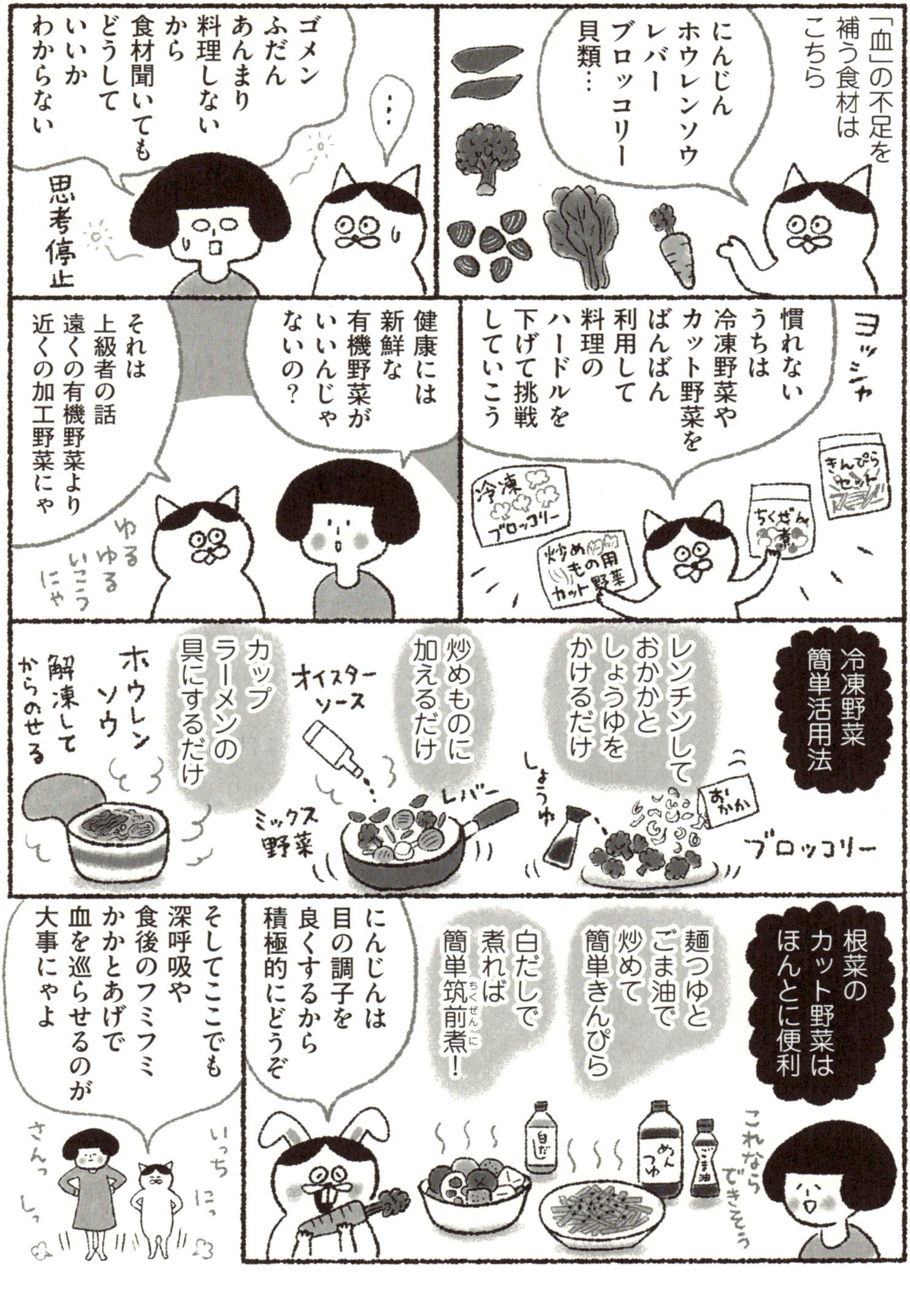

「血」の不足を補う食材はこちら
にんじん ホウレンソウ レバー ブロッコリー 貝類…
…
ゴメン ふだんあんまり料理しないから食材聞いてもどうしていいかわからない
思考停止
ヨッシャ
慣れないうちは冷凍野菜やカット野菜をばんばん利用して料理のハードルを下げて挑戦していこう
きんぴらセット
ちくぜん煮
冷凍ブロッコリー
炒めもの用カット野菜
健康には新鮮な有機野菜がいいんじゃないの?
それは上級者の話 遠くの有機野菜より近くの加工野菜にゃ
ゆるゆるいこうにゃ
冷凍野菜簡単活用法
レンチンしておかかとしょうゆをかけるだけ
しょうゆ
おかか
ブロッコリー
炒めものに加えるだけ
オイスターソース
レバー
ミックス野菜
カップラーメンの具にするだけ
ホウレンソウ
解凍してからのせる
根菜のカット野菜はほんとに便利
麺つゆとごま油で炒めて簡単きんぴら
白だしで煮れば簡単筑前煮《ちくぜんに》!
白だし
めんつゆ
ごま油
これならできそう
にんじんは目の調子を良くするから積極的にどうぞ
そしてここでも深呼吸や食後のフミフミかかとあげで血を巡らせるのが大事にゃよ
いっちにっ
さんっしっ

秋の咳対策

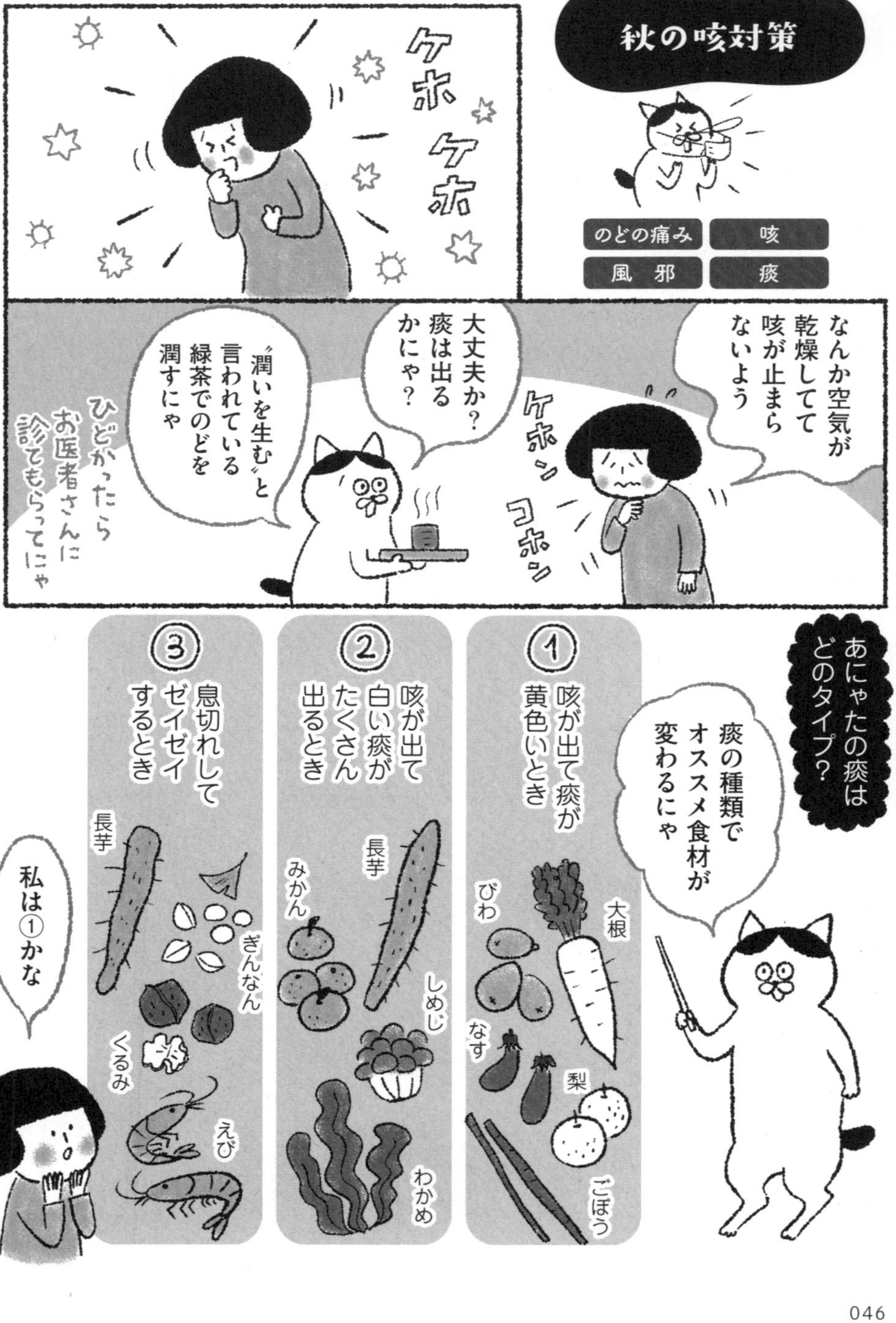
のどの痛み
咳
風　邪
痰
ケホ
ケホ
なんか空気が乾燥してて咳が止まらないよう
ケホン
コホン
大丈夫か？痰は出るかにゃ？
"潤いを生む"と言われている緑茶でのどを潤すにゃ
ひどかったらお医者さんに診てもらってにゃ
あにゃたの痰はどのタイプ？
痰の種類でオススメ食材が変わるにゃ
① 咳が出て痰が黄色いとき
大根
びわ
なす
梨
ごぼう
② 咳が出て白い痰がたくさん出るとき
長芋
みかん
しめじ
わかめ
③ 息切れしてゼイゼイするとき
長芋
ぎんなん
くるみ
えび
私は①かな

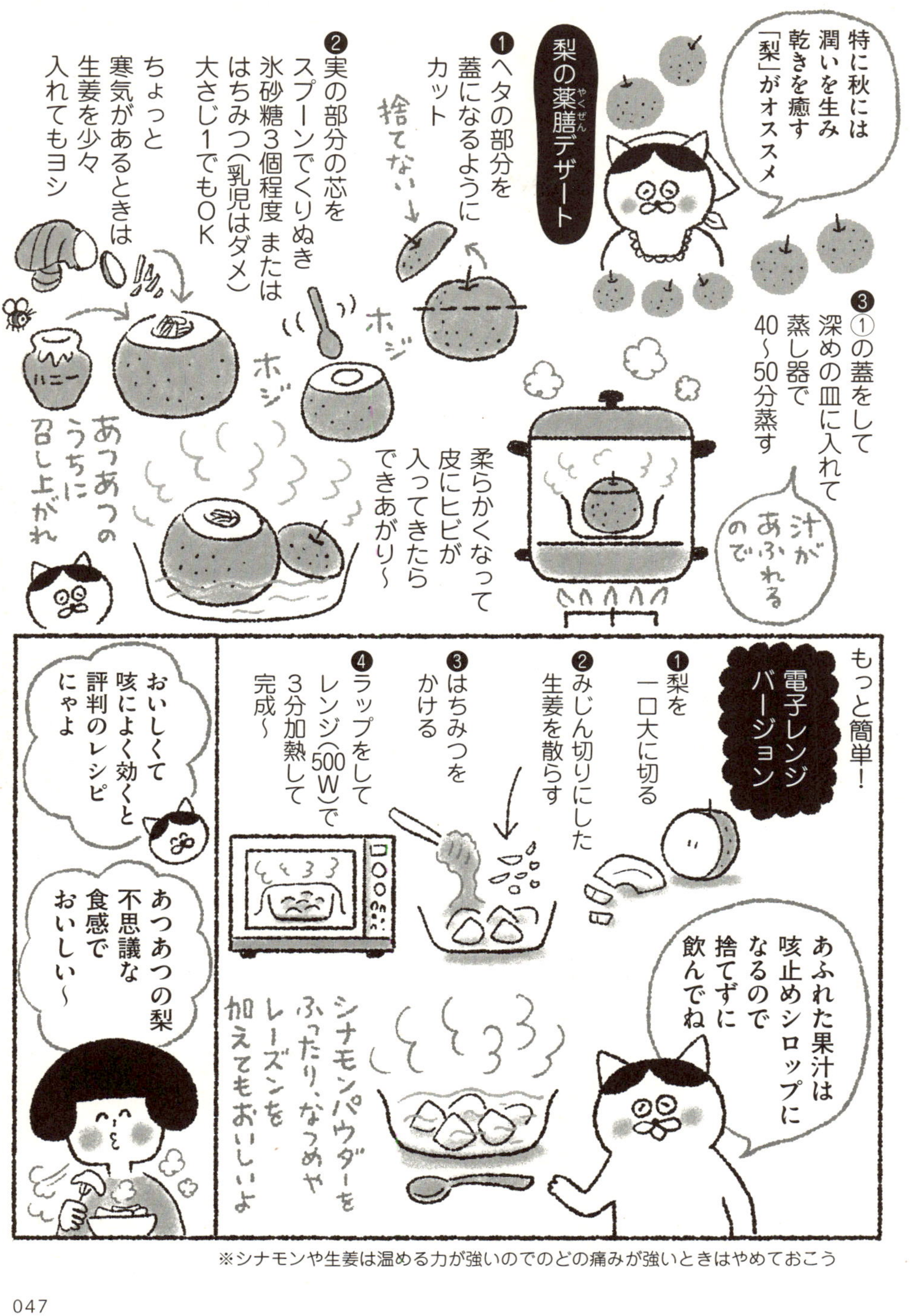
特に秋には
潤いを生み
乾きを癒す
「梨」がオススメ
梨の薬膳《やくぜん》デザート
❶ヘタの部分を
蓋になるように
カット
捨てない
❷実の部分の芯を
スプーンでくりぬき
氷砂糖3個程度 または
はちみつ（乳児はダメ）
大さじ1でもOK
ちょっと
寒気があるときは
生姜を少々
入れてもヨシ
ホジ
ホジ
ハニー
❸①の蓋をして
深めの皿に入れて
蒸し器で
40〜50分蒸す
汁があふれるので
柔らかくなって
皮にヒビが
入ってきたら
できあがり〜
あつあつのうちに召し上がれ
もっと簡単！
電子レンジバージョン
❶梨を
一口大に切る
❷みじん切りにした
生姜を散らす
❸はちみつを
かける
❹ラップをして
レンジ（500W）で
3分加熱して
完成〜
あふれた果汁は
咳止めシロップに
なるので
捨てずに
飲んでね
シナモンパウダーを
ふったり、なつめや
レーズンを
加えてもおいしいよ
おいしくて
咳によく効くと
評判のレシピ
にゃよ
あつあつの梨
不思議な
食感で
おいしい〜

※シナモンや生姜は温める力が強いのでのどの痛みが強いときはやめておこう

髪のトラブルに

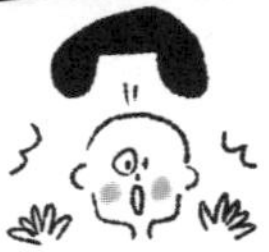

抜け毛　髪の乾燥

白　髪　ドライアイ

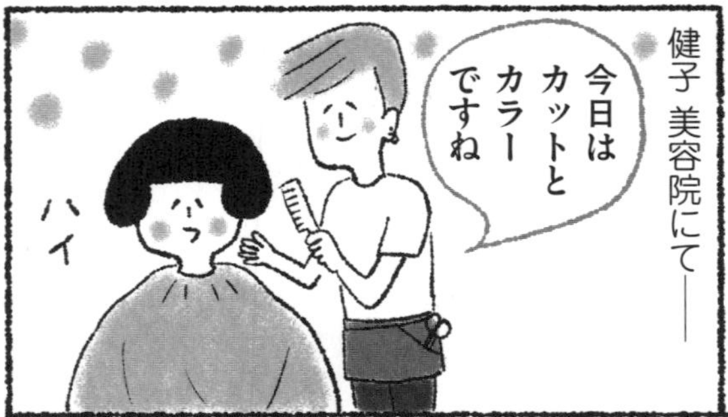
健子 美容院にて——
今日はカットとカラーですね
ハイ

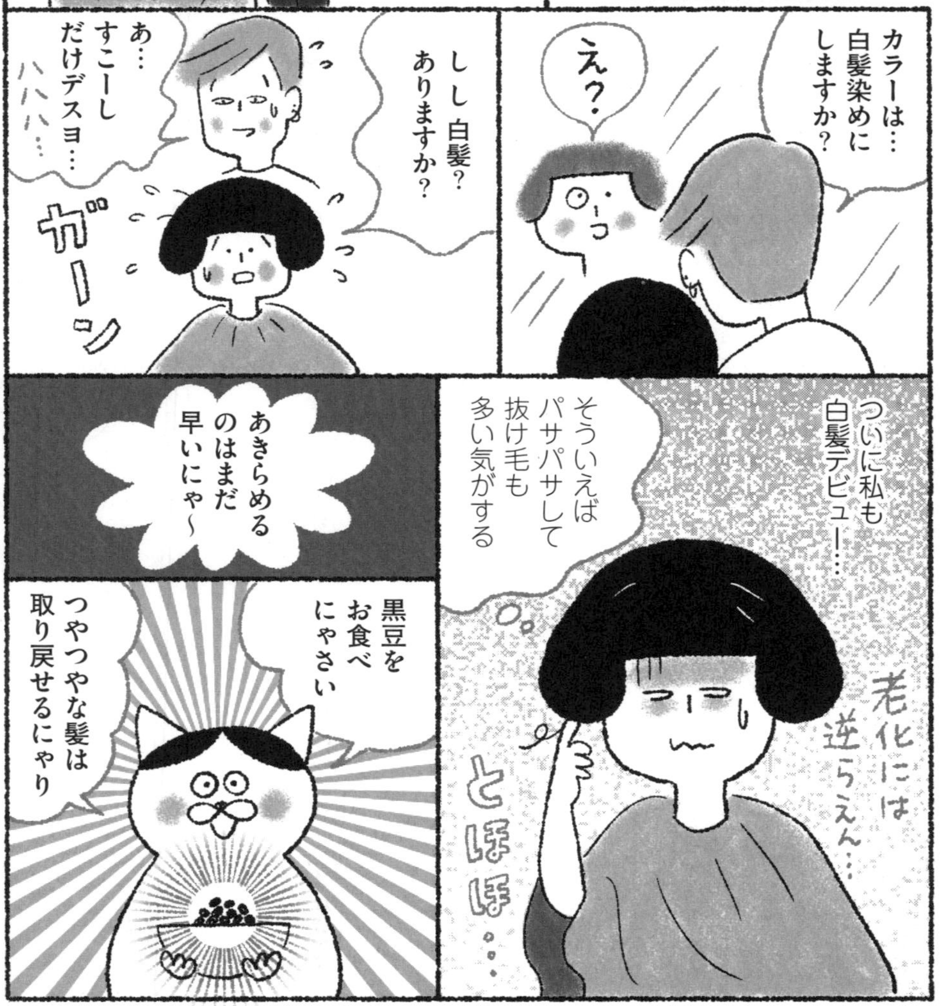
カラーは…白髪染めにしますか?
え?
しし白髪?ありますか?
あ…すこーしだけデスヨ…
ハハハ…
ガーン
ついに私も白髪デビュー…
そういえばパサパサして抜け毛も多い気がする
老化には逆らえん…
とほほ…
あきらめるのはまだ早いにゃ〜
黒豆をお食べにゃさい
つやつやな髪は取り戻せるにゃり

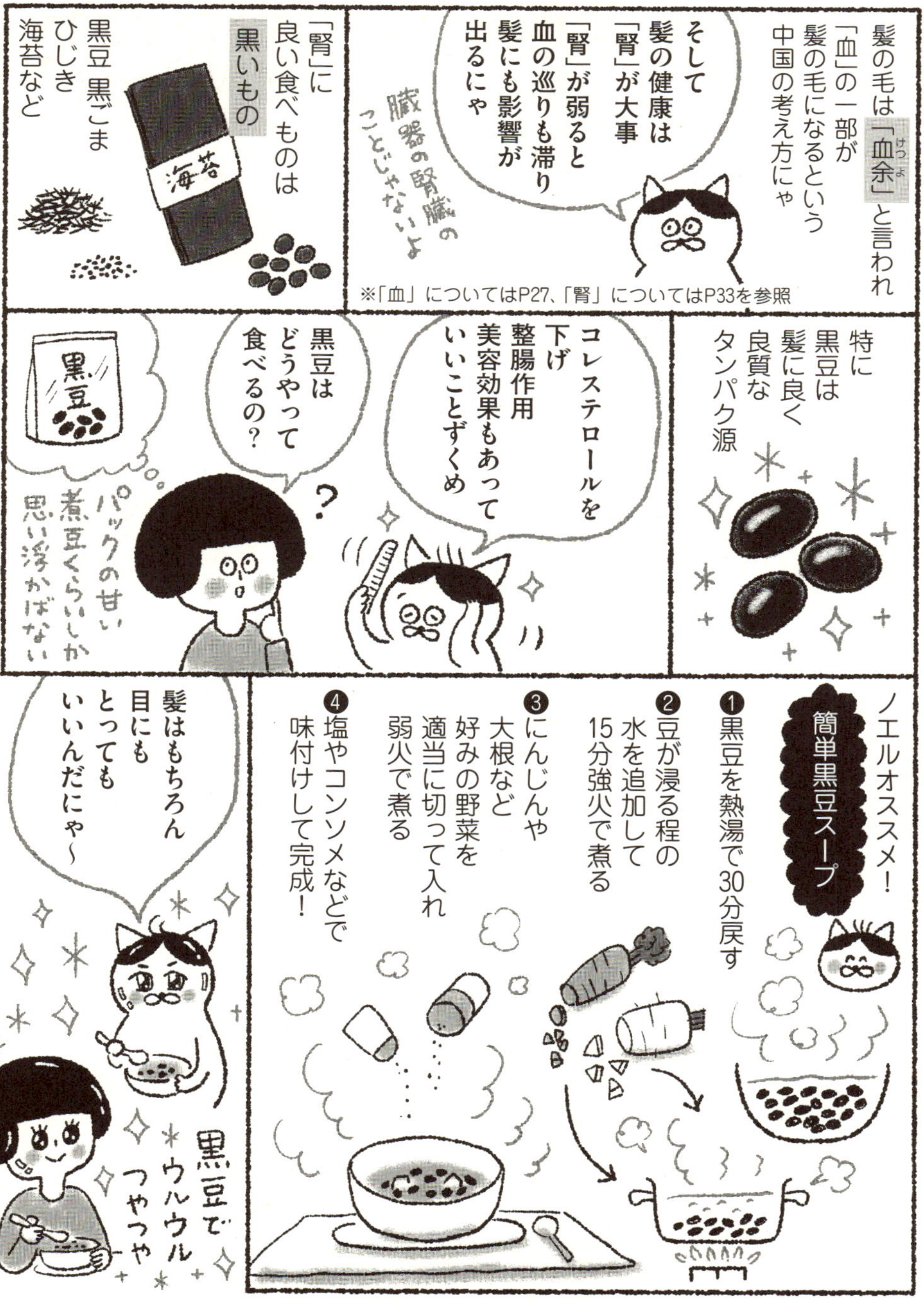
髪の毛は「血余《けつよ》」と言われ
「血」の一部が
髪の毛になるという
中国の考え方にゃ
そして
髪の健康は
「腎」が大事
「腎」が弱ると
血の巡りも滞り
髪にも影響が
出るにゃ
臓器の腎臓のことじゃないよ
※「血」についてはP27、「腎」についてはP33を参照
「腎」に
良い食べものは
黒いもの
黒豆 黒ごま
ひじき
海苔など
海苔
特に
黒豆は
髪に良く
良質な
タンパク源
コレステロールを
下げ
整腸作用
美容効果もあって
いいことずくめ
黒豆は
どうやって
食べるの?
?
黒豆
パックの甘い
煮豆くらいしか
思い浮かばない
ノエルオススメ!
簡単黒豆スープ
❶黒豆を熱湯で30分戻す
❷豆が浸る程の
水を追加して
15分強火で煮る
❸にんじんや
大根など
好みの野菜を
適当に切って入れ
弱火で煮る
❹塩やコンソメなどで
味付けして完成!
髪はもちろん
目にも
とっても
いいんだにゃ~
黒豆で
ウルウル
つやつや

よく眠れてますか?

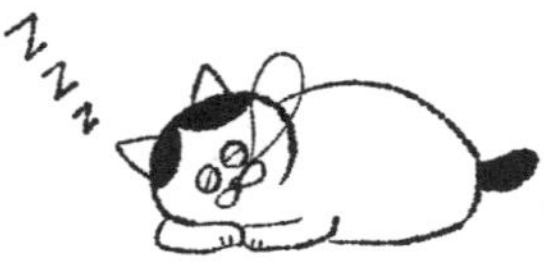
ZZZ

不眠　疲労　朝起きられない

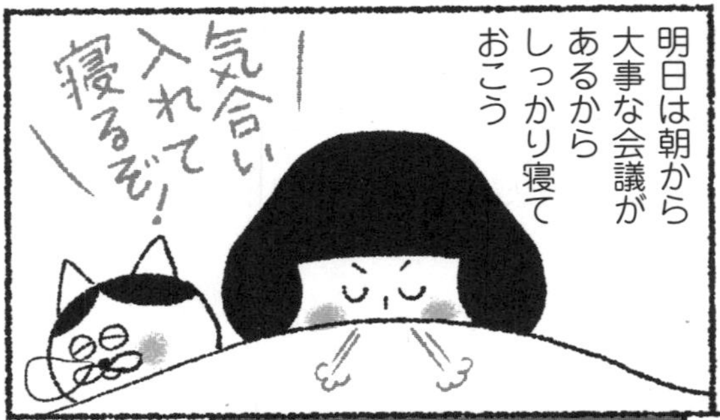
明日は朝から大事な会議があるからしっかり寝ておこう
気合い入れて寝るぞ!

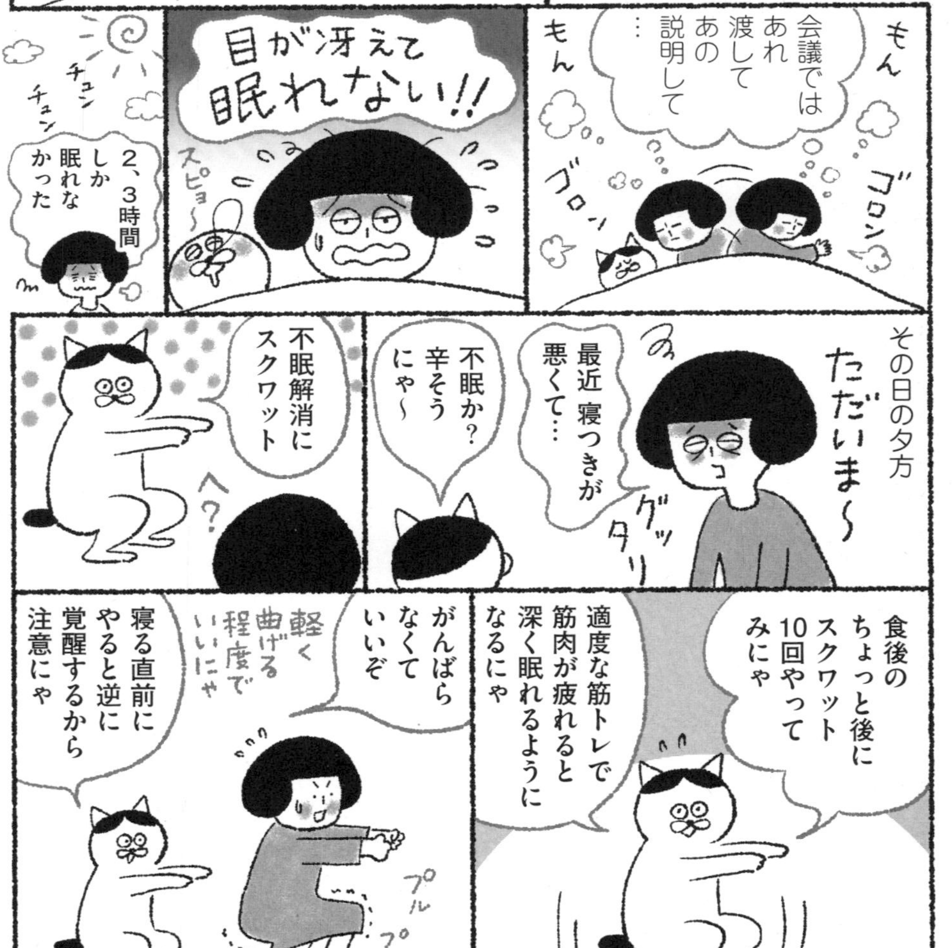
もん
もん
会議ではあれ渡してあの説明して…
ゴロン
ゴロン
目が冴えて眠れない!!
スピョ~
チュン
チュン
2、3時間しか眠れなかった
その日の夕方
ただいま~
グッタリ
最近 寝つきが悪くて…
不眠か? 辛そうにゃ~
不眠解消にスクワット
へ?
食後のちょっと後にスクワット10回やってみにゃ
適度な筋トレで筋肉が疲れると深く眠れるようになるにゃ
がんばらなくていいぞ
軽く曲げる程度でいいにゃ
プル
プル
寝る直前にやると逆に覚醒するから注意にゃ

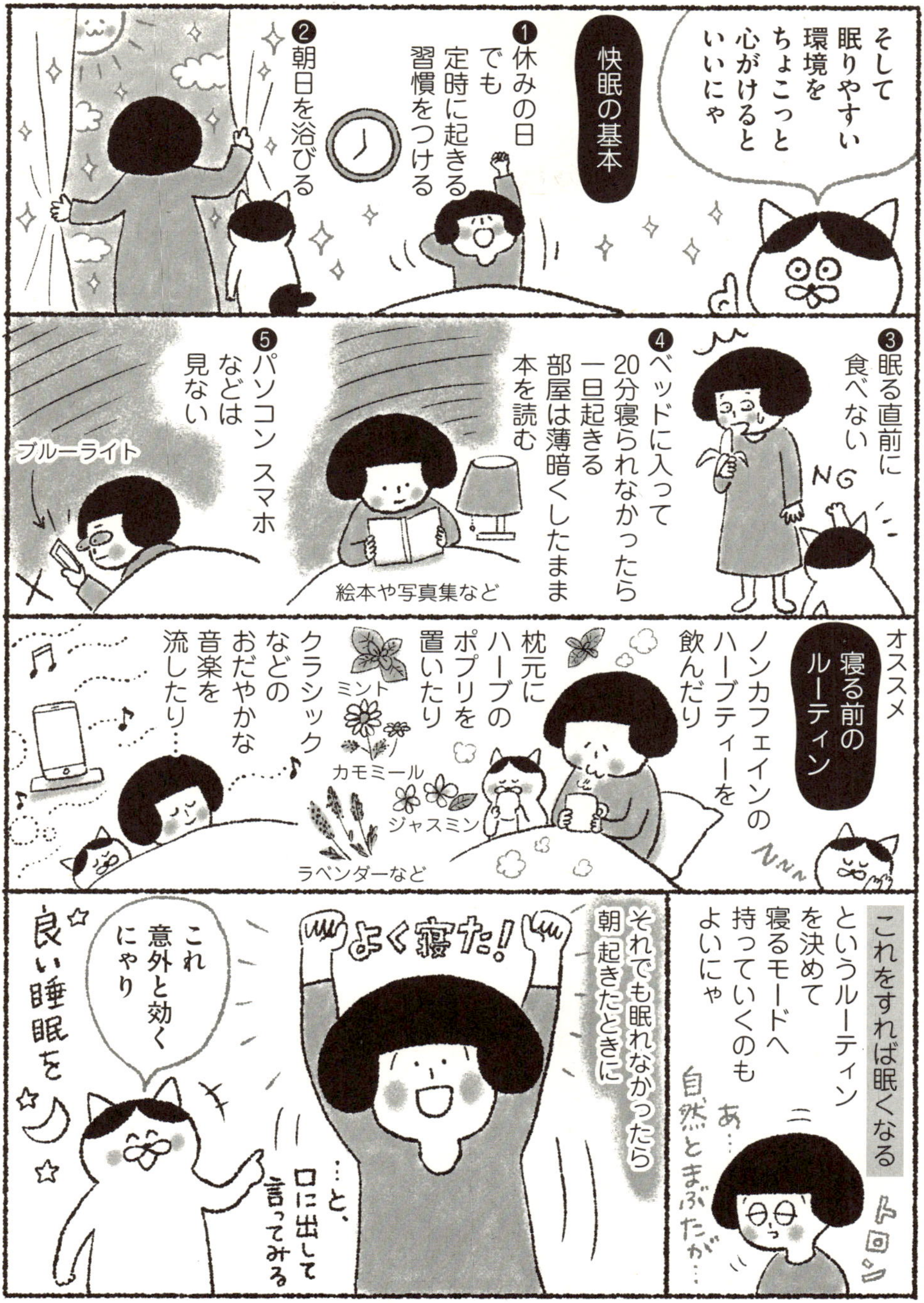

そして眠りやすい環境をちょこっと心がけるといいにゃ
快眠の基本
❶休みの日でも定時に起きる習慣をつける
❷朝日を浴びる
❸眠る直前に食べない
NG
❹ベッドに入って20分寝られなかったら一日起きる部屋は薄暗くしたまま本を読む
絵本や写真集など
❺パソコン スマホなどは見ない
ブルーライト
オススメ
寝る前のルーティン
ノンカフェインのハーブティーを飲んだり
枕元にハーブのポプリを置いたり
ミント
カモミール
ジャスミン
ラベンダーなど
クラシックなどのおだやかな音楽を流したり…
これをすれば眠くなる
というルーティンを決めて寝るモードへ持っていくのもよいにゃ
あ…
自然とまぶたが…
トロン
それでも眠れなかったら朝 起きたときに
よく寝た!
…と、口に出して言ってみる
これ意外と効くにゃり
良い睡眠を

生理中のトラブル

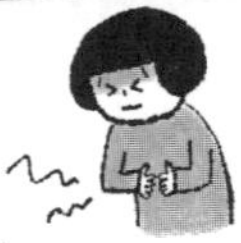

生理痛　貧血

婦人科系疾患　冷え

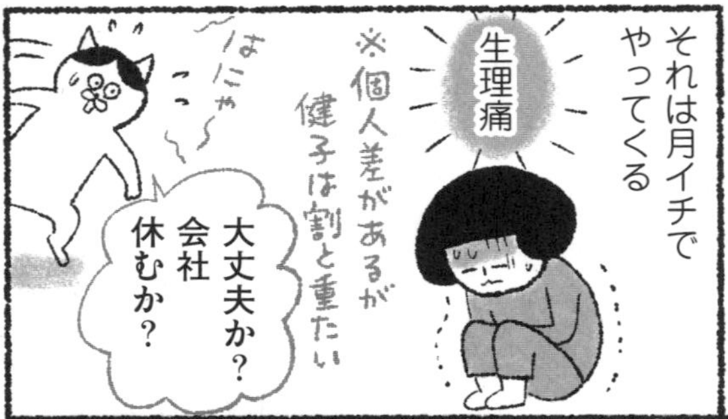

それは月イチでやってくる
生理痛
※個人差があるが健子は割と重たい
はにゃ〜
大丈夫か？会社休むか？

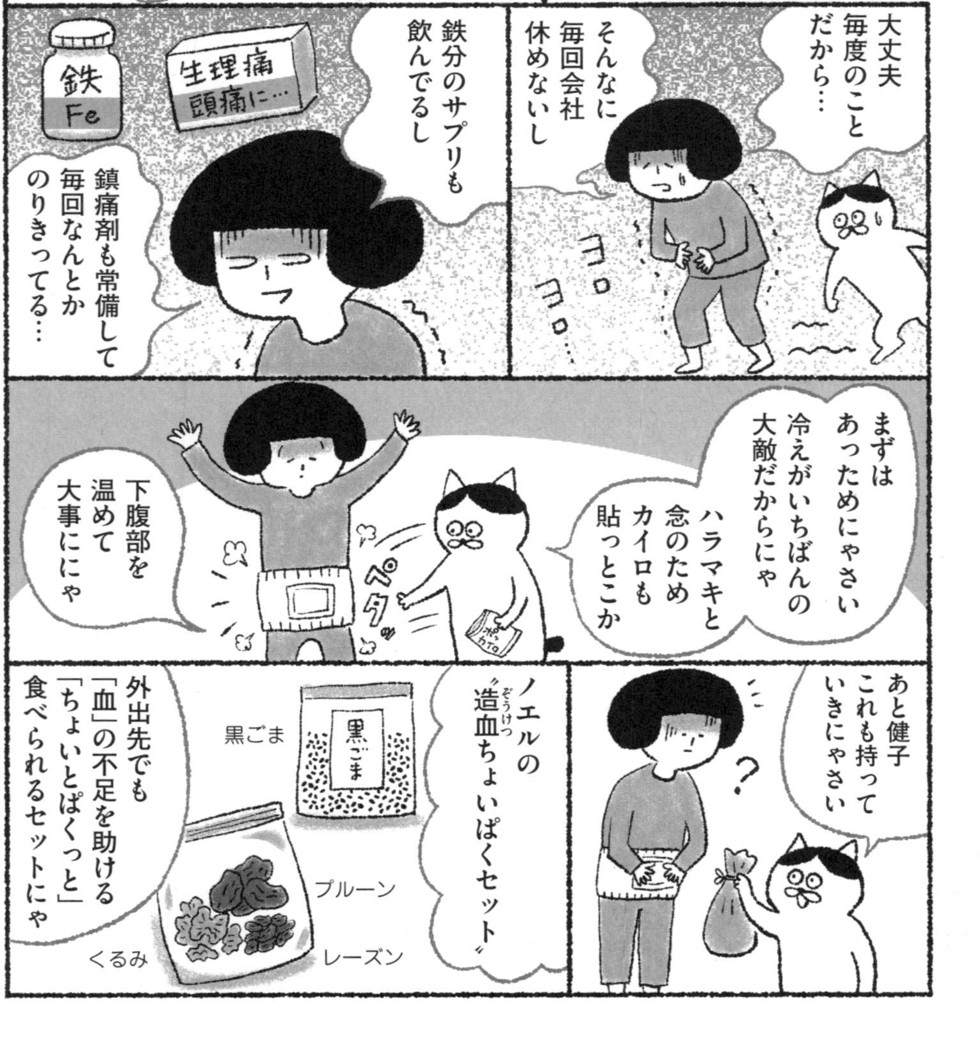

大丈夫 毎度のことだから…
そんなに毎回会社休めないし
ヨロ ヨロ…
鉄分のサプリも飲んでるし
鉄 Fe
生理痛 頭痛に…
鎮痛剤も常備して毎回なんとかのりきってる…
まずはあっためにゃさい 冷えがいちばんの大敵だからにゃ
ハラマキと念のためカイロも貼っとこか
ペタ
下腹部を温めて大事ににゃ
あと健子 これも持っていきにゃさい
？
ノエルの“造血《ぞうけつ》ちょいぱくセット”
黒ごま
プルーン
レーズン
くるみ
外出先でも「血」の不足を助ける「ちょいとぱくっと」食べられるセットにゃ

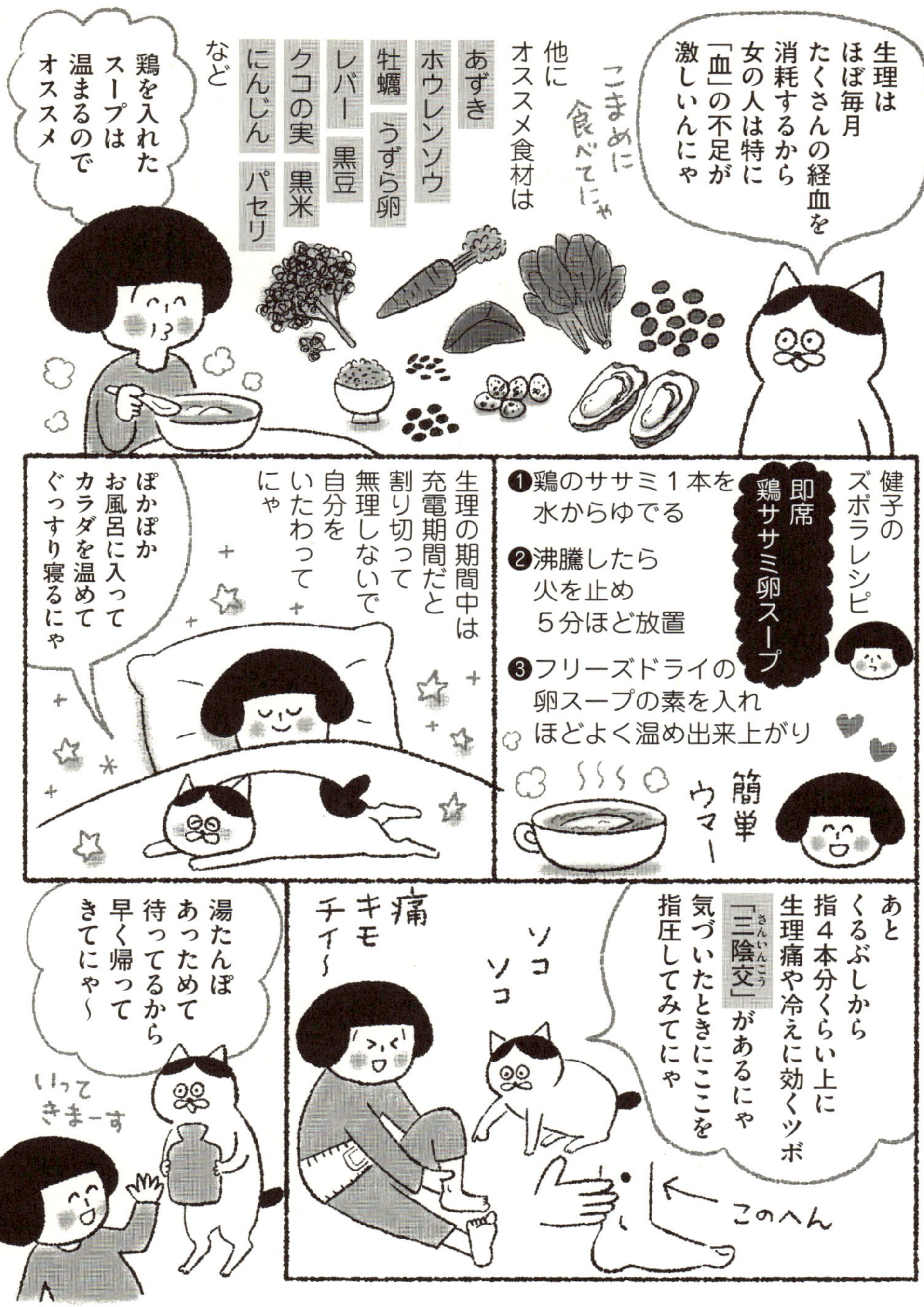
生理は ほぼ毎月 たくさんの経血を 消耗するから 女の人は特に 「血」の不足が 激しいんにゃ
こまめに食べてにゃ
他に オススメ食材は
あずき
ホウレンソウ
牡蠣 うずら卵
レバー 黒豆
クコの実 黒米
にんじん パセリ
など
鶏を入れた スープは 温まるので オススメ
健子の ズボラレシピ
即席 鶏ササミ卵スープ
❶鶏のササミ１本を水からゆでる
❷沸騰したら火を止め ５分ほど放置
❸フリーズドライの卵スープの素を入れ ほどよく温め出来上がり
簡単
ウマー
生理の期間中は 充電期間だと 割り切って 無理しないで 自分を いたわって にゃ
ぽかぽか お風呂に入って カラダを温めて ぐっすり寝るにゃ
あと くるぶしから 指４本分くらい上に 生理痛や冷えに効くツボ 「三陰交《さんいんこう》」があるにゃ 気づいたときにここを 指圧してみてにゃ
痛 キモ チイ～
ソコ ソコ
このへん
湯たんぽ あったためて 待ってるから 早く帰って きてにゃ～
いってきまーす

落ち込んだときに

うつ　不眠　イライラ　不安

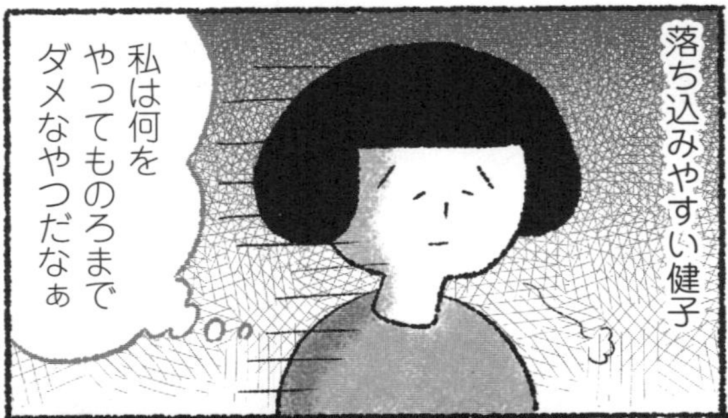

落ち込みやすい健子
私は何を
やってものろまで
ダメなやつだなぁ

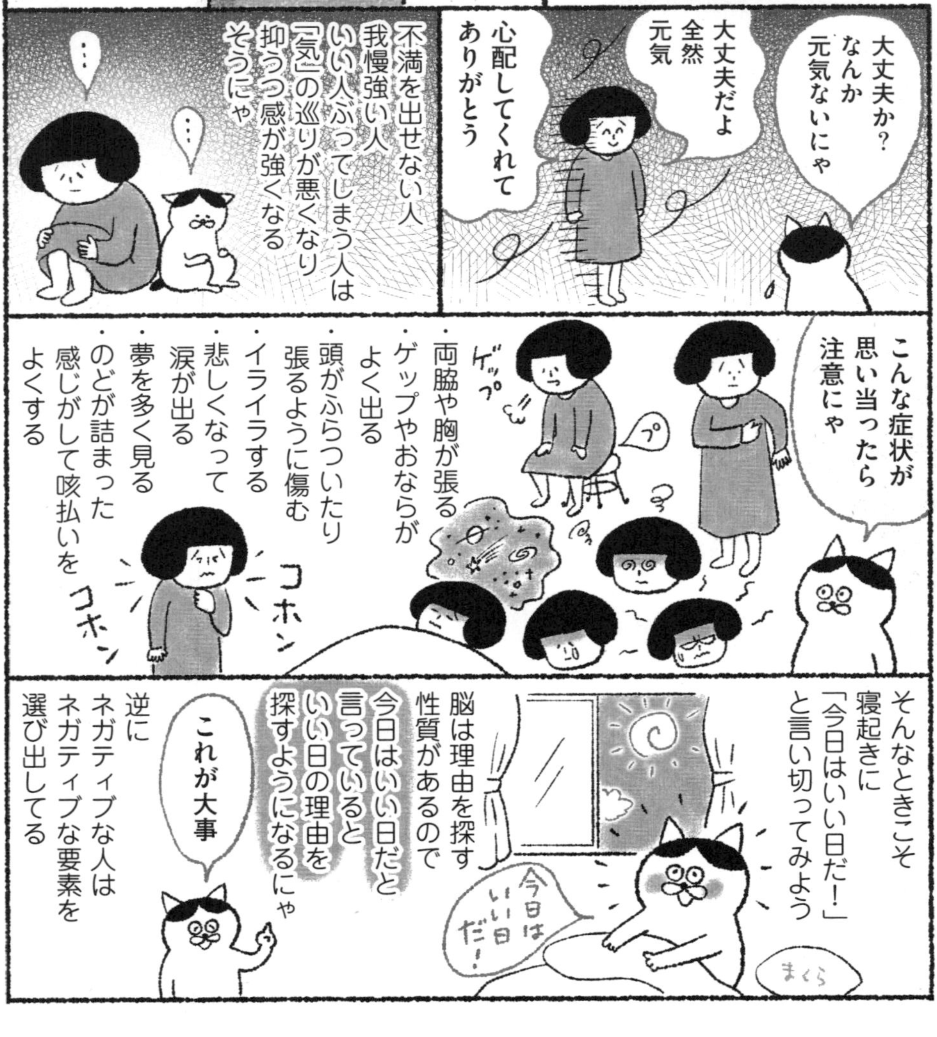

大丈夫か?
なんか
元気ないにゃ
大丈夫だよ
全然
元気
心配してくれて
ありがとう
不満を出せない人
我慢強い人
いい人ぶってしまう人は
「気」の巡りが悪くなり
抑うつ感が強くなる
そうにゃ
…
…
こんな症状が
思い当ったら
注意にゃ
・両脇や胸が張る
・ゲップやおならが
よく出る
・頭がふらついたり
張るように傷む
・イライラする
・悲しくなって
涙が出る
・夢を多く見る
・のどが詰まった
感じがして咳払いを
よくする
ゲップ
プ
コホン
コホン
そんなときこそ
寝起きに
「今日はいい日だ!」
と言い切ってみよう
今日は
いい日
だ!
まくら
脳は理由を探す
性質があるので
今日はいい日だと
言っていると
いい日の理由を
探すようになるにゃ
これが大事
逆に
ネガティブな人は
ネガティブな要素を
選び出してる

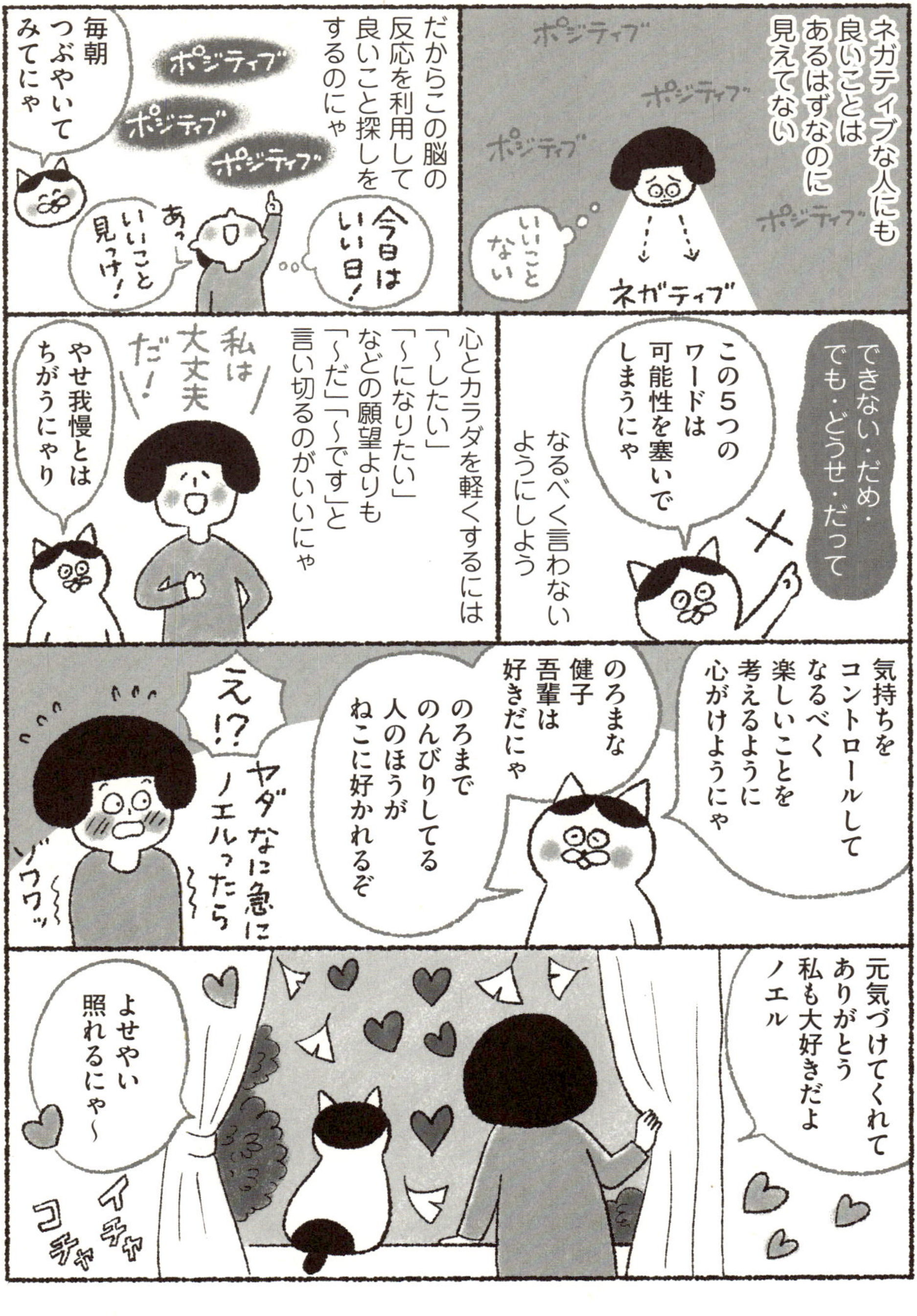
ネガティブな人にも良いことはあるはずなのに見えてない
ポジティブ
ポジティブ
ポジティブ
ポジティブ
いいことない
ネガティブ
だからこの脳の反応を利用して良いこと探しをするのにゃ
今日はいい日!
あっいいこと見っけ!
ポジティブ
ポジティブ
ポジティブ
毎朝つぶやいてみてにゃ
できない・だめ・でも・どうせ・だって
この5つのワードは可能性を塞いでしまうにゃ
なるべく言わないようにしよう
心とカラダを軽くするには「～したい」「～になりたい」などの願望よりも「～だ」「～です」と言い切るのがいいにゃ
私は大丈夫だ!
やせ我慢とはちがうにゃり
気持ちをコントロールしてなるべく楽しいことを考えるように心がけようにゃ
のろまな健子吾輩は好きだにゃ
のろまでのんびりしてる人のほうがねこに好かれるぞ
え!?
ヤダなに急にノエルったら
ゾワワッ
元気づけてくれてありがとう私も大好きだよノエル
よせやい照れるにゃ～
イチャコチャ

秋の食材

「肺」の乾燥が気になる秋には水分を多く含んだ旬の果物や、「気」を補う根菜類や木の実、滋養強壮効果のある旬の魚などを食べましょう。

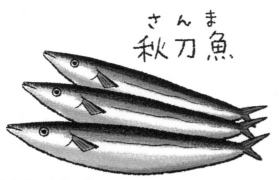

秋刀魚《さんま》

ここに効く！

脾、胃

はたらき

胃腸のはたらきを良くして食欲不振を解消し、疲労回復効果が期待できます。また、血流を巡らせてくれるので、血栓や肩こり予防にも。

ぎんなん

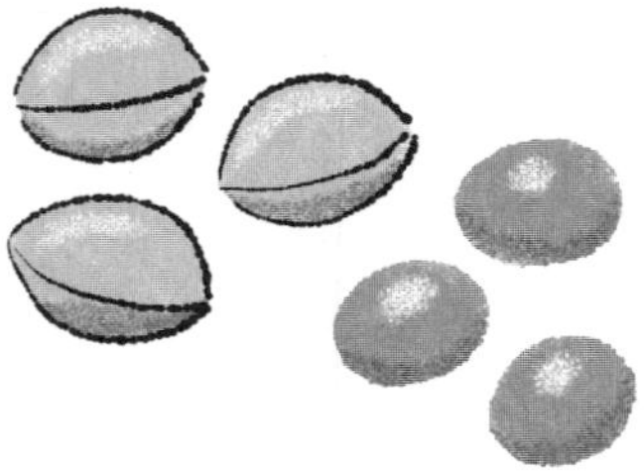

ここに効く！

肺、腎

はたらき

肺のはたらきを良くして呼吸機能を高め、咳や痰、慢性的な喘息を解消するといわれています。また、薄くて多いおりものや頻尿の改善にも効果的。

れんこん

ここに効く！

心、脾、肺

はたらき

肺を潤し、のどの痛みや空咳、痰などの改善に良いでしょう。粘膜を保護する効果も期待できるので、風邪やインフルエンザの予防にも。

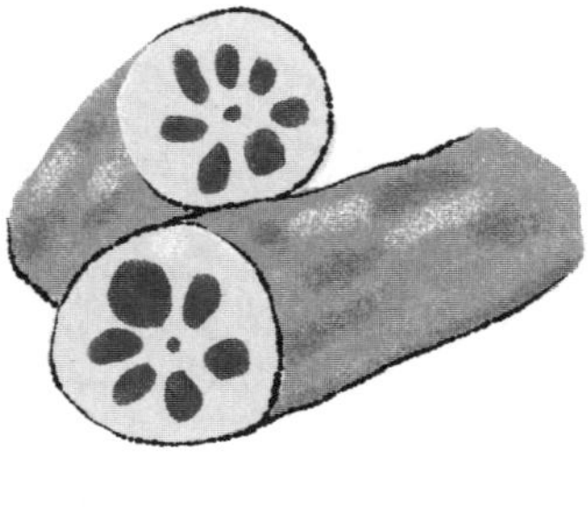

柿

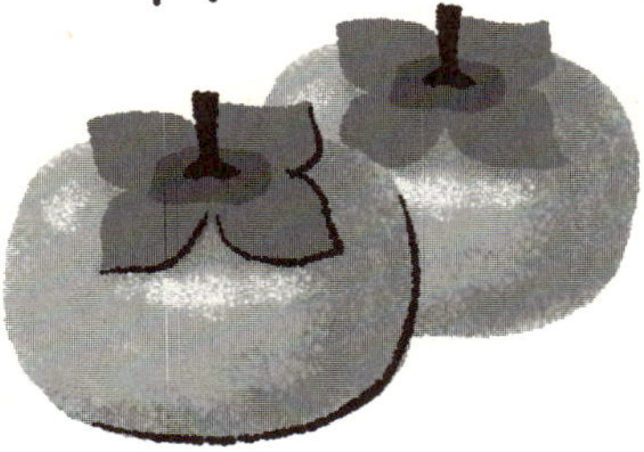

ここに効く！

心、肺、胃

はたらき

発熱、下痢、口内炎を解善したり、アルコールを分解する作用があるといわれています。また、乾燥による咳を緩和させてのどの渇きを潤すため、風邪予防にも効果が期待できます。

梨

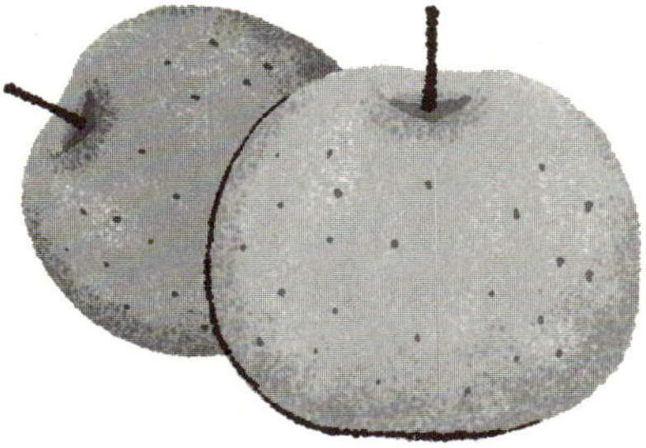

ここに効く！

肺、胃

はたらき

水分を多く含んだ梨は、特に肺を潤して熱を下げ、痰の切れが悪いときや空咳、のどの痛みや渇きなどに効果があるとされています。冷え症の方は加熱して食べるのがオススメ。

ぶどう

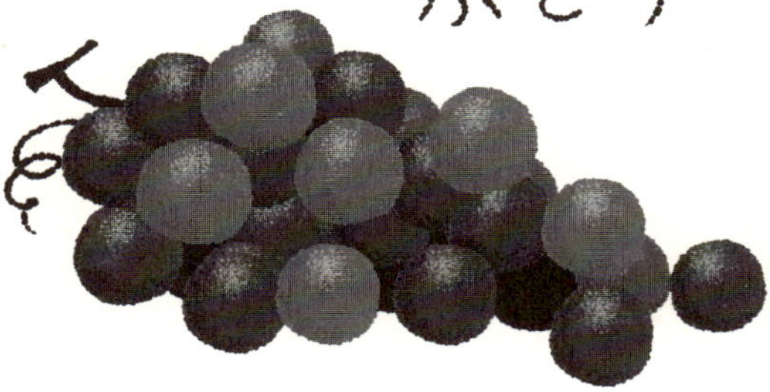

ここに効く！

肝、腎

はたらき

のどの渇きを癒し、イライラを解消します。妊娠中や冷え性の方にもオススメ。「ブドウ糖」が多く含まれるので素早くエネルギーとなり、疲労回復に効果があります。

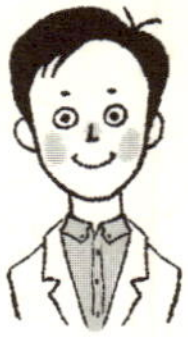

櫻井先生のコラム ③

養《よう》生《じょう》十《じっ》訓《くん》とは

①イライラせずよく眠る

②怒りを抑えてよく笑う

③欲を抑えて施しを多く

④おしゃべりを慎み、多くを実行する

⑤酒は少なく薬茶《くすりちゃ》*を多く

⑥肉を少なく野菜を多く

⑦砂糖は少なく果物を多く

⑧塩分少なく酢を多く

⑨少量をよく噛んで食べる

⑩車を使わずよく歩く

*薬茶とは、健康茶のこと。はと麦茶、びわの葉茶など。

これは、私が師事した中医師（中国の漢方医）に教えてもらった養生の基本「養生十訓」です。もともと江戸時代にとある俳人が書いたとされる、「健康十訓」をアレンジした、心とカラダがいつも健康であるためのコツです。

ちゃんと寝て、ちゃんと起きて、ちゃんと食べて、ちゃんと動く。心もカラダも柔らかく保つ。ごくごく当たり前のことですが、これにまさる健康法はありませんね。

Docotor Sakurai's Column no.3

冬の章

寒く乾燥した気候に合わせて、
食べものや重ね着でカラダを温めて。
気分が落ち込まないよう
明るくふるまうことも大切。

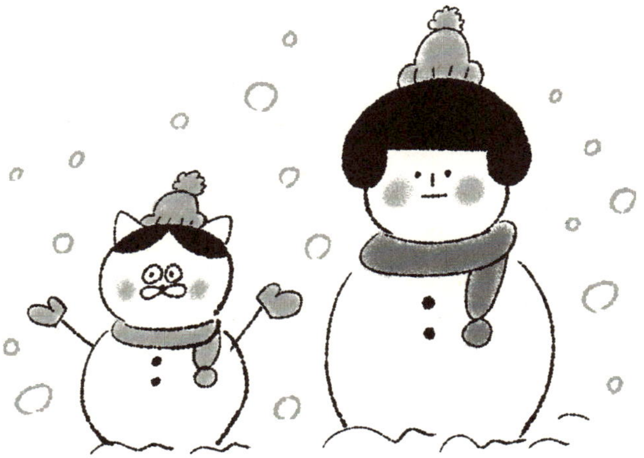

季節の過ごし方 冬

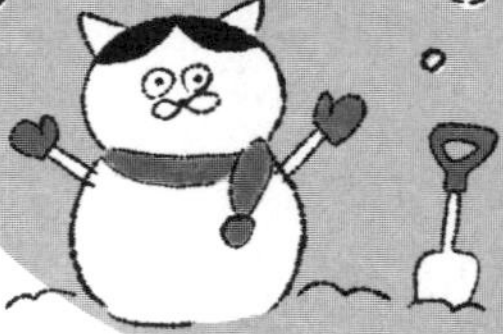

冬の過ごし方の基本は「がんばらない」

なにごとも
慎《つつし》み
閉じて守る
気力も体力も温存する

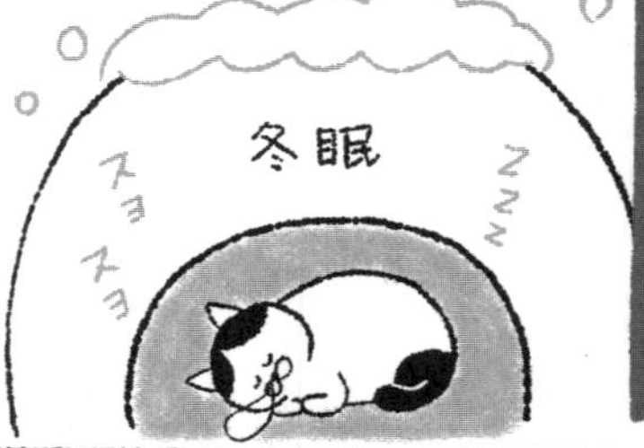
冬眠
ZZZ
スョスョ

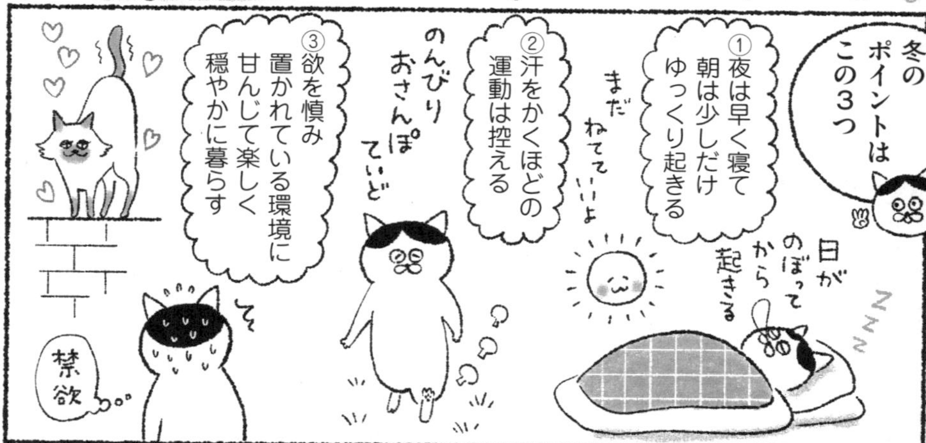
冬のポイントはこの3つ
①夜は早く寝て朝は少しだけゆっくり起きる
まだねてていいよ
日がのぼってから起きる
ZZZ
②汗をかくほどの運動は控える
のんびりおさんぽていど
③欲を慎み置かれている環境に甘んじて楽しく穏やかに暮らす
禁欲

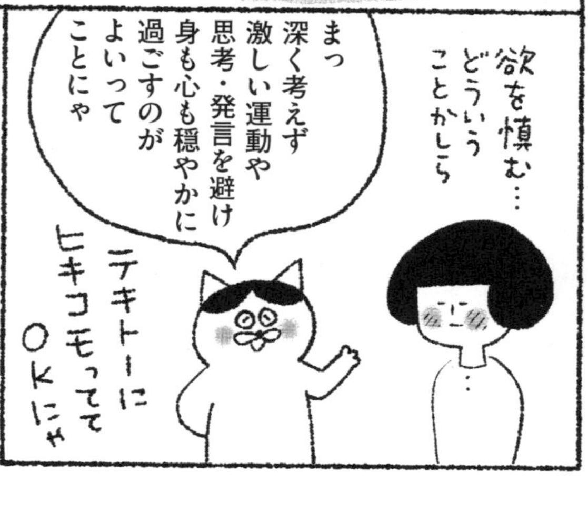
欲を慎む…どういうことかしら
まっ深く考えず激しい運動や思考・発言を避け身も心も穏やかに過ごすのがよいってことにゃ
テキトーにヒキコモっててOKにゃ

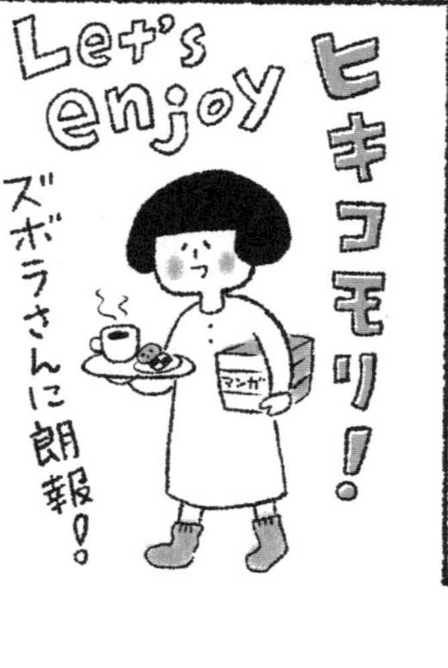
Let's enjoy
ヒキコモリ!
ズボラさんに朗報!
マンガ

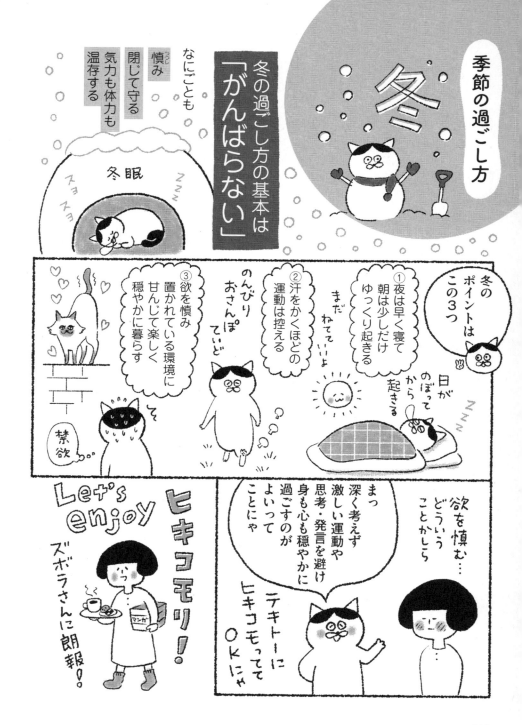

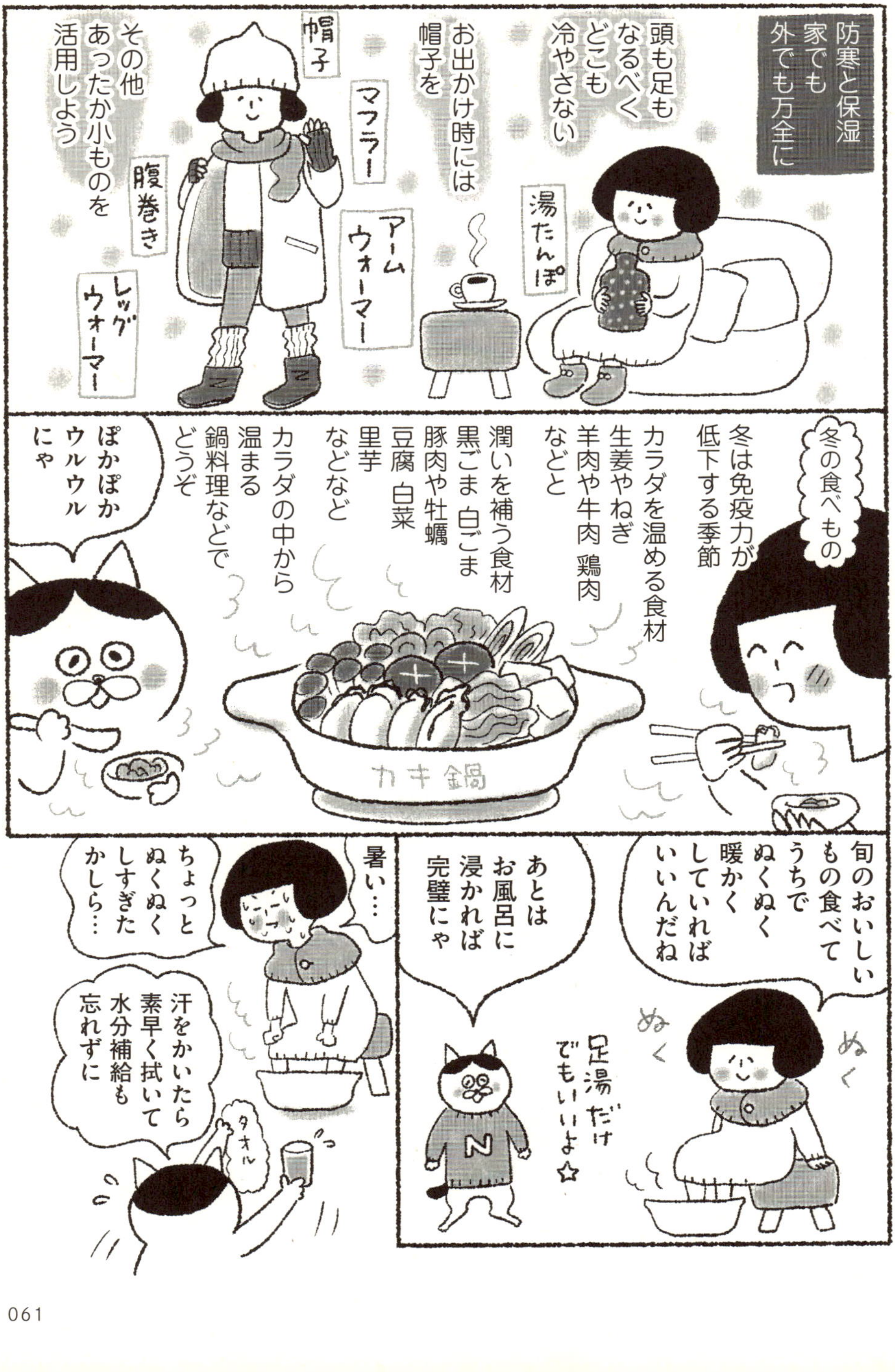
防寒と保湿
家でも
外でも万全に
頭も足も
なるべく
どこも
冷やさない
湯たんぽ
お出かけ時には
帽子を
アーム
ウォーマー
マフラー
帽子
腹巻き
レッグ
ウォーマー
その他
あったか小ものを
活用しよう
冬の食べもの
冬は免疫力が
低下する季節
カラダを温める食材
生姜やねぎ
羊肉や牛肉 鶏肉
などと
潤いを補う食材
黒ごま 白ごま
豚肉や牡蠣
豆腐 白菜
里芋
などなど
カラダの中から
温まる
鍋料理などで
どうぞ
カキ鍋
ぽかぽか
ウルウル
にゃ
旬のおいしい
もの食べて
うちで
ぬくぬく
暖かく
していれば
いいんだね
ぬく
ぬく
足湯だけ
でもいいよ☆
あとは
お風呂に
浸かれば
完璧にゃ
暑い…
ちょっと
ぬくぬく
しすぎた
かしら…
汗をかいたら
素早く拭いて
水分補給も
忘れずに
タオル

生姜をとるのはほどほどに

冷え　記憶力低下
婦人科系疾患　頻尿

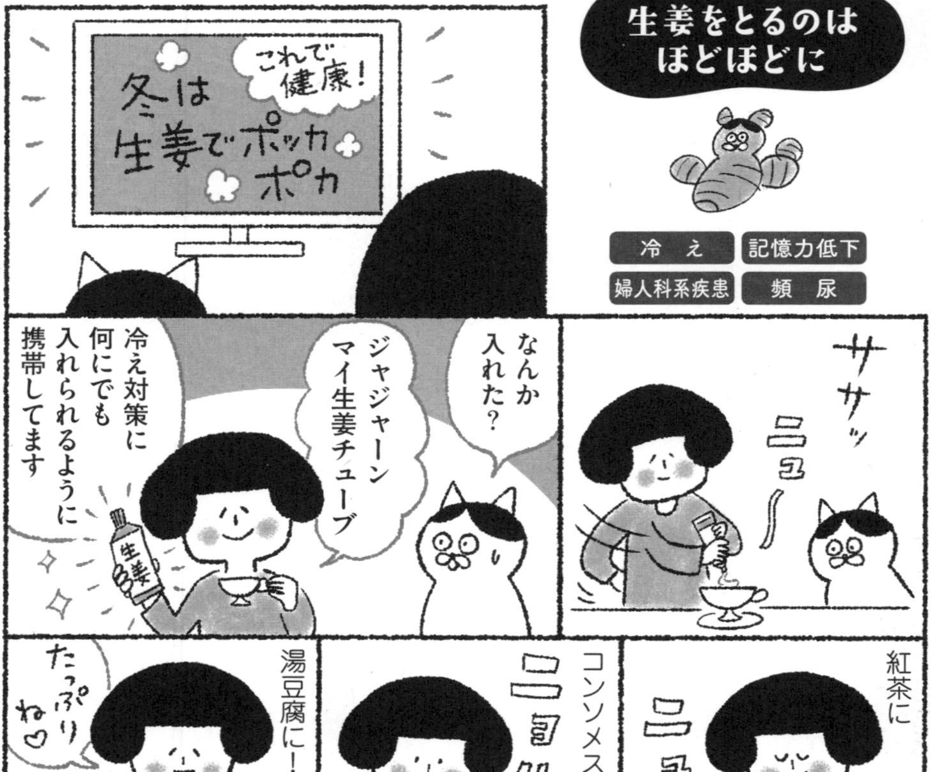

冬は生姜でポッカポカ
これで健康!
ササッ
ニュ〜
なんか入れた?
ジャジャーン マイ生姜チューブ
冷え対策に何にでも入れられるように携帯してます
生姜
紅茶に
ニュ〜
コンソメスープに
ニョル〜
湯豆腐に!
ニョル ニョル〜
たっぷりね♡
これで冷え性治すぞ〜
ちょいちょいちょーい
とりすぎにゃ〜!
生姜のとりすぎはカラダに熱がこもって不調の原因になるにゃ
にきびやのどの痛みが悪化することもあるよ
ガーン
えっ

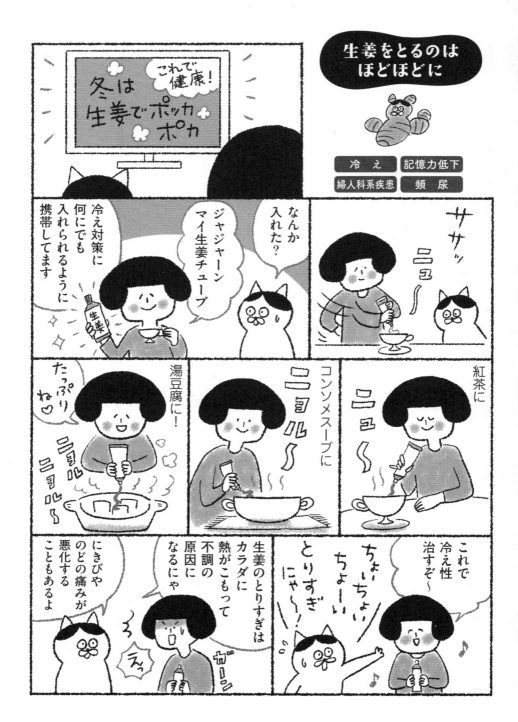

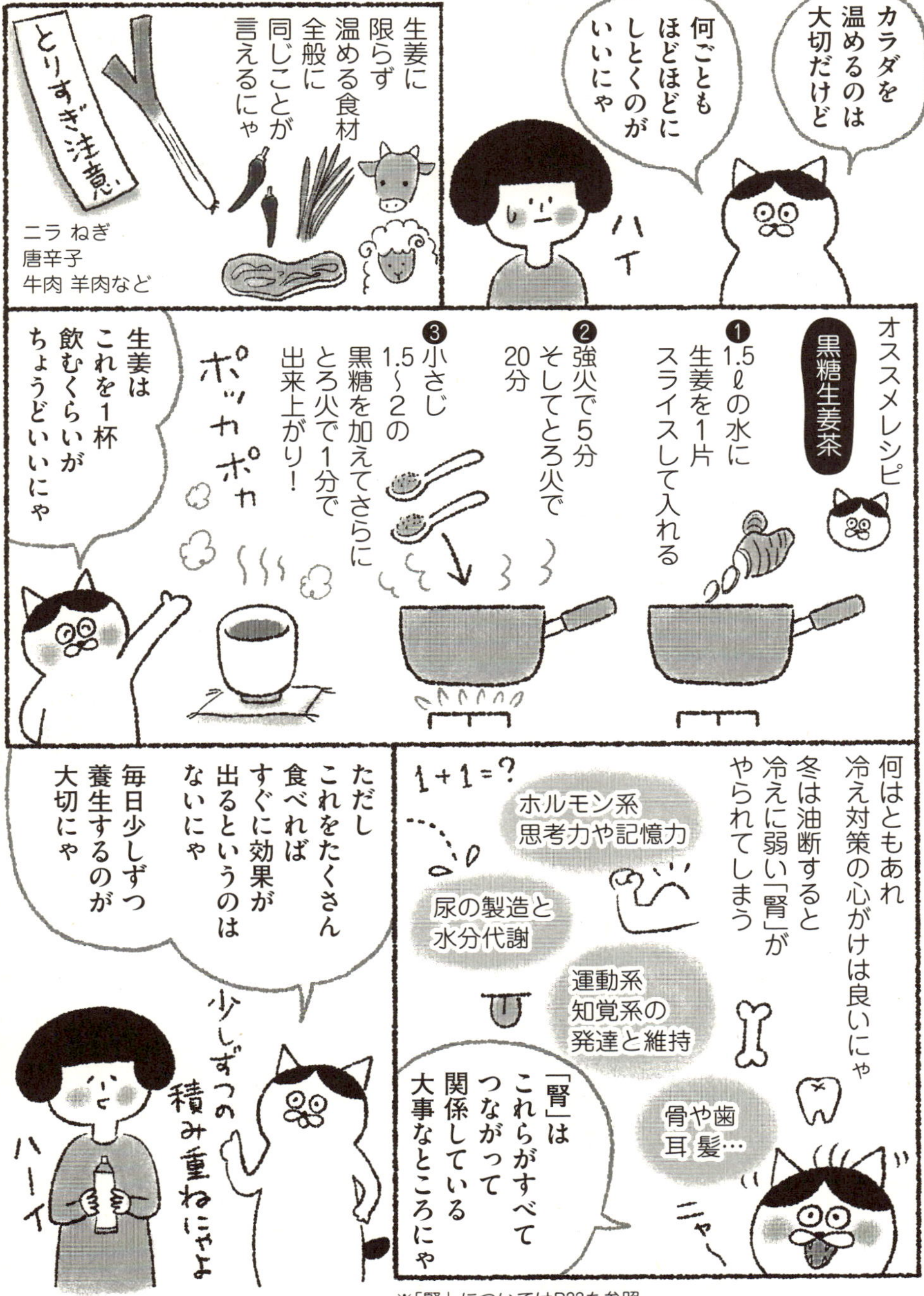
カラダを温めるのは大切だけど
何ごともほどほどにしとくのがいいにゃ
ハイ
生姜に限らず温める食材全般に同じことが言えるにゃ
とりすぎ注意
ニラ ねぎ
唐辛子
牛肉 羊肉など
オススメレシピ
黒糖生姜茶
❶1.5ℓの水に生姜を1片スライスして入れる
❷強火で5分そしてとろ火で20分
❸小さじ1.5〜2の黒糖を加えてさらにとろ火で1分で出来上がり!
ポッカポカ
生姜はこれを1杯飲むくらいがちょうどいいにゃ
何はともあれ冷え対策の心がけは良いにゃ
冬は油断すると冷えに弱い「腎」がやられてしまう
1+1=?
ホルモン系 思考力や記憶力
尿の製造と水分代謝
運動系 知覚系の発達と維持
骨や歯 耳 髪…
「腎」はこれらがすべてつながって関係している大事なところにゃ
ニャ〜
ただしこれをたくさん食べればすぐに効果が出るというのはないにゃ
毎日少しずつ養生するのが大切にゃ
少しずつの積み重ねにゃよ
ハーイ

※「腎」についてはP33を参照

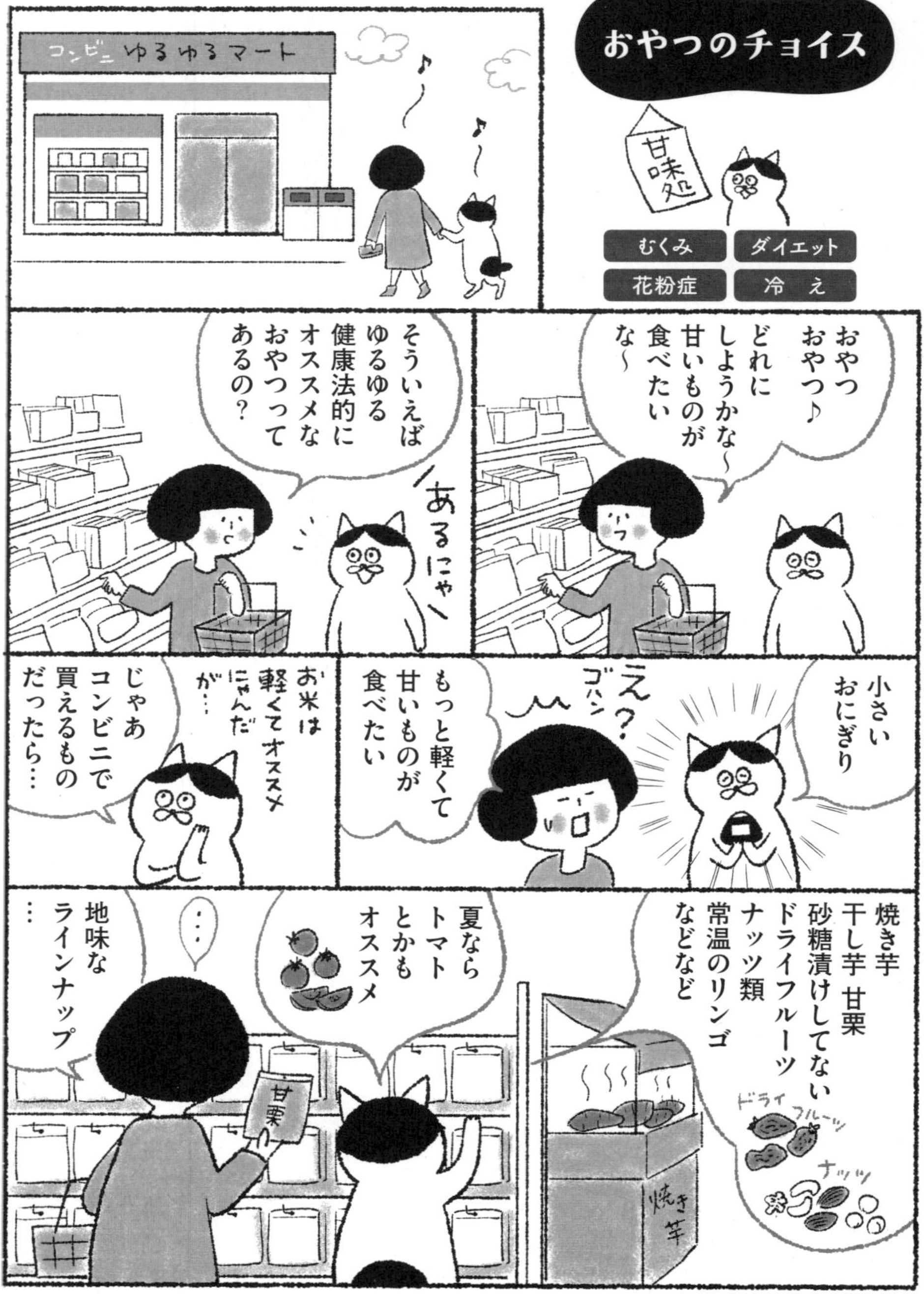

おやつのチョイス
甘味処
むくみ
ダイエット
花粉症
冷え
コンビニ ゆるゆるマート
おやつ おやつ♪ どれに しようかな～ 甘いものが 食べたい な～
そういえば ゆるゆる 健康法的に オススメな おやつって あるの？
あるにゃ
小さい おにぎり
え？ ゴハン
もっと軽くて 甘いものが 食べたい
お米は 軽くてオススメ にゃんだ が…
じゃあ コンビニで 買えるもの だったら…
焼き芋 干し芋 甘栗 砂糖漬けしてない ドライフルーツ ナッツ類 常温のリンゴ などなど
ドライフルーツ
ナッツ
焼き芋
夏なら トマト とかも オススメ
…
地味な ラインナップ …
甘栗

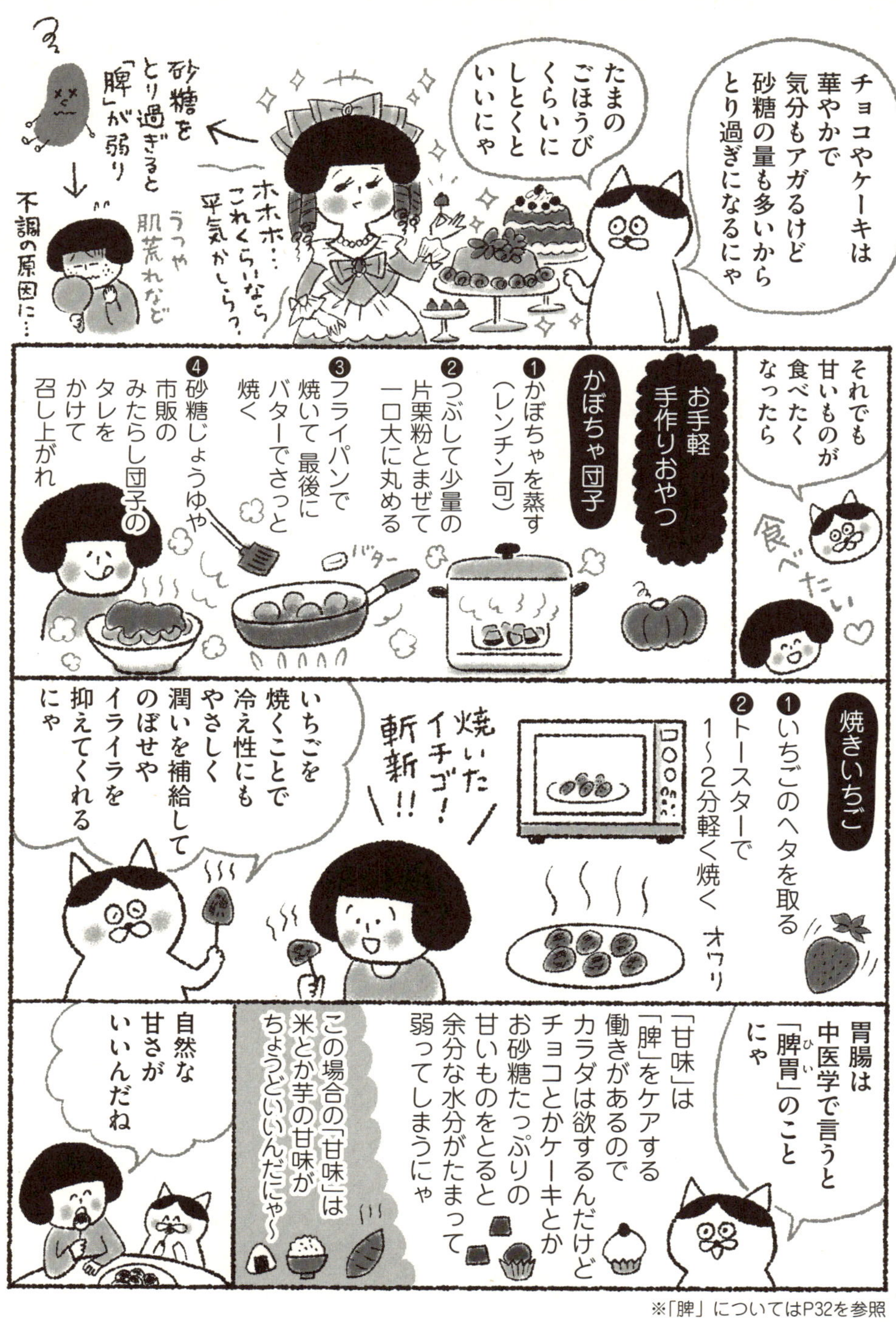
チョコやケーキは華やかで気分もアガるけど砂糖の量も多いからとり過ぎになるにゃ
たまのごほうびくらいにしとくといいにゃ
ホホホ…これくらいなら平気かしら？
砂糖をとり過ぎると「脾」が弱り
不調の原因に…
うっ
肌荒れなど
それでも甘いものが食べたくなったら
食べたい
お手軽手作りおやつ
かぼちゃ団子
❶かぼちゃを蒸す（レンチン可）
❷つぶして少量の片栗粉とまぜて一口大に丸める
❸フライパンで焼いて最後にバターでさっと焼く
❹砂糖じょうゆや市販のみたらし団子のタレをかけて召し上がれ
バター
焼きいちご
❶いちごのヘタを取る
❷トースターで1〜2分軽く焼く
オワリ
焼いたイチゴ！
斬新!!
いちごを焼くことで冷え性にもやさしく潤いを補給してのぼせやイライラを抑えてくれるにゃ
胃腸は中医学で言うと「脾《ひ》胃《い》」のことにゃ
「甘味」は「脾」をケアする働きがあるのでカラダは欲するんだけどチョコとかケーキとかお砂糖たっぷりの甘いものをとると余分な水分がたまって弱ってしまうにゃ
この場合の「甘味」は米とか芋の甘味がちょうどいいんだにゃ〜
自然な甘さがいいんだね

※「脾」についてはP32を参照

花粉症対策は冬から

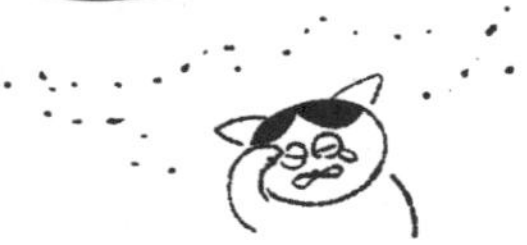

花粉症　むくみ

目のかゆみ　鼻　水

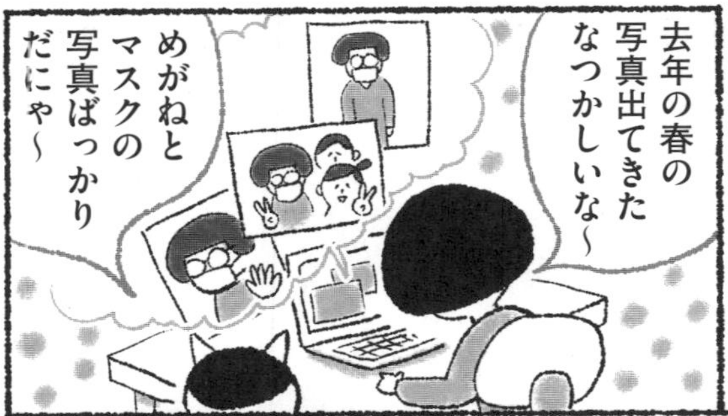
去年の春の写真出てきたなつかしいな～
めがねとマスクの写真ばっかりだにゃ～

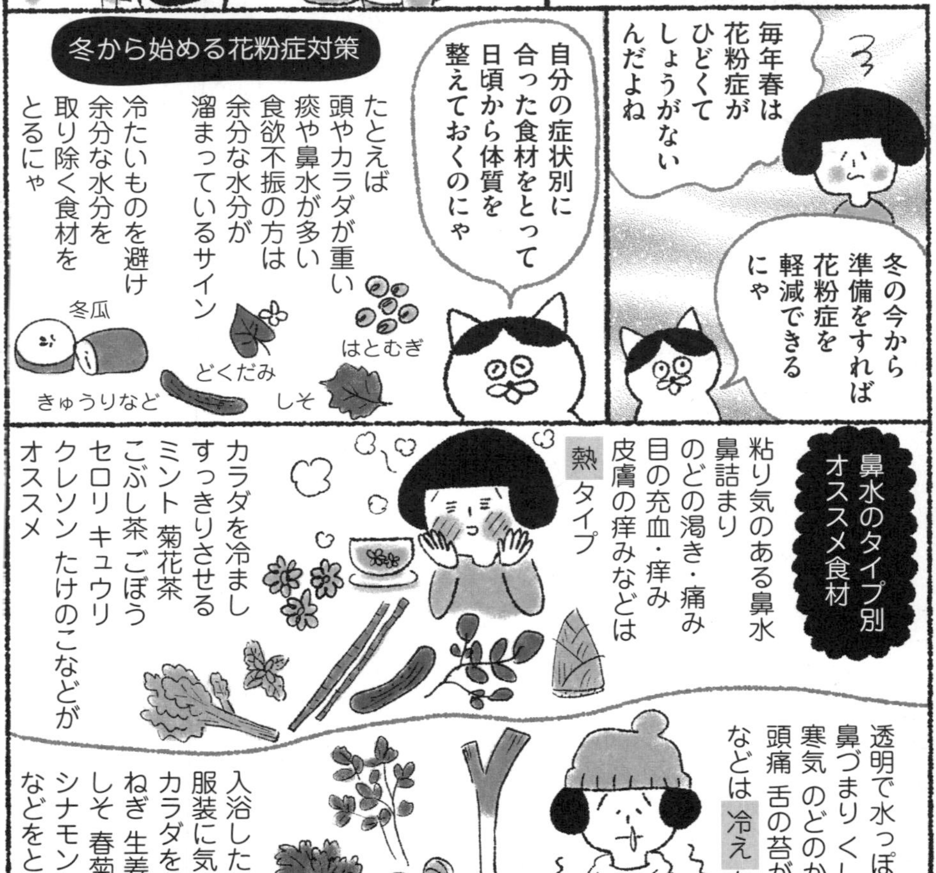
毎年春は花粉症がひどくてしょうがないんだよね
冬の今から準備をすれば花粉症を軽減できるにゃ
自分の症状別に合った食材をとって日頃から体質を整えておくのにゃ
冬から始める花粉症対策
たとえば頭やカラダが重い痰や鼻水が多い食欲不振の方は余分な水分が溜まっているサイン
冷たいものを避け余分な水分を取り除く食材をとるにゃ
はとむぎ
冬瓜
どくだみ
しそ
きゅうりなど
鼻水のタイプ別オススメ食材
粘り気のある鼻水 鼻詰まり のどの渇き・痛み 目の充血・痒み 皮膚の痒みなどは 熱タイプ
カラダを冷まし すっきりさせる ミント 菊花茶 こぶし茶 ごぼう セロリ キュウリ クレソン たけのこなどが オススメ
透明で水っぽい鼻水 鼻づまり くしゃみ 寒気 のどのかゆみ 頭痛 舌の苔が白い などは 冷え タイプ
入浴したり 服装に気をつけて カラダを温め ねぎ 生姜 三つ葉 しそ 春菊 シナモン パクチー などをとって

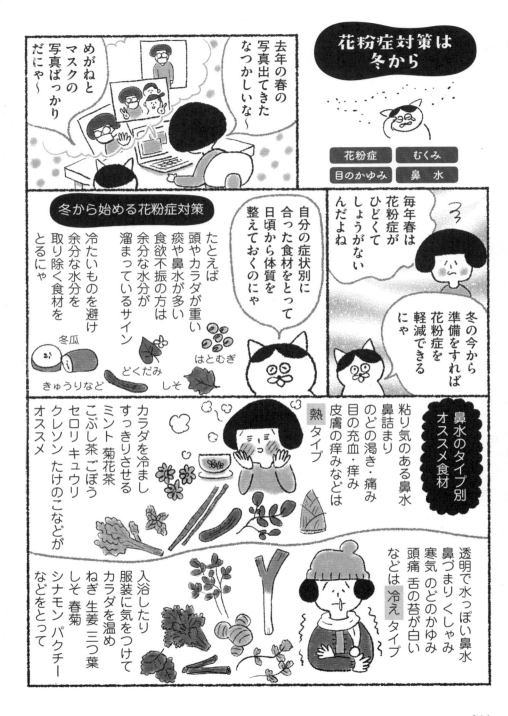

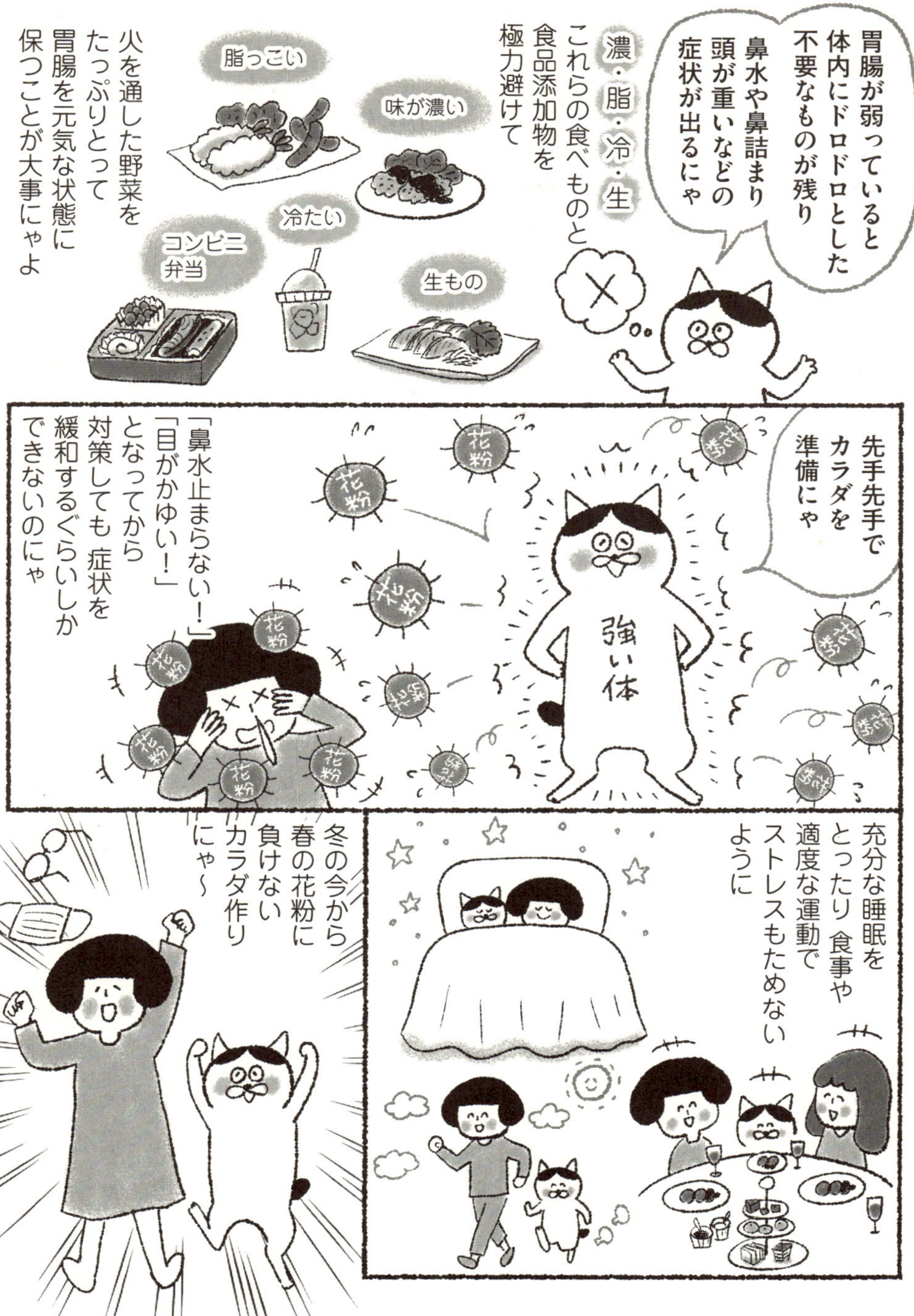
胃腸が弱っていると
体内にドロドロとした
不要なものが残り
鼻水や鼻詰まり
頭が重いなどの
症状が出るにゃ
濃・脂・冷・生
これらの食べものと
食品添加物を
極力避けて
味が濃い
脂っこい
生もの
冷たい
コンビニ弁当
火を通した野菜を
たっぷりとって
胃腸を元気な状態に
保つことが大事にゃよ
先手先手で
カラダを
準備にゃ
強い体
花粉
「鼻水止まらない！」
「目がかゆい！」
となってから
対策しても 症状を
緩和するぐらいしか
できないのにゃ
充分な睡眠を
とったり 食事や
適度な運動で
ストレスもためない
ように
冬の今から
春の花粉に
負けない
カラダ作り
にゃ〜

ストップ！
冬のカユカユ

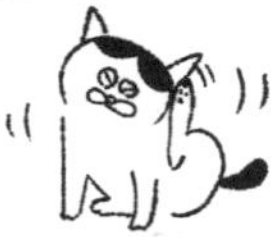

乾燥肌　かゆみ
肌荒れ　敏感肌

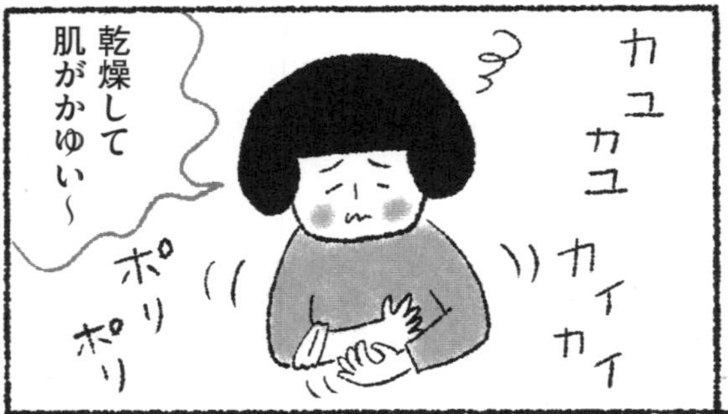
乾燥して
肌がかゆい〜
カユ
カユ
カイ
カイ
ポリ
ポリ

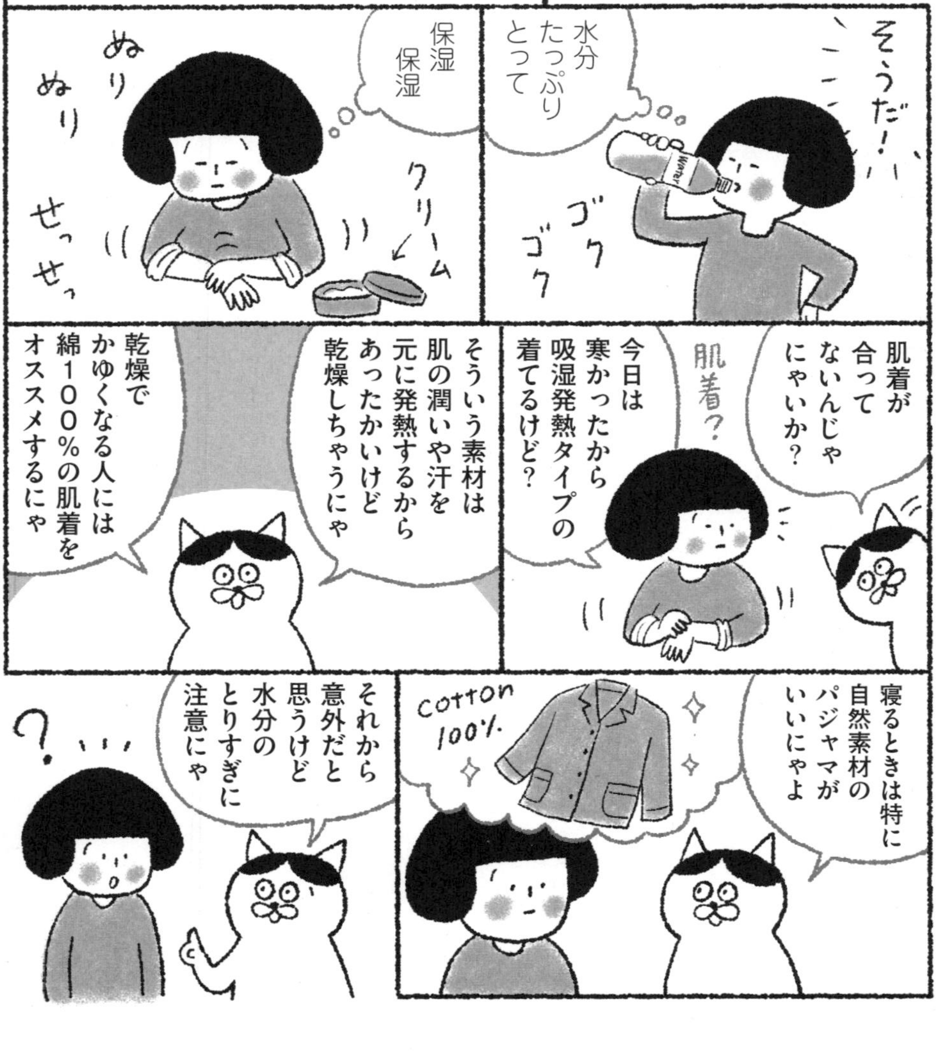
そうだ！
水分
たっぷり
とって
ゴク
ゴク
保湿
保湿
ぬり
ぬり
せっせっ
クリーム
肌着が
合って
ないんじゃ
にゃいか？
肌着？
今日は
寒かったから
吸湿発熱タイプの
着てるけど？
そういう素材は
肌の潤いや汗を
元に発熱するから
あったかいけど
乾燥しちゃうにゃ
乾燥で
かゆくなる人には
綿100％の肌着を
オススメするにゃ
寝るときは特に
自然素材の
パジャマが
いいにゃよ
cotton
100%
それから
意外だと
思うけど
水分の
とりすぎに
注意にゃ
？…

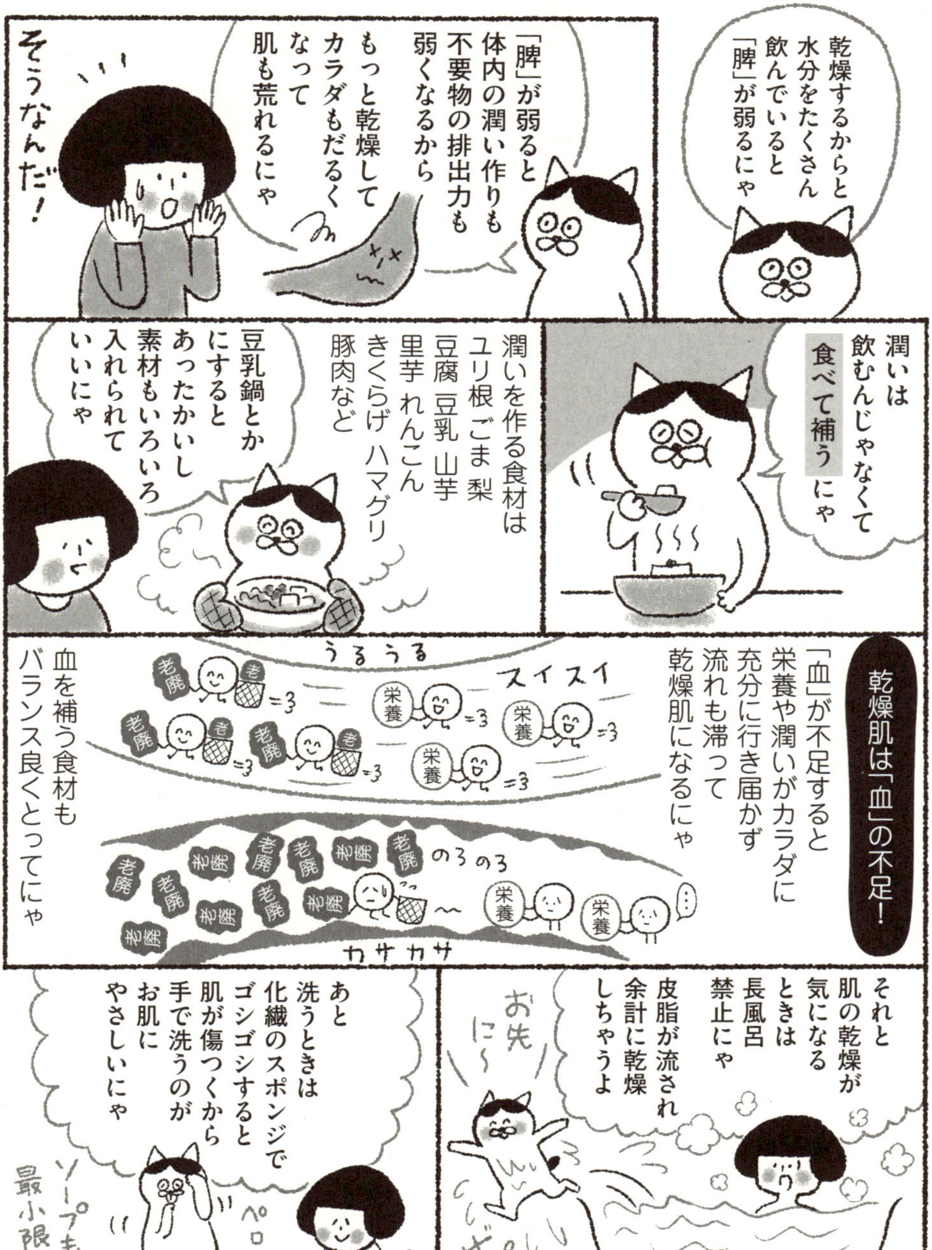
乾燥するからと水分をたくさん飲んでいると「脾」が弱るにゃ
「脾」が弱ると体内の潤い作りも不要物の排出力も弱くなるから もっと乾燥してカラダもだるくなって肌も荒れるにゃ
そうなんだ!
潤いは飲むんじゃなくて食べて補うにゃ
潤いを作る食材はユリ根 ごま 梨 豆腐 豆乳 山芋 里芋 れんこん きくらげ ハマグリ 豚肉など
豆乳鍋とかにするとあったかいし素材もいろいろ入れられていいにゃ
乾燥肌は「血」の不足!
「血」が不足すると栄養や潤いがカラダに充分に行き届かず流れも滞って乾燥肌になるにゃ
うるうる
スイスイ
老廃
栄養
のろのろ
カサカサ
血を補う食材もバランス良くとってにゃ
それと肌の乾燥が気になるときは長風呂禁止にゃ
皮脂が流され余計に乾燥しちゃうよ
お先に~
ザバ
あと洗うときは化繊のスポンジでゴシゴシすると肌が傷つくから手で洗うのがお肌にやさしいにゃ
ペロペロ
ソープも最小限でね

くすみには美容液より鮭!?

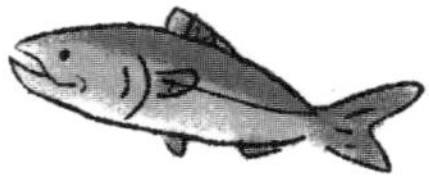

肌のくすみ　血色が悪い
シミ・ソバカス　冷え

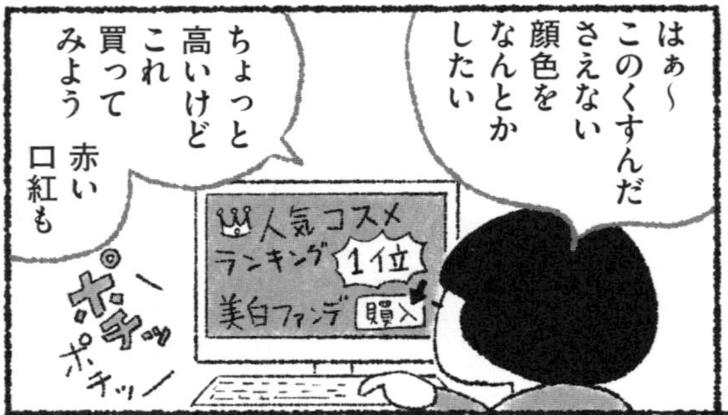
はぁ〜 このくすんだ さえない 顔色を なんとか したい
人気コスメランキング 1位
美白ファンデ
ポチッ
ポチッ
ちょっと高いけど これ 買ってみよう 赤い口紅も

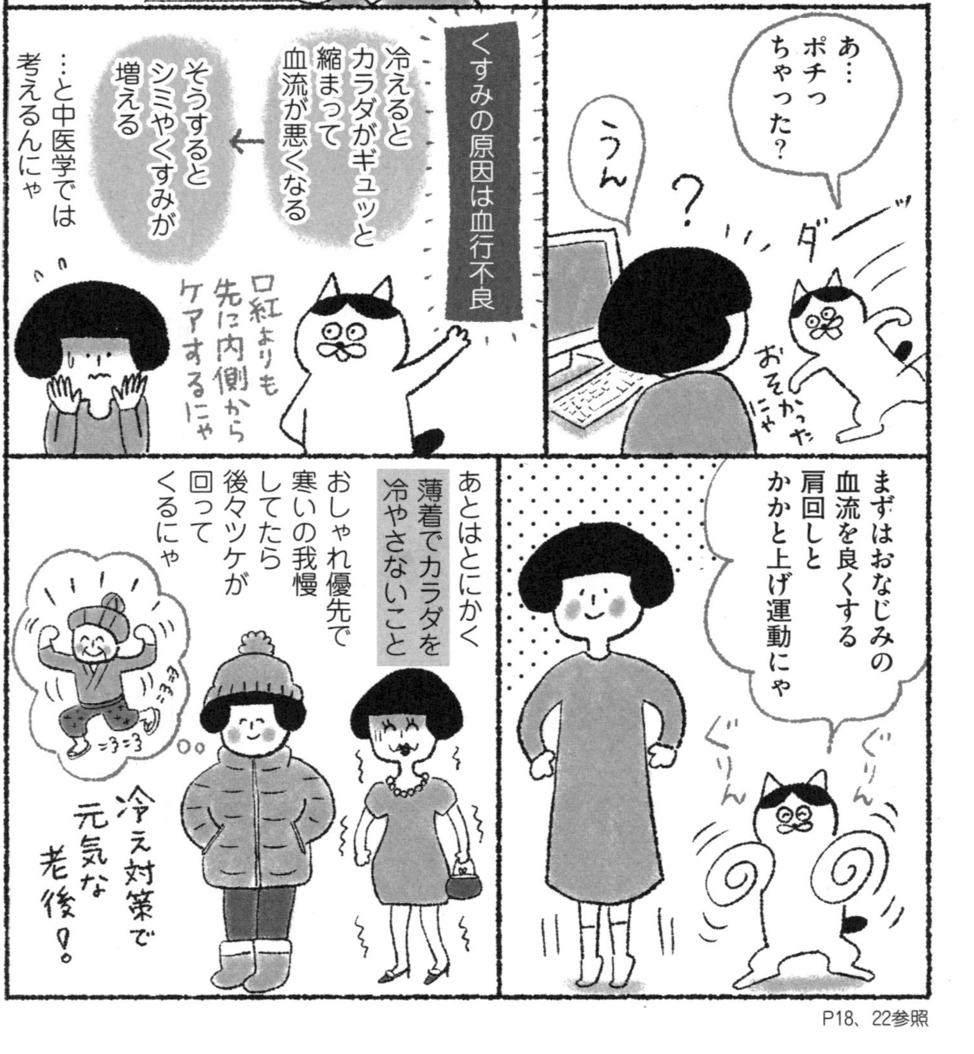
あ… ポチっちゃった?
うん
?
ダーッ
おそかったにゃ
くすみの原因は血行不良
冷えるとカラダがギュッと縮まって血流が悪くなる
そうするとシミやくすみが増える
…と中医学では考えるんにゃ
口紅よりも先に内側からケアするにゃ
まずはおなじみの血流を良くする肩回しとかかと上げ運動にゃ
ぐりん
ぐりん
あとはとにかく 薄着でカラダを冷やさないこと おしゃれ優先で寒いの我慢してたら後々ツケが回ってくるにゃ
冷え対策で元気な老後!

P18、22参照

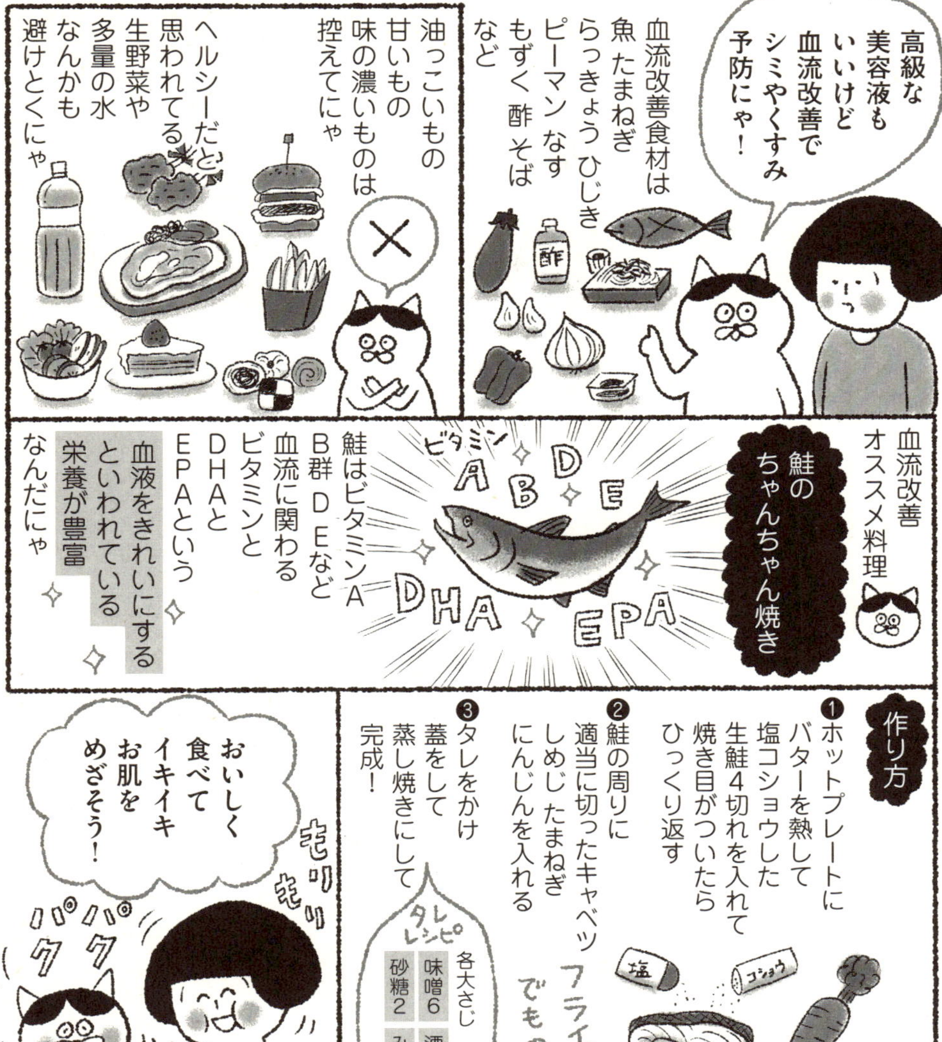

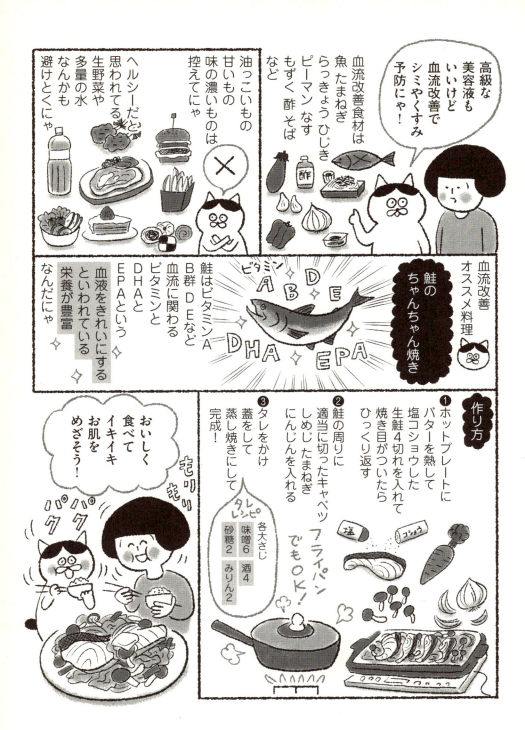

高級な美容液もいいけど血流改善でシミやくすみ予防にゃ！
血流改善食材は魚 たまねぎ らっきょう ひじき ピーマン なす もずく 酢 そば など
酢
油っこいもの 甘いもの 味の濃いものは 控えてにゃ
ヘルシーだと思われてる生野菜や多量の水なんかも避けとくにゃ
×
血流改善オススメ料理
鮭のちゃんちゃん焼き
ビタミン A B D E
DHA EPA
鮭はビタミンA B群 D Eなど 血流に関わるビタミンと DHAと EPAという 血液をきれいにするといわれている 栄養が豊富 なんだにゃ
作り方
❶ホットプレートにバターを熱して 塩コショウした 生鮭4切れを入れて 焼き目がついたら ひっくり返す
❷鮭の周りに 適当に切ったキャベツ しめじ たまねぎ にんじんを入れる
❸タレをかけ 蓋をして 蒸し焼きにして 完成！
タレレシピ
各大さじ
味噌6 酒4
砂糖2 みりん2
塩
コショウ
フライパンでもOK！
おいしく食べてイキイキお肌をめざそう！
モリモリ
パクパク

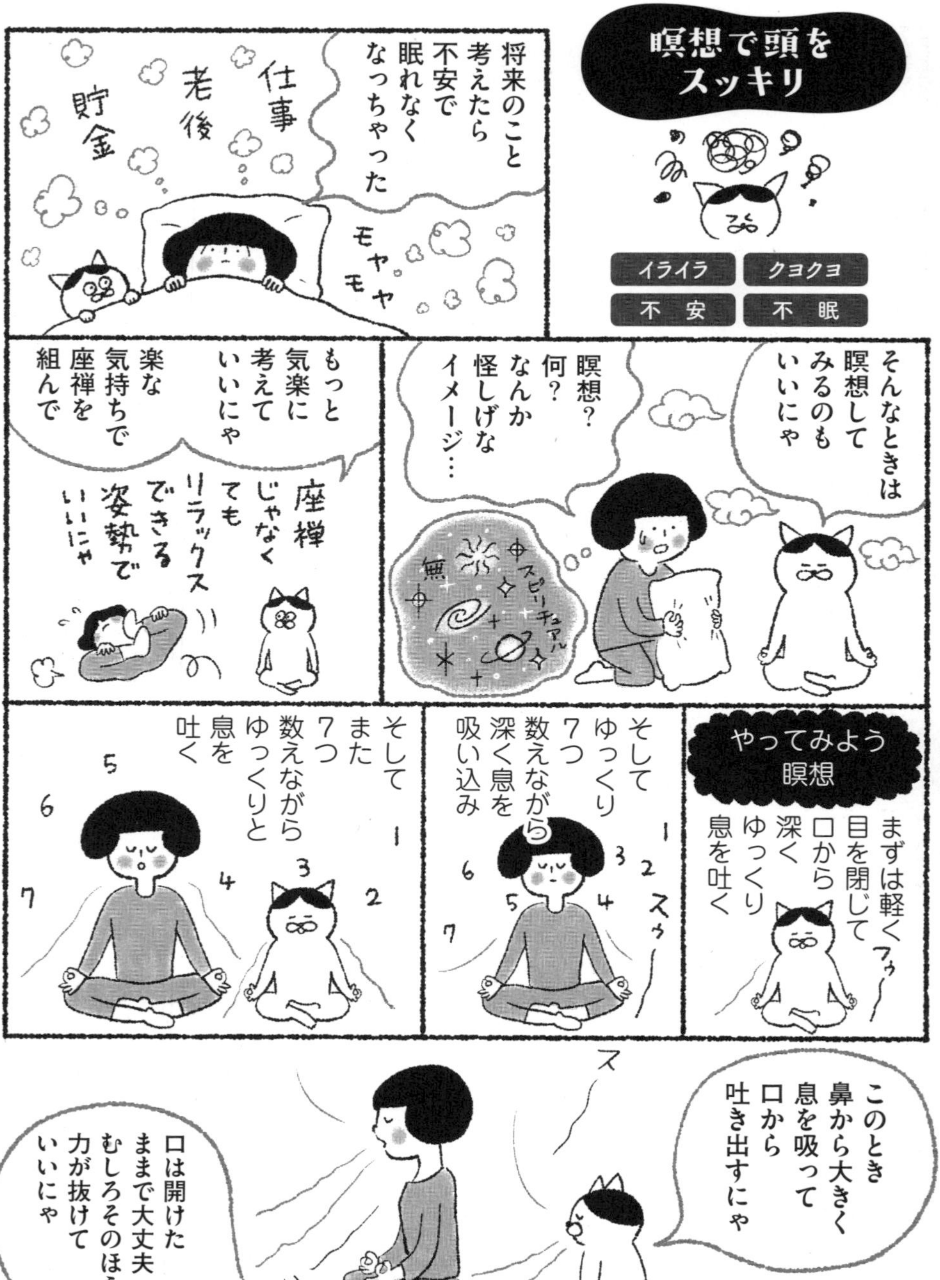
瞑想で頭をスッキリ
イライラ
クヨクヨ
不安
不眠
将来のこと考えたら不安で眠れなくなっちゃった
仕事
老後
貯金
モヤモヤ
そんなときは瞑想してみるのもいいにゃ
瞑想? 何? なんか怪しげなイメージ…
無
スピリチュアル
もっと気楽に考えていいにゃ 楽な気持ちで座禅を組んで
座禅じゃなくてもリラックスできる姿勢でいいにゃ
やってみよう瞑想
まずは軽く目を閉じて口から深くゆっくり息を吐く
フゥ〜
そしてゆっくり7つ数えながら深く息を吸い込み
スゥ
1 2 3 4 5 6 7
そしてまた7つ数えながらゆっくりと息を吐く
1 2 3 4 5 6 7
このとき鼻から大きく息を吸って口から吐き出すにゃ
スー
口は開けたままで大丈夫むしろそのほうが力が抜けていいにゃ

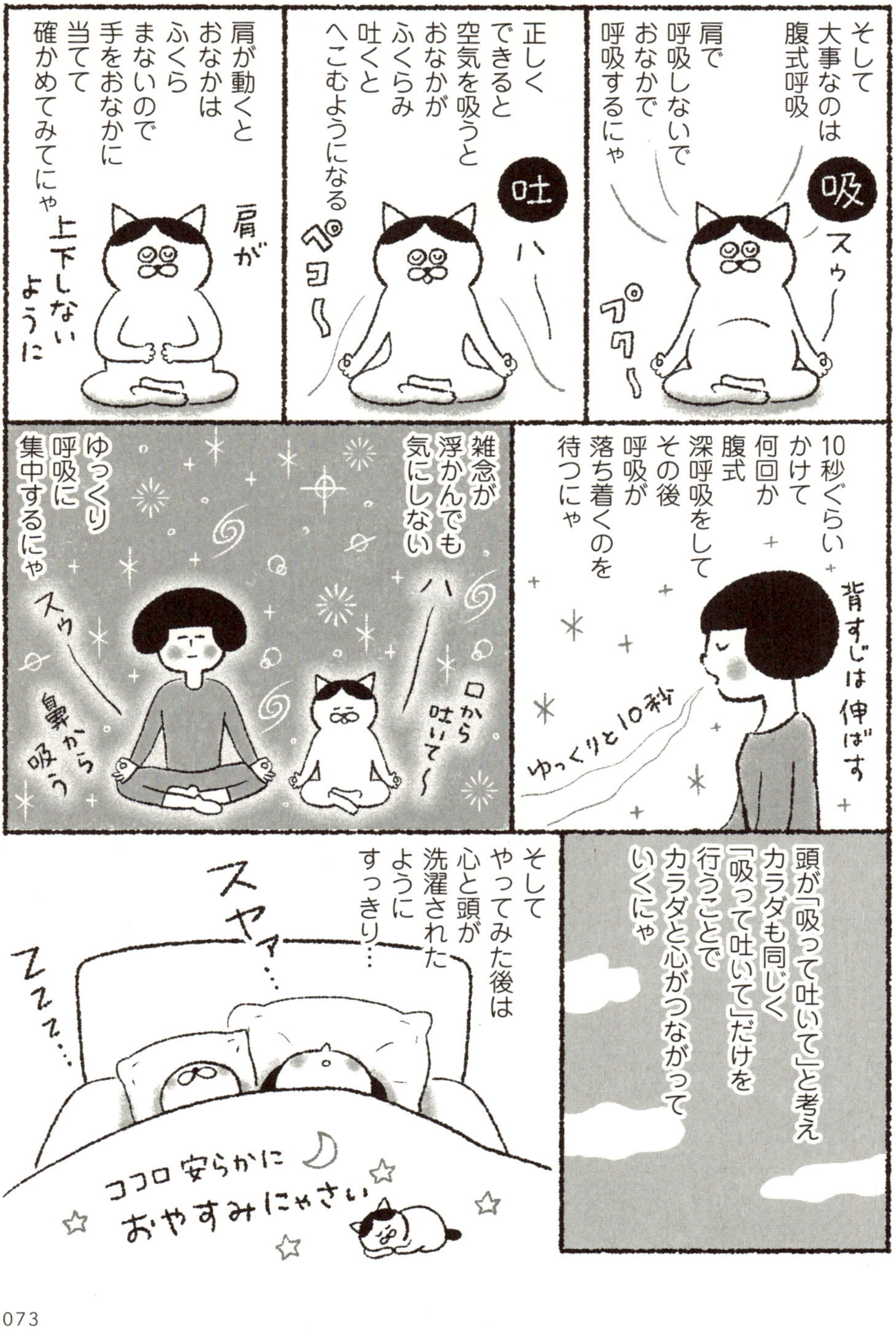
そして
大事なのは
腹式呼吸
肩で
呼吸しないで
おなかで
呼吸するにゃ
吸
スゥ〜
プク〜
正しく
できると
空気を吸うと
おなかが
ふくらみ
吐くと
へこむようになる
吐
ハ〜
ペコ〜
肩が動くと
おなかは
ふくらまないので
手をおなかに
当てて
確かめてみてにゃ
肩が
上下しない
ように
10秒ぐらい
かけて
何回か
腹式
深呼吸をして
その後
呼吸が
落ち着くのを
待つにゃ
背すじは伸ばす
ゆっくりと10秒
雑念が
浮かんでも
気にしない
ゆっくり
呼吸に
集中するにゃ
ハ〜
口から
吐いて〜
スゥ〜
鼻から
吸う
頭が「吸って吐いて」と考え
カラダも同じく
「吸って吐いて」だけを
行うことで
カラダと心がつながって
いくにゃ
そして
やってみた後は
心と頭が
洗濯された
ように
すっきり…
スヤァ…
Zzzz…
ココロ安らかに
おやすみにゃさい

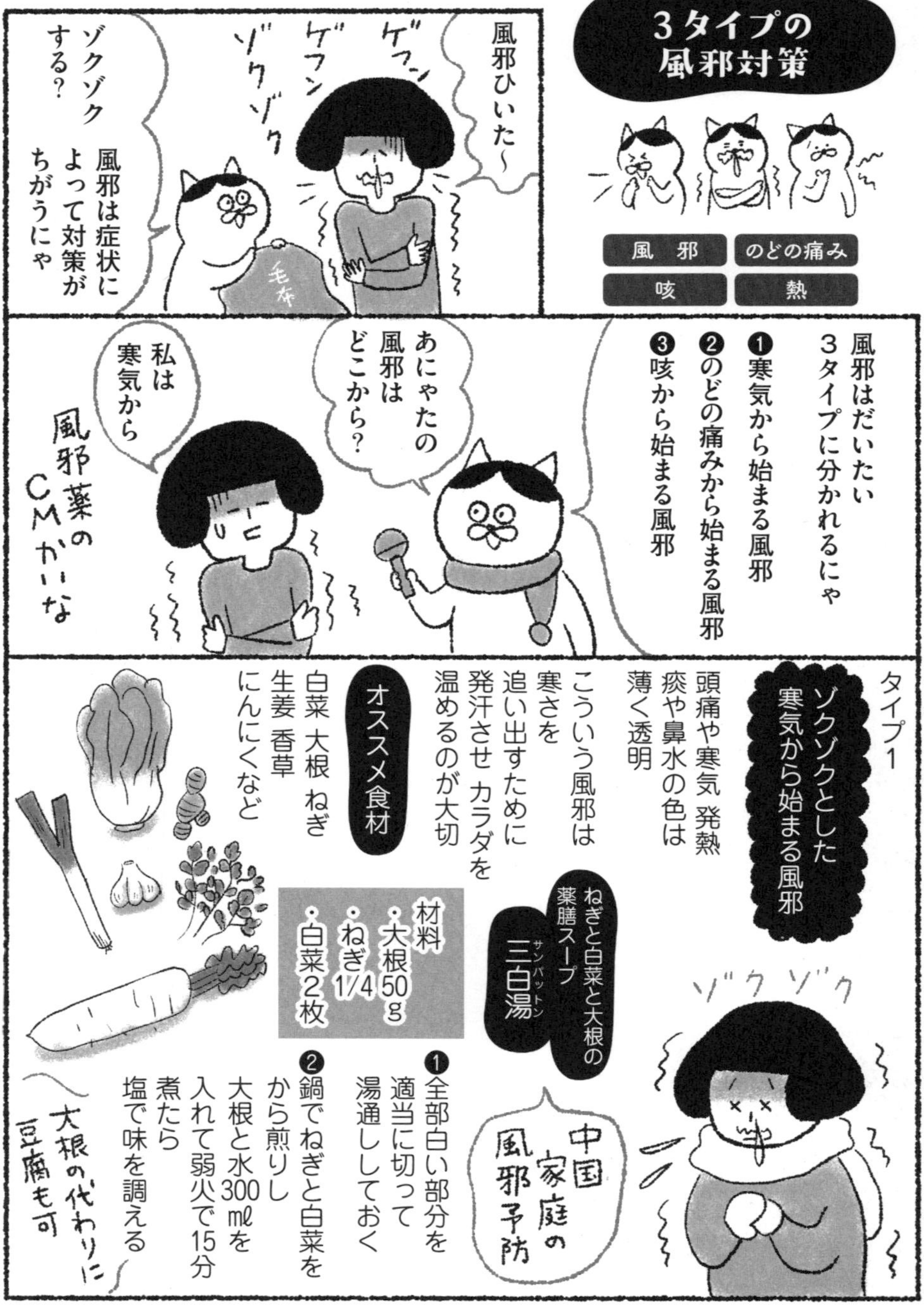
3タイプの風邪対策
風　邪
のどの痛み
咳
熱
風邪ひいた〜
ゲフン
ゲフン
ゾクゾク
毛布
ゾクゾクする?
風邪は症状によって対策がちがうにゃ
風邪はだいたい3タイプに分かれるにゃ
❶寒気から始まる風邪
❷のどの痛みから始まる風邪
❸咳から始まる風邪
あにゃたの風邪はどこから?
私は寒気から
風邪薬のCMかいな
タイプ1
ゾクゾクとした寒気から始まる風邪
頭痛や寒気 発熱 痰や鼻水の色は薄く透明
こういう風邪は寒さを追い出すために発汗させ カラダを温めるのが大切
オススメ食材
白菜 大根 ねぎ 生姜 香草 にんにくなど
ねぎと白菜と大根の薬膳スープ
三白湯《サンパットン》
材料
・大根50g
・ねぎ1/4
・白菜2枚
❶全部白い部分を適当に切って湯通ししておく
❷鍋でねぎと白菜をから煎りし大根と水300㎖を入れて弱火で15分煮たら塩で味を調える
大根の代わりに豆腐も可
ゾクゾク
中国家庭の風邪予防

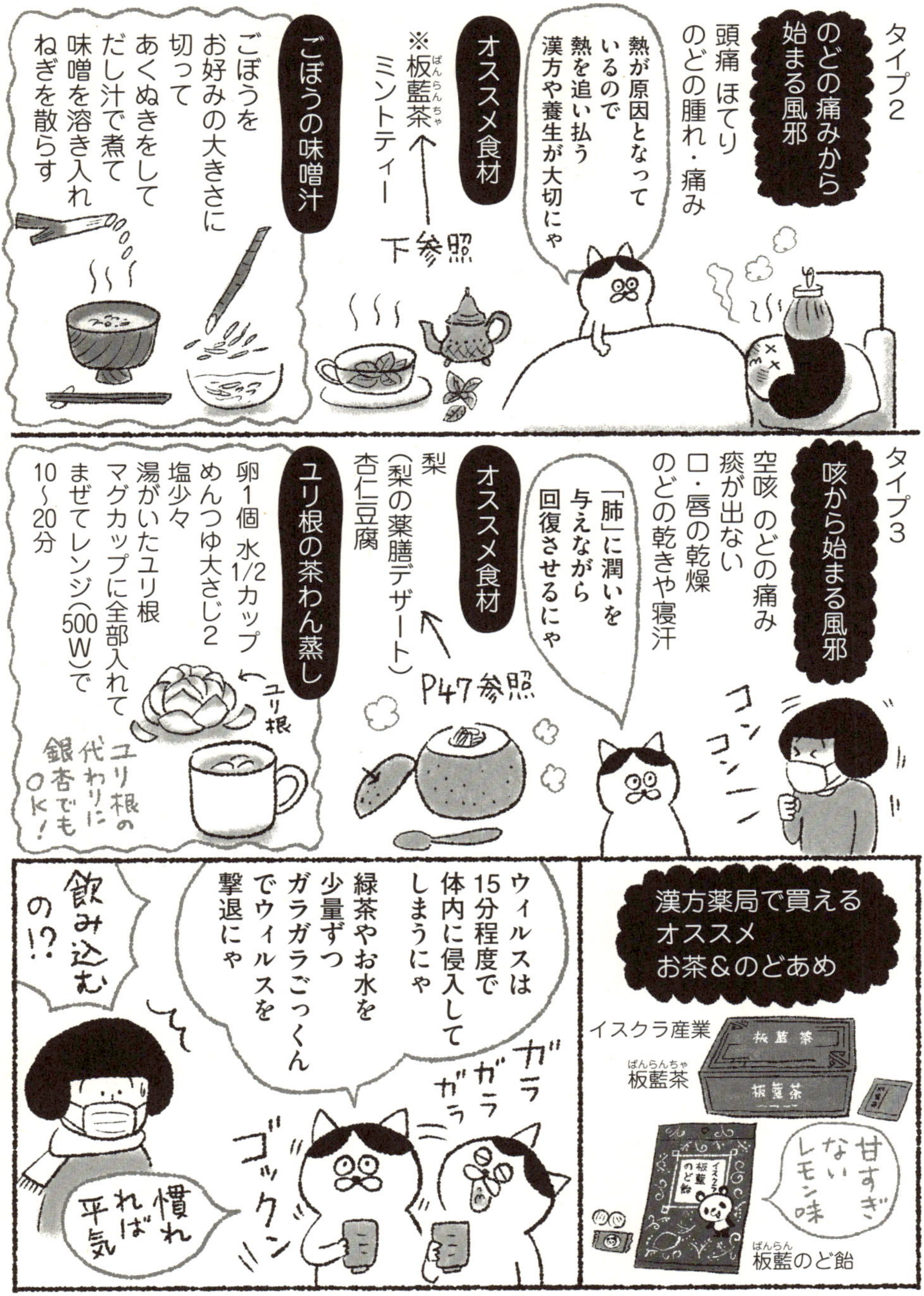

タイプ2
のどの痛みから始まる風邪
頭痛 ほてり
のどの腫れ・痛み
熱が原因となっているので熱を追い払う漢方や養生が大切にゃ
オススメ食材
※板藍茶《ばんらんちゃ》
ミントティー
下参照
ごぼうの味噌汁
ごぼうをお好みの大きさに切って
あくぬきをして
だし汁で煮て
味噌を溶き入れ
ねぎを散らす
タイプ3
咳から始まる風邪
空咳 のどの痛み
痰が出ない
口・唇の乾燥
のどの乾きや寝汗
「肺」に潤いを与えながら回復させるにゃ
オススメ食材
梨
(梨の薬膳デザート)
杏仁豆腐
P47参照
ユリ根の茶わん蒸し
卵1個 水1/2カップ
めんつゆ大さじ2
塩少々
湯がいたユリ根
マグカップに全部入れて
まぜてレンジ(500W)で
10～20分
ユリ根
ユリ根の代わりに銀杏でもOK!
コンコン
漢方薬局で買えるオススメお茶&のどあめ
イスクラ産業
板藍茶《ばんらんちゃ》
板藍茶
板藍茶
甘すぎないレモン味
板藍《ばんらん》のど飴
ウィルスは15分程度で体内に侵入してしまうにゃ
緑茶やお水を少量ずつガラガラごっくんでウィルスを撃退にゃ
飲み込むの!?
ガラガラ
ガラ
ゴックン
慣れれば平気

布団から出られない

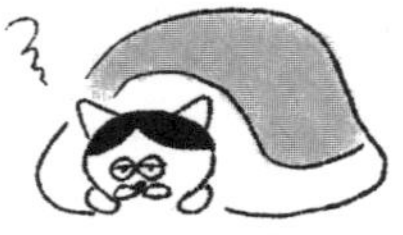

不眠　朝起きられない　肌のくすみ　血色が悪い

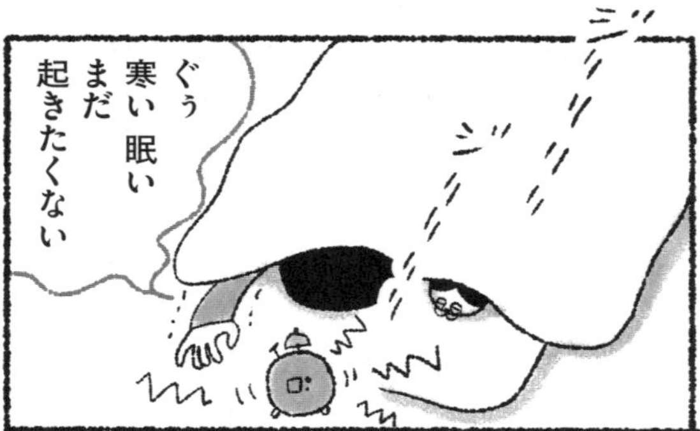

ジジ
ジ
ぐぅ 寒い 眠い まだ 起きたくない

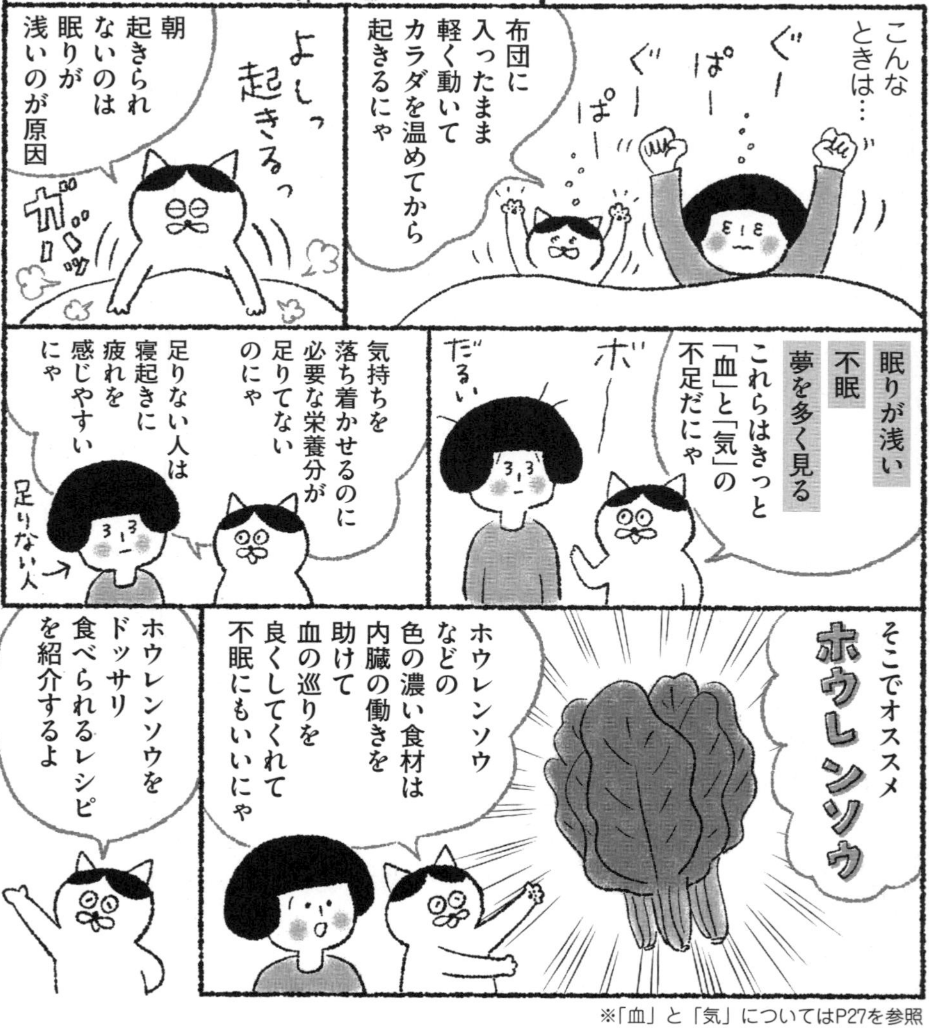

こんなときは…
ぐー
ぱー
ぐー
ぱー
布団に入ったまま軽く動いてカラダを温めてから起きるにゃ
よしっ起きるっ
ガバッ
朝起きられないのは眠りが浅いのが原因
眠りが浅い
不眠
夢を多く見る
これらはきっと「血」と「気」の不足だにゃ
ボー
だるい
気持ちを落ち着かせるのに必要な栄養分が足りてないのにゃ
足りない人は寝起きに疲れを感じやすいにゃ
足りない人
そこでオススメ
ホウレンソウ
ホウレンソウなどの色の濃い食材は内臓の働きを助けて血の巡りを良くしてくれて不眠にもいいにゃ
ホウレンソウをドッサリ食べられるレシピを紹介するよ

※「血」と「気」についてはP27を参照

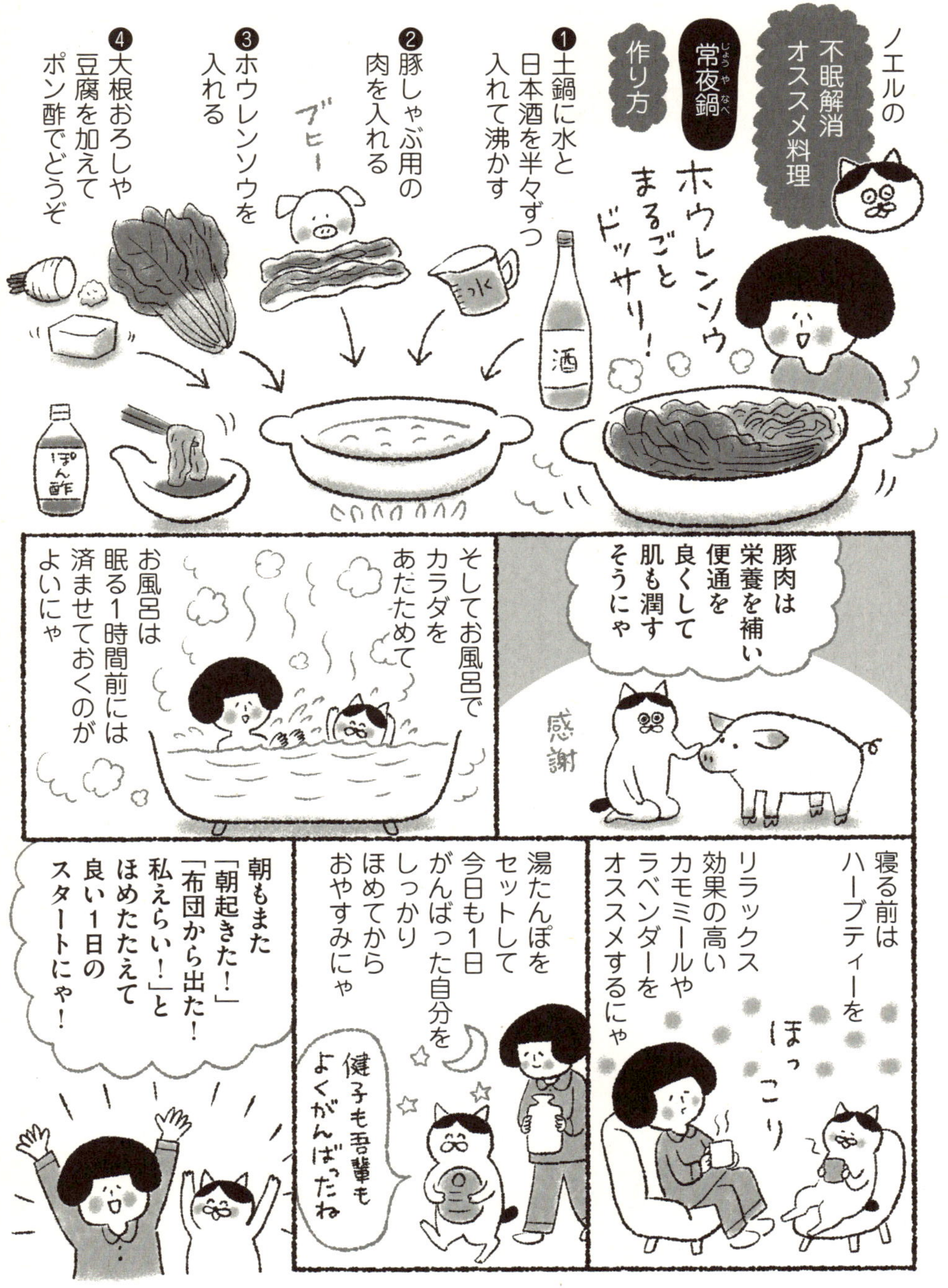
ノエルの
不眠解消オススメ料理
常《じょう》夜《や》鍋《なべ》
作り方
ホウレンソウまるごとドッサリ!
❶土鍋に水と日本酒を半々ずつ入れて沸かす
水
酒
❷豚しゃぶ用の肉を入れる
ブヒー
❸ホウレンソウを入れる
❹大根おろしや豆腐を加えてポン酢でどうぞ
ぽん酢
豚肉は栄養を補い便通を良くして肌も潤すそうにゃ
感謝
そしてお風呂でカラダをあたためて
お風呂は眠る1時間前には済ませておくのがよいにゃ
寝る前はハーブティーを
リラックス効果の高いカモミールやラベンダーをオススメするにゃ
ほっこり
湯たんぽをセットして今日も1日がんばった自分をしっかりほめてからおやすみにゃ
健子も吾輩もよくがんばったね
朝もまた「朝起きた!」「布団から出た!私えらい!」とほめたたえて良い1日のスタートにゃ!

腰のばしで記憶力回復

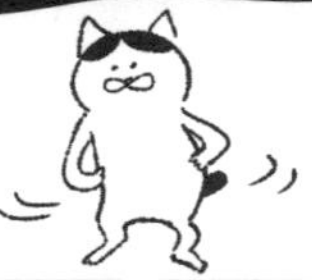

記憶力低下　集中力低下

抜け毛　白髪

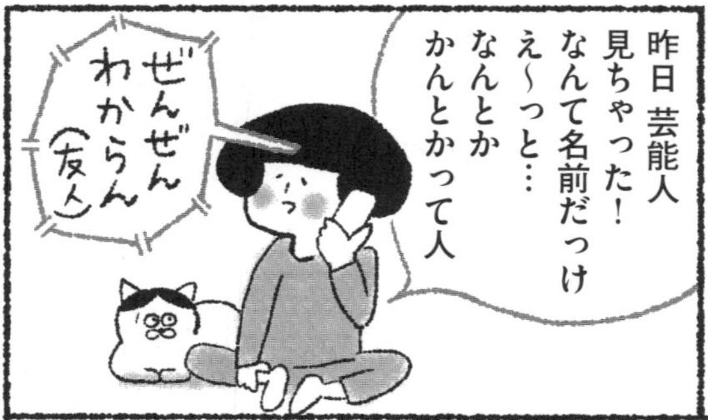
昨日 芸能人見ちゃった! なんて名前だっけ え〜っと… なんとか かんとかって人
ぜんぜん わからん (友人)

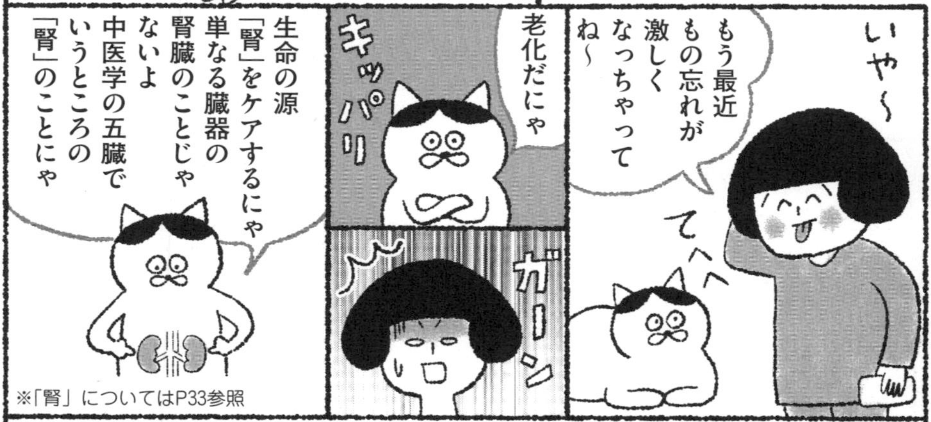
いや〜
もう最近 もの忘れが 激しく なっちゃって ね〜
てへへ
キッパリ
老化だにゃ
ガーン
生命の源「腎」をケアするにゃ
単なる臓器の腎臓のことじゃないよ
中医学の五臓でいうところの「腎」のことにゃ

※「腎」についてはP33参照

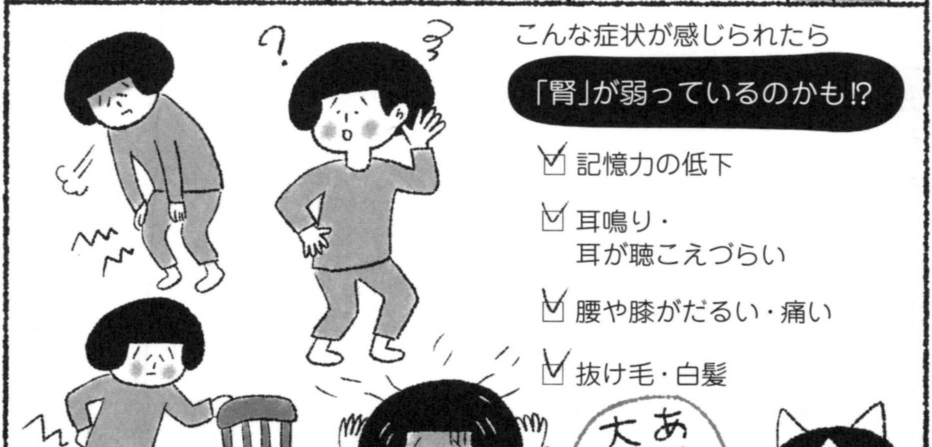
こんな症状が感じられたら
「腎」が弱っているのかも!?
☑ 記憶力の低下
☑ 耳鳴り・耳が聴こえづらい
☑ 腰や膝がだるい・痛い
☑ 抜け毛・白髪
あにゃたは大丈夫?

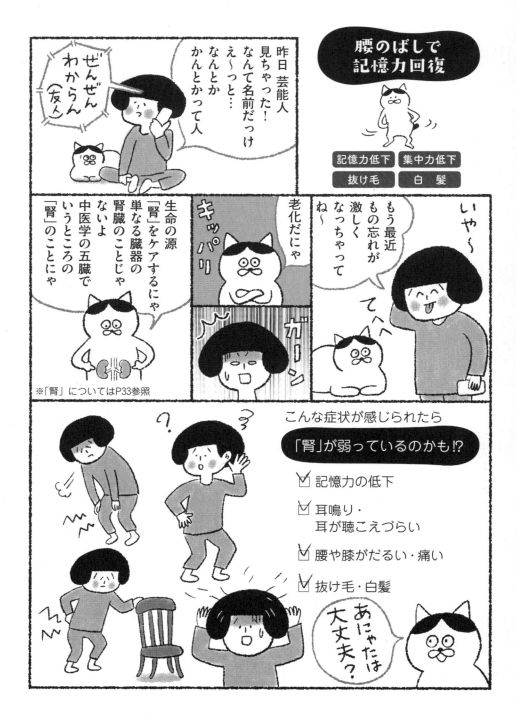

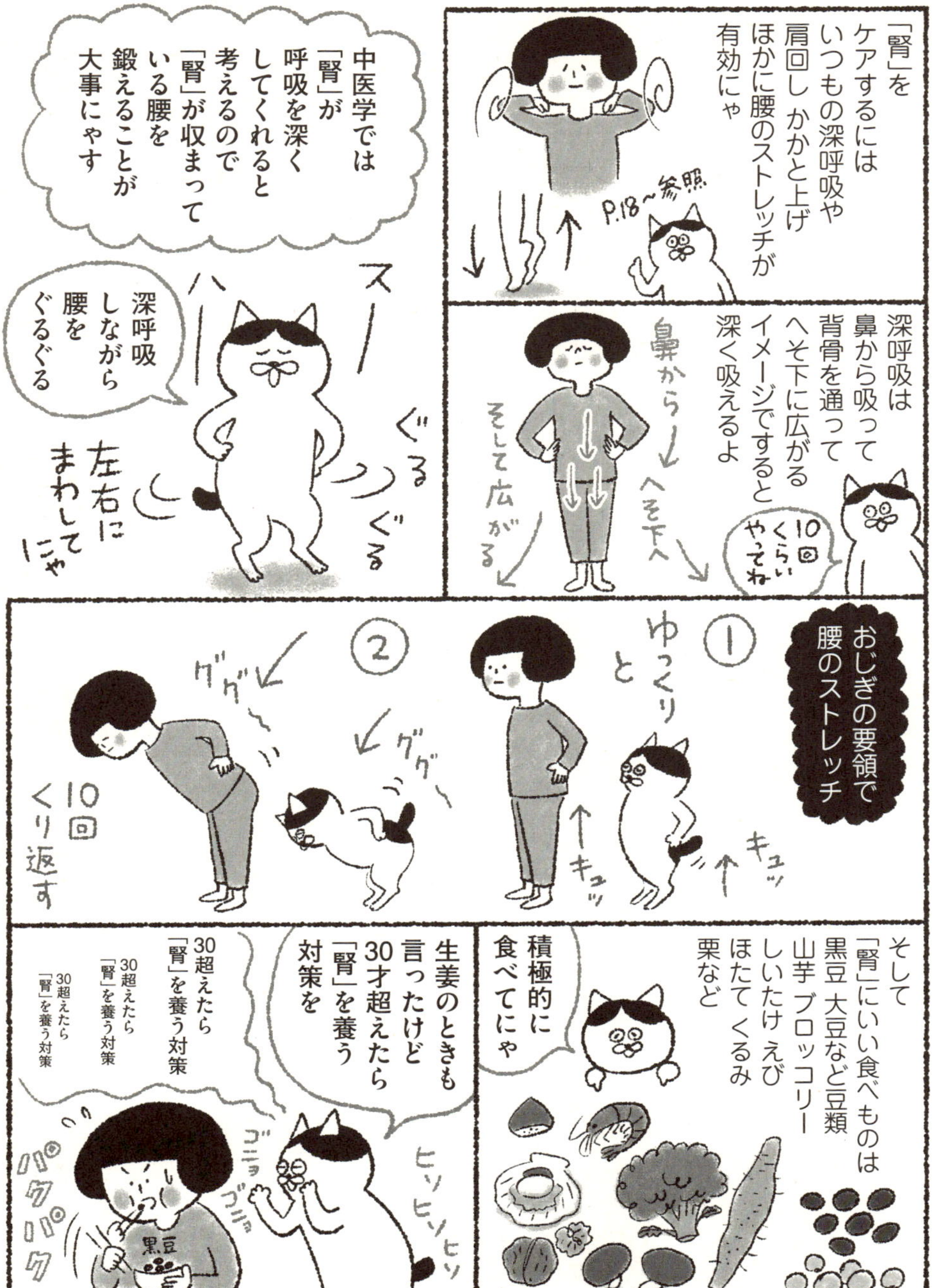
「腎」をケアするにはいつもの深呼吸や肩回し かかと上げ ほかに腰のストレッチが有効にゃ
P.18～参照
深呼吸は鼻から吸って背骨を通ってへそ下に広がるイメージですると深く吸えるよ
鼻から
へそ下へ
そして広がる
10回くらいやってね
中医学では「腎」が呼吸を深くしてくれると考えるので「腎」が収まっている腰を鍛えることが大事にゃす
スー
ハー
深呼吸しながら腰をぐるぐる
ぐる ぐる
左右にまわしてにゃ
おじぎの要領で腰のストレッチ
① ゆっくりと
キュッ
キュッ
② ググ～
ググ～
10回くり返す
そして「腎」にいい食べものは黒豆 大豆など豆類 山芋 ブロッコリー しいたけ えび ほたて くるみ 栗など
積極的に食べてにゃ
生姜のときも言ったけど30才超えたら「腎」を養う対策を
30超えたら「腎」を養う対策
30超えたら「腎」を養う対策
30超えたら「腎」を養う対策
ヒソヒソヒソ
ゴニョゴニョ
パクパクパク
黒豆

冬の食材

冬の寒さによって衰えた生理活動を維持するために「腎」の働きを助ける食材や、寒く乾燥した気候に合わせてカラダを温める食材を意識してとりましょう。

羊肉

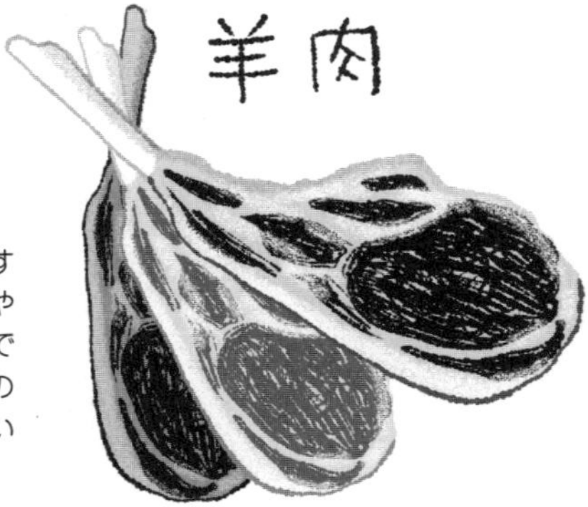

ここに効く！

脾、腎

はたらき

お腹を温め、胃腸を元気にする力もあるので、食欲不振や痩せ、冷え症にはもってこいです。産後の体力回復や母乳の分泌促進にも効果があるといわれています。

鮭

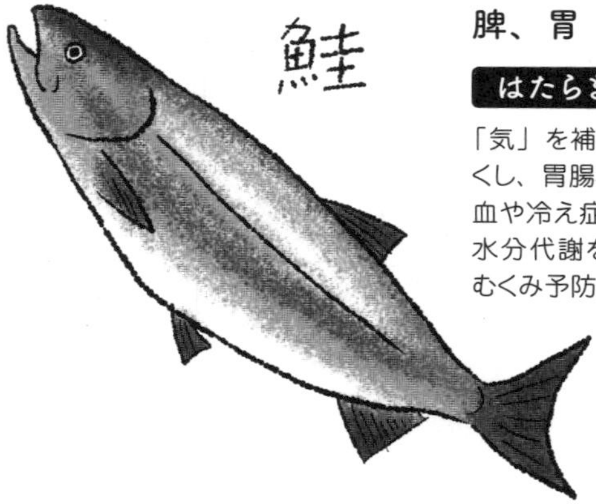

ここに効く！

脾、胃

はたらき

「気」を補って「血」の巡りをよくし、胃腸機能を強化します。貧血や冷え症、くすみにも効果的。水分代謝をよくする働きもあり、むくみ予防も期待できます。

生姜

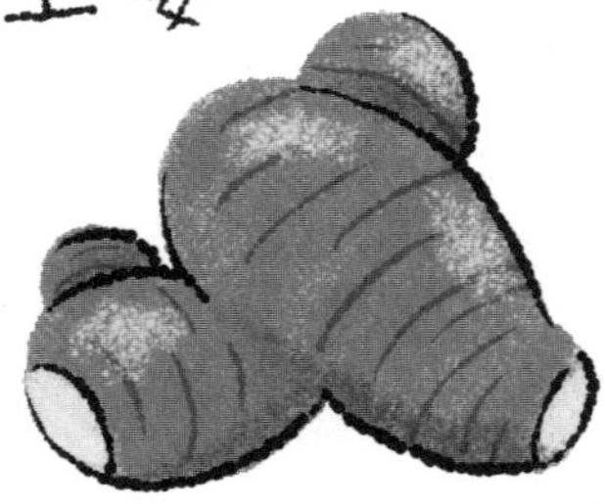

ここに効く！

脾、胃、肺

はたらき

風邪予防や冷え症、冷えによる下痢や嘔吐、食欲不振も緩和します。更年期の冷えのぼせや湿疹・にきびがある方は食べすぎに注意。

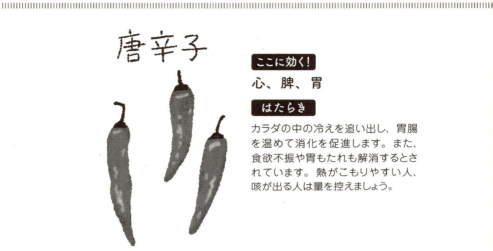

唐辛子

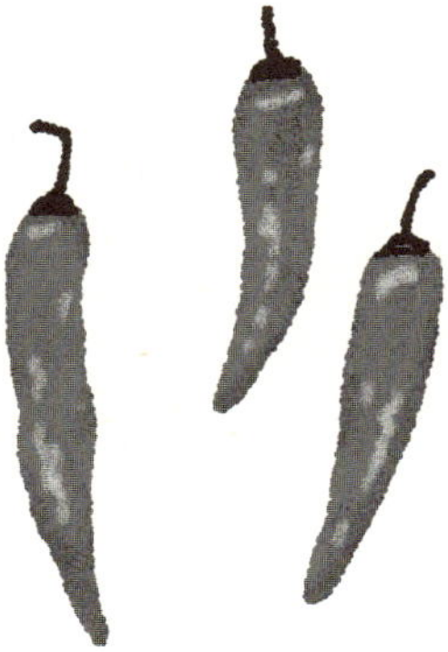

ここに効く！

心、脾、胃

はたらき

カラダの中の冷えを追い出し、胃腸を温めて消化を促進します。また、食欲不振や胃もたれも解消するとされています。熱がこもりやすい人、咳が出る人は量を控えましょう。

シナモン

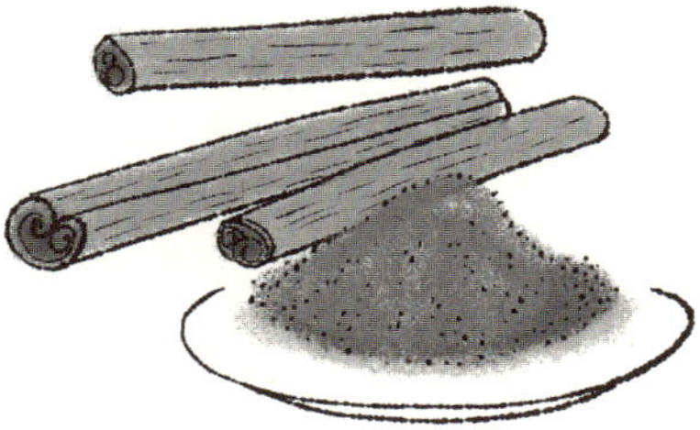

ここに効く！

肝、心、脾、腎

はたらき

カラダを内側から温めるので、冷え症の方にオススメのスパイスです。月経痛やPMSなど、女性特有の不調にも効果が期待できます。冷えからくる腹痛や下痢、頻尿などにも有効。

みかん

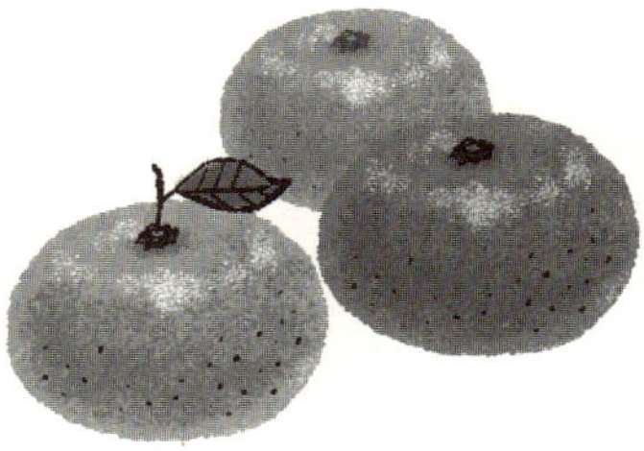

ここに効く！

肺、胃

はたらき

果実には疲労回復や風邪の予防、美肌作用が期待できます。みかんの皮を干したものは陳皮という生薬で、「気」の巡りを改善し、咳やげっぷを解消するとされています。

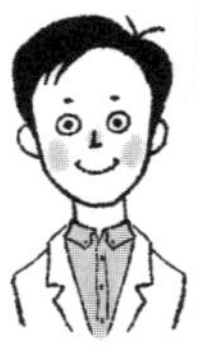

櫻井先生のコラム ④

薬《やく》食《しょく》同《どう》源《げん》とは

私達のカラダは食べたものからできています。健康も様々な不調も、日々の食事から作られていると言っても過言ではありません。何でも手に入る現代だからこそ、口に入れる「カラダの原料」はよいものを選びたいですね。

中医学では、飲食物は「脾《ひ》」と「胃」で消化吸収され、カラダに必要なエネルギーや栄養、そして潤いに作り変えられるとしています。なので健康的なカラダを作るために脾と胃が健やかであることがとても重要です。

脾と胃は、脂っこくて味が濃いもの、生ものや冷たいもの、過剰な水分、甘いものをとることによって弱ってしまいます。まずはそれらを控え、温かくてさっぱり味の食事をすることが大切です。

この本では温かい食事をとることを繰り返し勧めていますが、その理由は、私達のお腹の中は大体 37.5℃※前後に保たれているからです。体温よりも冷たいものを摂ると、体内の温度が下がり消化吸収力が弱くなってしまいます。するとエネルギーも、カラダを修復する栄養もちゃんと作れないので、カラダもどんどん弱ってしまいます。

※諸説あります

良い食事が良いカラダを作り、また健康な心は健康なカラダに宿ります。ですのでまずカラダが元気であることが何よりも大切です。そのためには、脾・胃に良い食事を腹八分目で食べるようにしましょう。

Docotor Sakurai's Column no.4

春の章

日照時間が増えて
血の巡りがよくなる季節。
朝から活動して
太陽のエネルギーを浴びて。

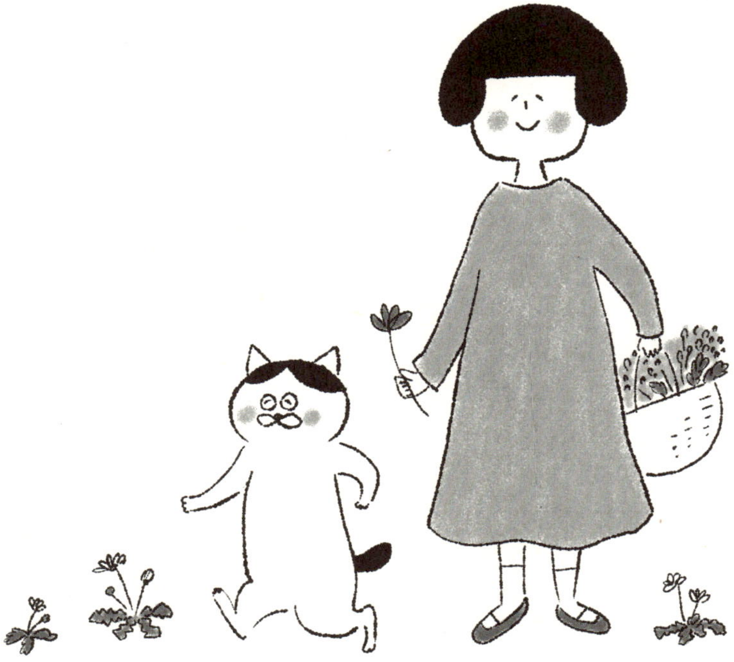

季節の過ごし方 春

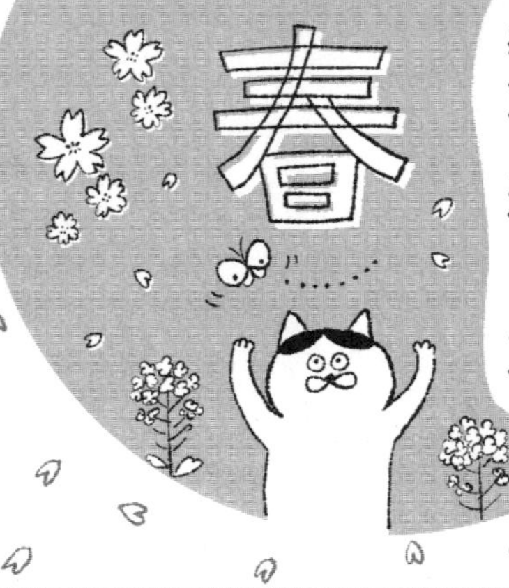

春は「ほめて伸ばす」

春は1年のはじめ
1日に当てはめると「朝」

朝の一言目はポジティブな言葉を発しよう

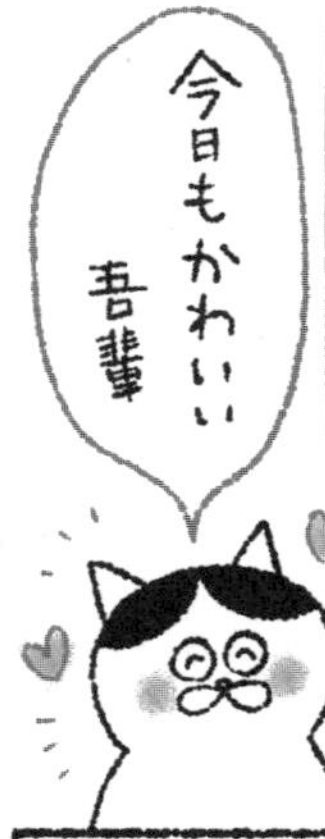

今日もかわいい吾輩

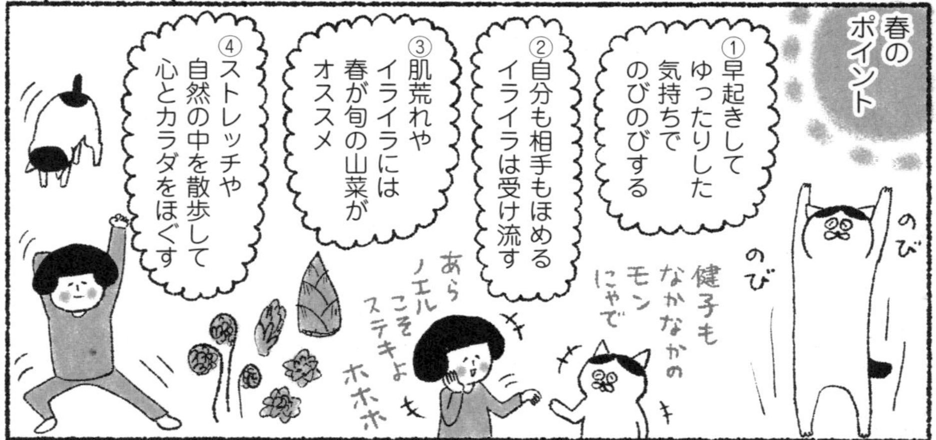

春のポイント
①早起きしてゆったりした気持ちでのびのびする
②自分も相手もほめるイライラは受け流す
③肌荒れやイライラには春が旬の山菜がオススメ
④ストレッチや自然の中を散歩して心とカラダをほぐす
のびのび
健子もなかなかのモンにゃで
あらノエルこそステキよホホホ

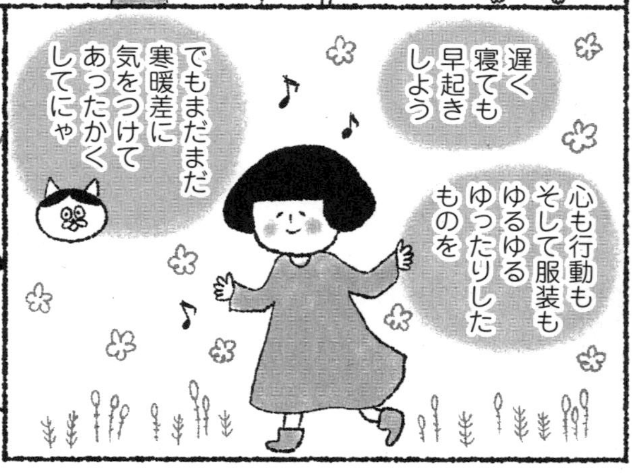

遅く寝ても早起きしよう
心も行動もそして服装もゆるゆるゆったりしたものを
でもまだまだ寒暖差に気をつけてあったかくしてにゃ

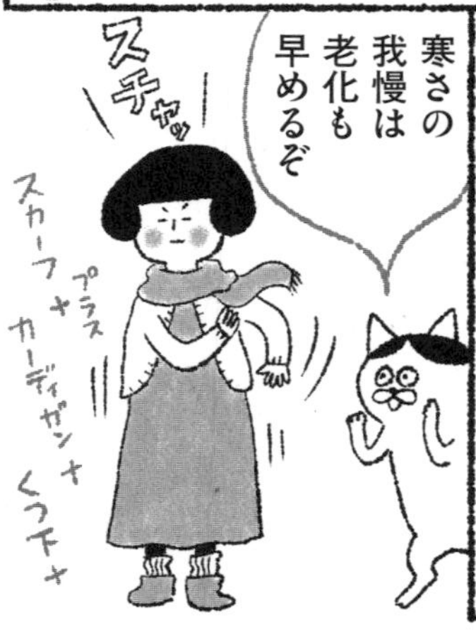

寒さの我慢は老化も早めるぞ
スチャッ
スカーフ+
プラス
カーディガン+
くつ下+

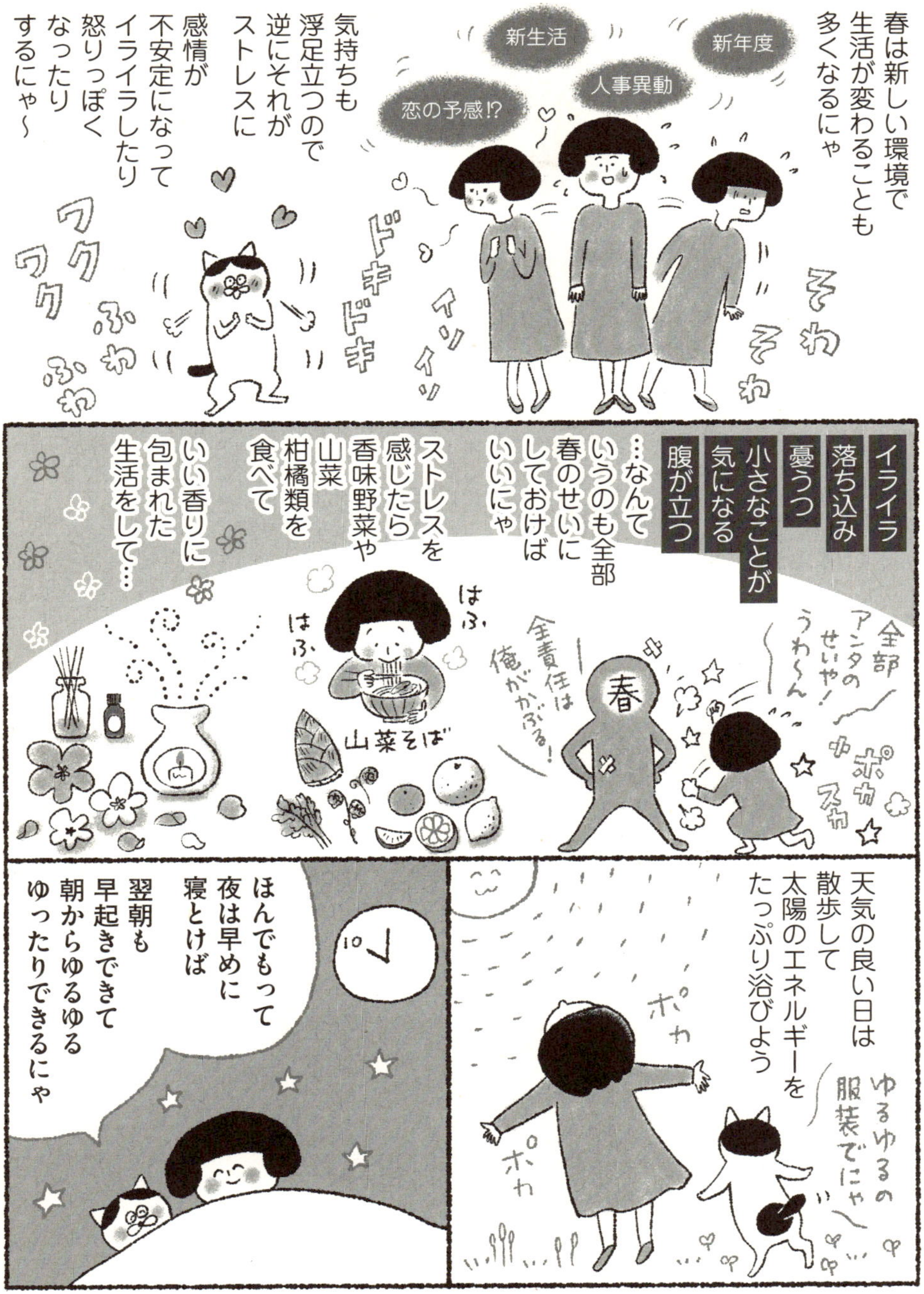

春は新しい環境で生活が変わることも多くなるにゃ
新年度
人事異動
新生活
恋の予感⁉
そわそわ
イソイソ
ドキドキ
ワクワク
ふわふわ
気持ちも浮足立つので逆にそれがストレスに感情が不安定になってイライラしたり怒りっぽくなったりするにゃ〜
イライラ
落ち込み
憂うつ
小さなことが気になる
腹が立つ
…なんていうのも全部春のせいにしておけばいいにゃ
全部アンタのせいや！
うわ〜ん
ポカスカ
全責任は俺がかぶる！
春
ストレスを感じたら香味野菜や山菜柑橘類を食べて
はふはふ
山菜そば
いい香りに包まれた生活をして…
天気の良い日は散歩して太陽のエネルギーをたっぷり浴びよう
ポカポカ
ゆるゆるの服装でにゃ〜
ほんでもって夜は早めに寝とけば翌朝も早起きできて朝からゆるゆるゆったりできるにゃ
10

新しい部署でソワソワ

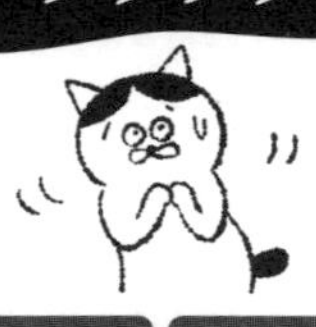

緊張　不安

イライラ　うつ

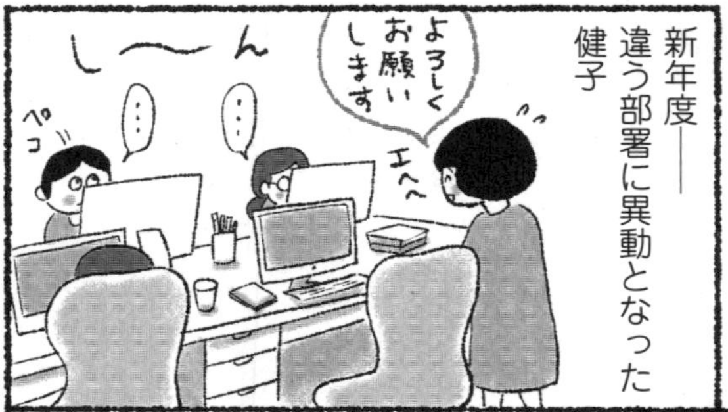
新年度――
違う部署に異動となった
健子
よろしくお願いします
エヘヘ
ペコ
しーん
…
…

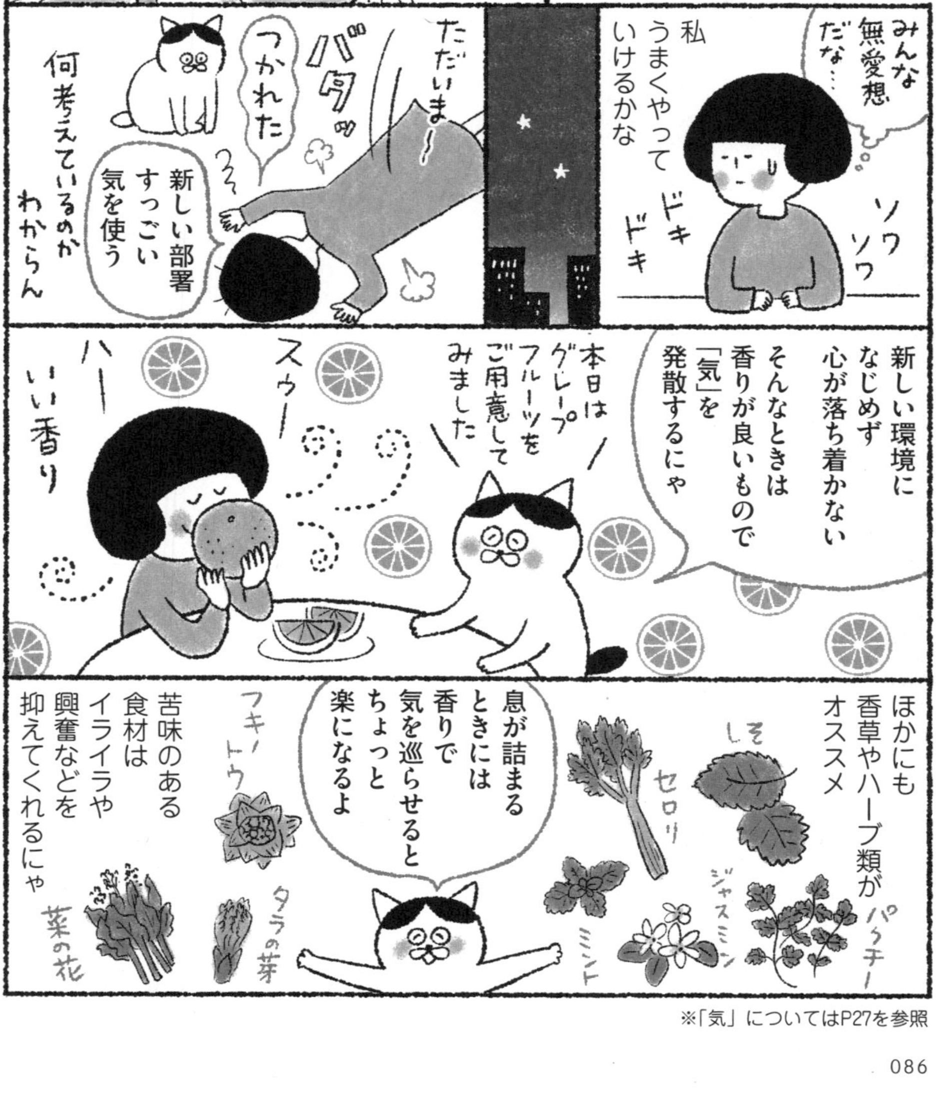
みんな無愛想だな…
私
うまくやって
いけるかな
ソワソワ
ドキドキ
ただいまー
バタッ
つかれた
新しい部署
すっごい
気を使う
何考えているのかわからん
新しい環境になじめず
心が落ち着かない
そんなときは
香りが良いもので
「気」を
発散するにゃ
本日はグレープフルーツをご用意してみました
スウー
ハー
いい香り
ほかにも
香草やハーブ類が
オススメ
しそ
セロリ
パクチー
ジャスミン
ミント
息が詰まる
ときには
香りで
気を巡らせると
ちょっと
楽になるよ
フキノトウ
タラの芽
苦味のある
食材は
イライラや
興奮などを
抑えてくれるにゃ
菜の花

※「気」についてはP27を参照

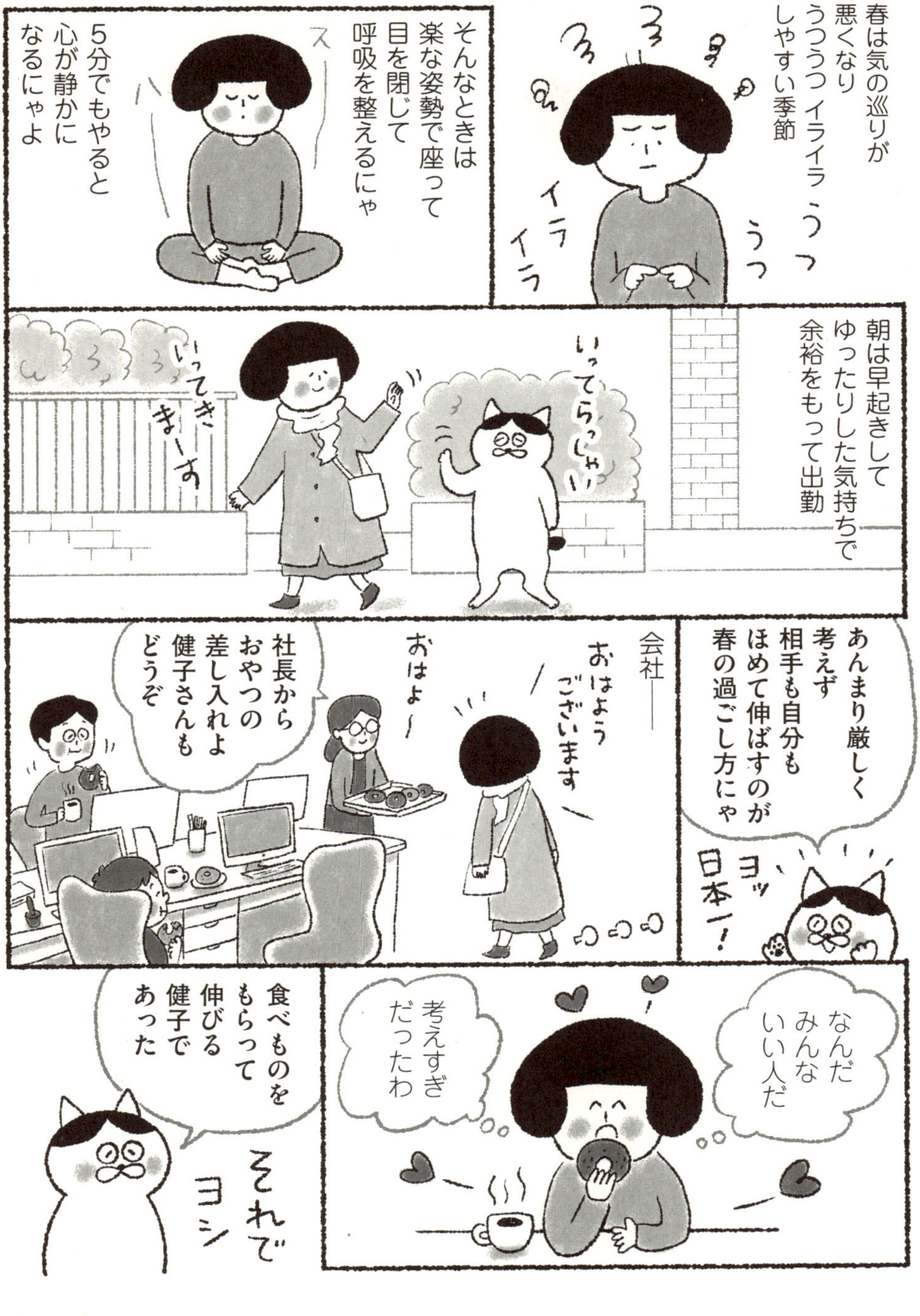
春は気の巡りが悪くなりうつうつイライラしやすい季節
うつ
うつ
イラ
イラ
そんなときは楽な姿勢で座って目を閉じて呼吸を整えるにゃ
スー
ハー
5分でもやると心が静かになるにゃよ
朝は早起きしてゆったりした気持ちで余裕をもって出勤
いってらっしゃい
いってきまーす
あんまり厳しく考えず相手も自分もほめて伸ばすのが春の過ごし方にゃ
ヨッ
日本一!
会社――
おはようございます
おはよ～
社長からおやつの差し入れよ健子さんもどうぞ
なんだみんないい人だ
考えすぎだったわ
食べものをもらって伸びる健子であった
それでヨシ

春もあったかファッションで

冷え　風邪　シミ・ソバカス　アレルギー

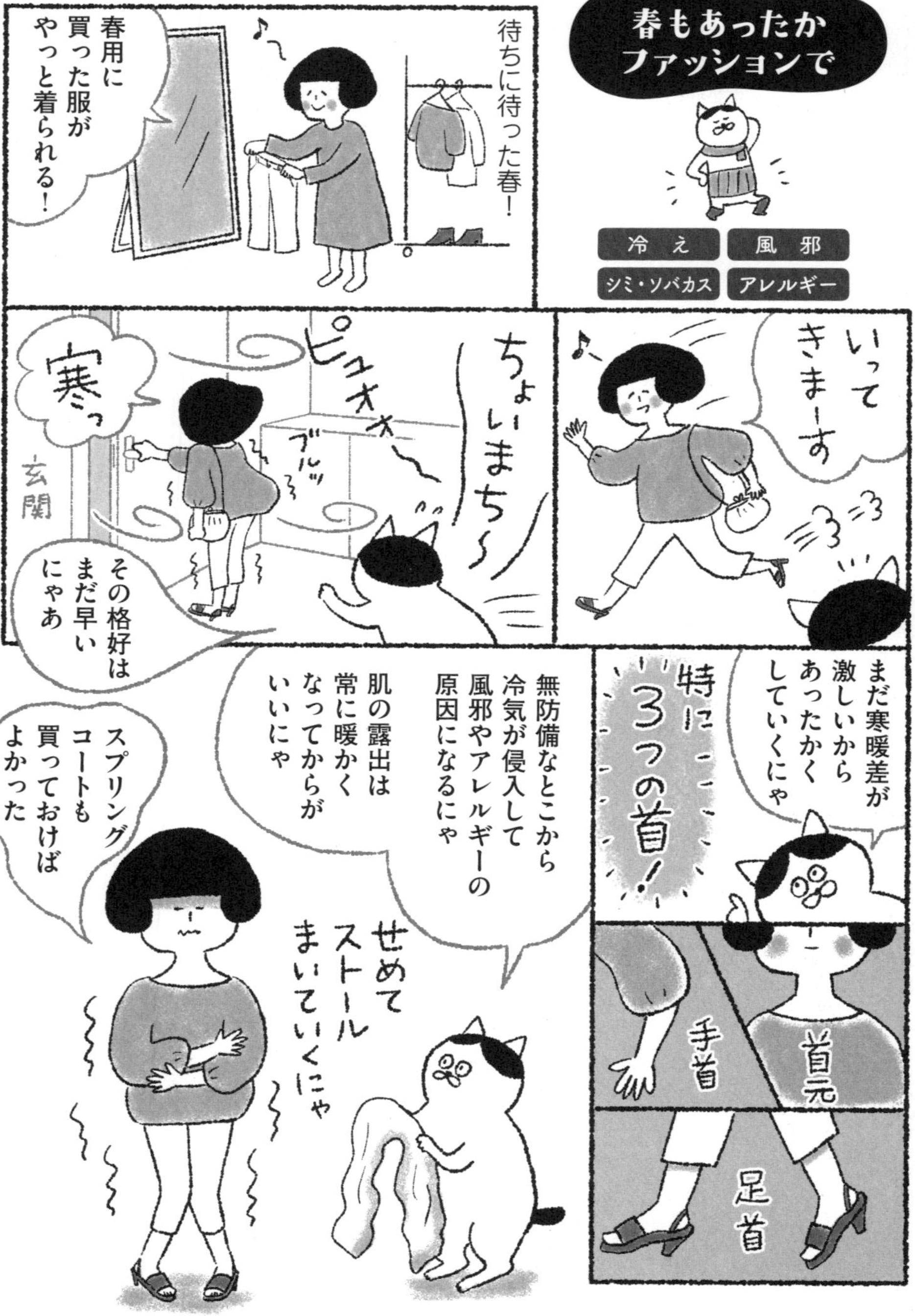
待ちに待った春！
春用に買った服がやっと着られる！
いってきまーす
ちょいまち～
ピュオオ～
ブルッ
寒っ
玄関
その格好はまだ早いにゃあ
まだ寒暖差が激しいからあったかくしていくにゃ
特に3つの首！
首元
手首
足首
無防備なとこから冷気が侵入して風邪やアレルギーの原因になるにゃ
肌の露出は常に暖かくなってからがいいにゃ
スプリングコートも買っておけばよかった
せめてストールまいていくにゃ

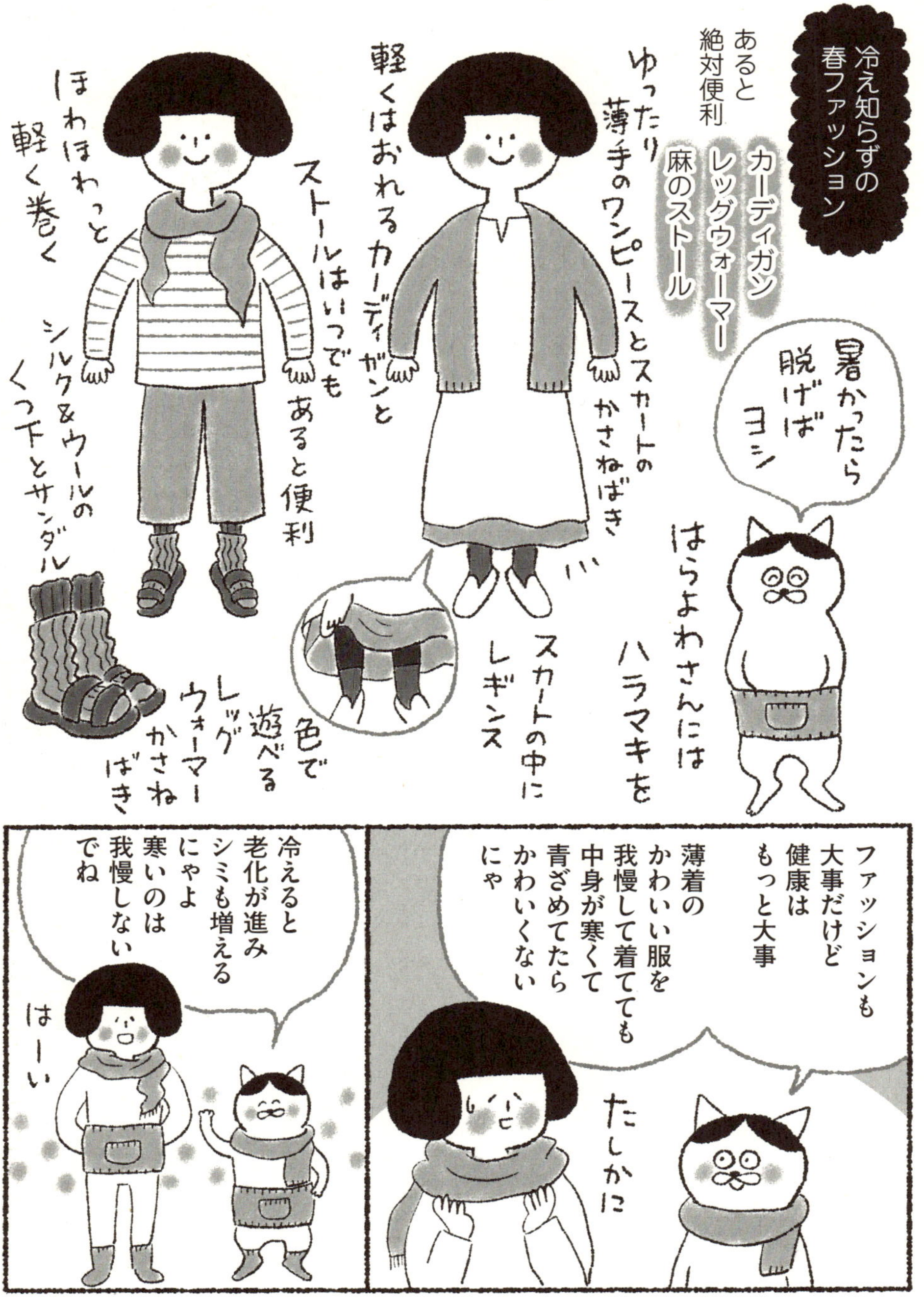
冷え知らずの春ファッション
あると絶対便利
カーディガン
レッグウォーマー
麻のストール
暑かったら脱げばヨシ
はらよわさんにはハラマキを
ゆったり薄手のワンピースとスカートのかさねばき
スカートの中にレギンス
軽くはおれるカーディガンと
ストールはいつでもあると便利
色で遊べるレッグウォーマーかさねばき
ほわほわっと軽く巻く
シルク&ウールのくつ下とサンダル
ファッションも大事だけど健康はもっと大事
薄着のかわいい服を我慢して着てても中身が寒くて青ざめてたらかわいくないにゃ
たしかに
冷えると老化が進みシミも増えるにゃよ寒いのは我慢しないでね
はーい

菓子パンは食事じゃない

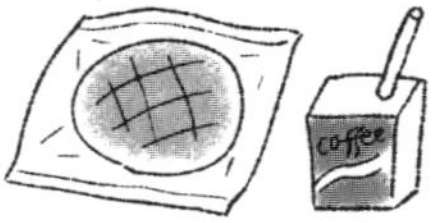

ダイエット　美肌

むくみ　ダルさ

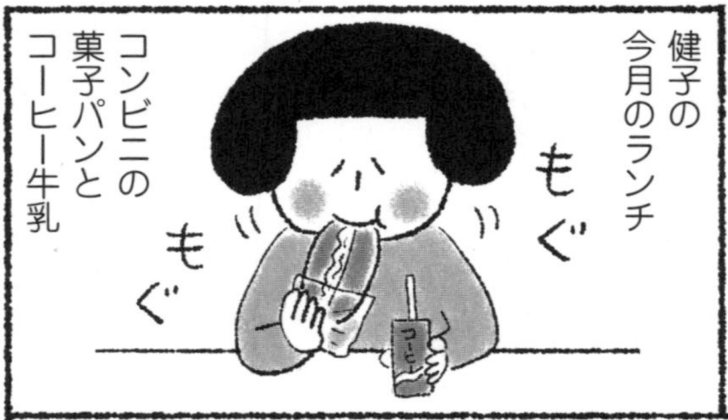
健子の今月のランチ
コンビニの菓子パンとコーヒー牛乳
もぐ
もぐ
コーヒー

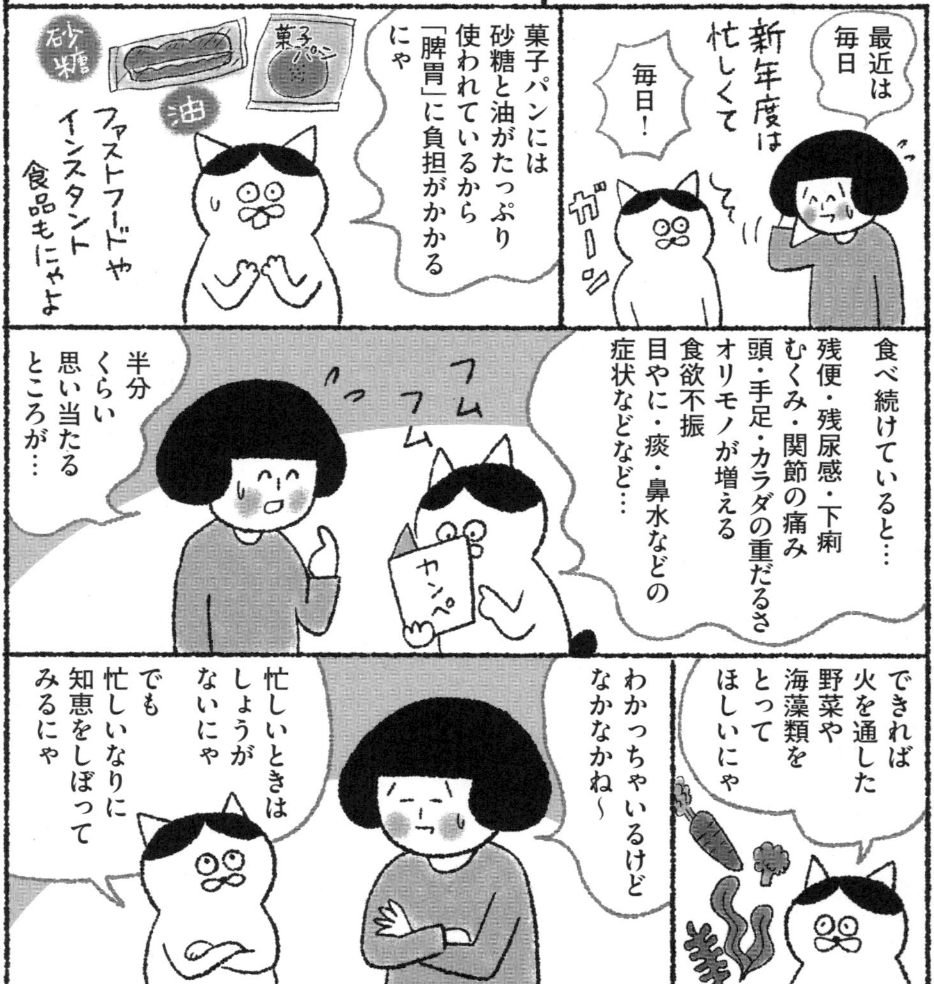
最近は毎日
新年度は忙しくて
毎日！
ガーン
菓子パンには砂糖と油がたっぷり使われているから「脾胃」に負担がかかるにゃ
菓子パン
砂糖
油
ファストフードやインスタント食品もにゃよ
食べ続けていると…
残便・残尿感・下痢
むくみ・関節の痛み
頭・手足・カラダの重だるさ
オリモノが増える
食欲不振
目やに・痰・鼻水などの症状などなど…
フムフム
半分くらい思い当たるところが…
カンペ
できれば火を通した野菜や海藻類をとってほしいにゃ
わかっちゃいるけどなかなかね〜
忙しいときはしょうがないにゃ
でも忙しいなりに知恵をしぼってみるにゃ

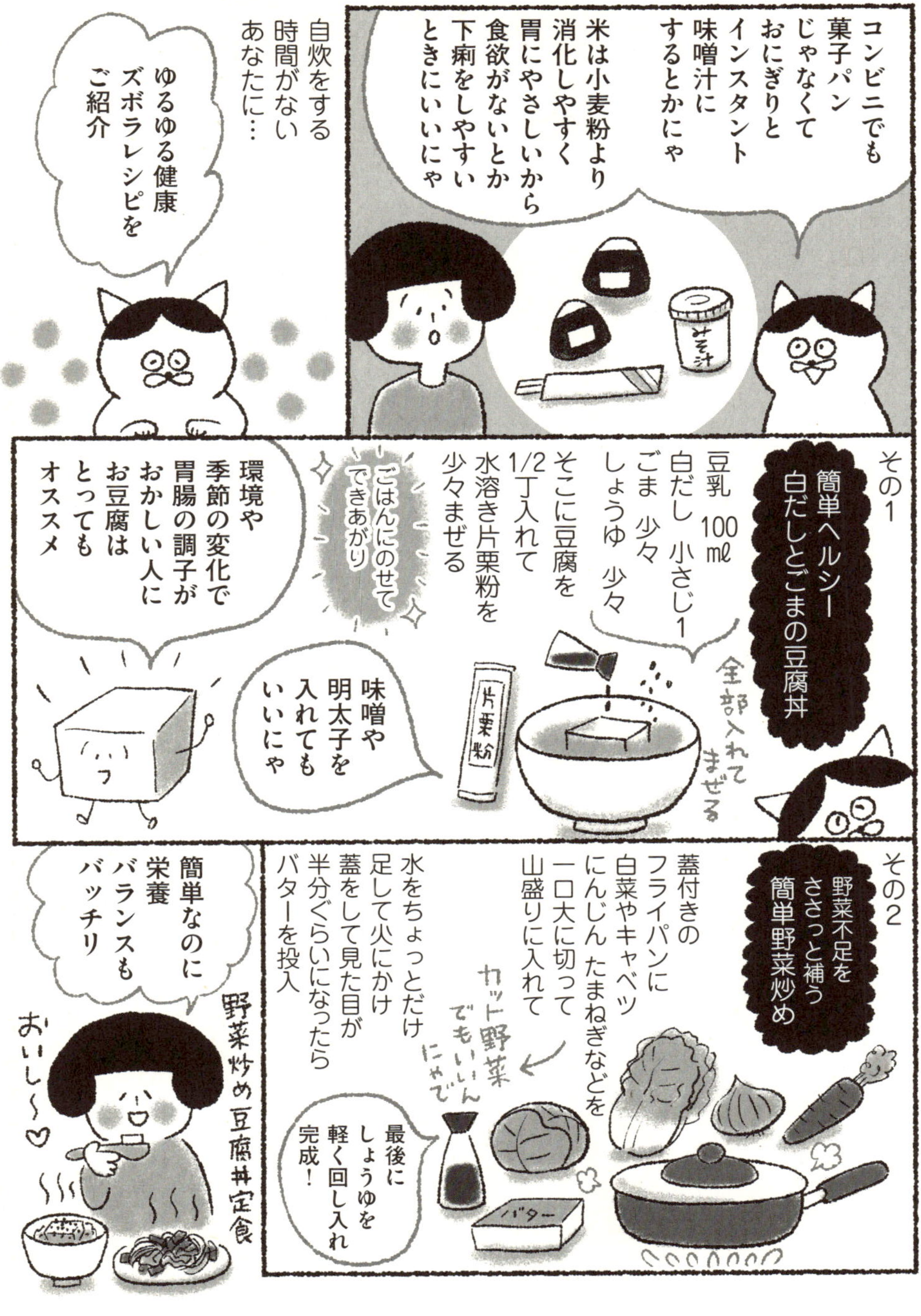
コンビニでも菓子パンじゃなくておにぎりとインスタント味噌汁にするとかにゃ
米は小麦粉より消化しやすく胃にやさしいから食欲がないとか下痢をしやすいときにいいにゃ
みそ汁
自炊をする時間がないあなたに…
ゆるゆる健康ズボラレシピをご紹介
その1
簡単ヘルシー白だしとごまの豆腐丼
豆乳 100㎖
白だし 小さじ1
ごま 少々
しょうゆ 少々
全部入れてまぜる
そこに豆腐を1/2丁入れて水溶き片栗粉を少々まぜる
片栗粉
ごはんにのせてできあがり
味噌や明太子を入れてもいいにゃ
環境や季節の変化で胃腸の調子がおかしい人にお豆腐はとってもオススメ
その2
野菜不足をささっと補う簡単野菜炒め
蓋付きのフライパンに白菜やキャベツにんじん たまねぎなどを一口大に切って山盛りに入れて
カット野菜でもいいんにゃで
水をちょっとだけ足して火にかけ蓋をして見た目が半分ぐらいになったらバターを投入
バター
最後にしょうゆを軽く回し入れ完成！
簡単なのに栄養バランスもバッチリ
野菜炒め豆腐丼定食
おいし～♡

肥満は本当に歳のせい？

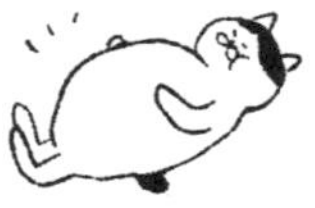

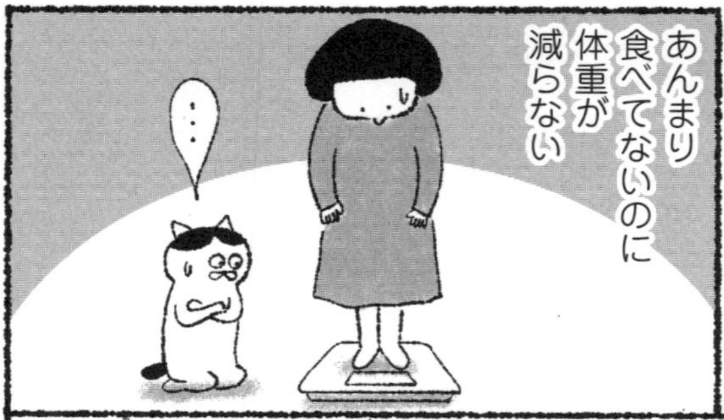
あんまり食べてないのに体重が減らない
…

ダイエット　代謝アップ　たるみ　婦人科系疾患

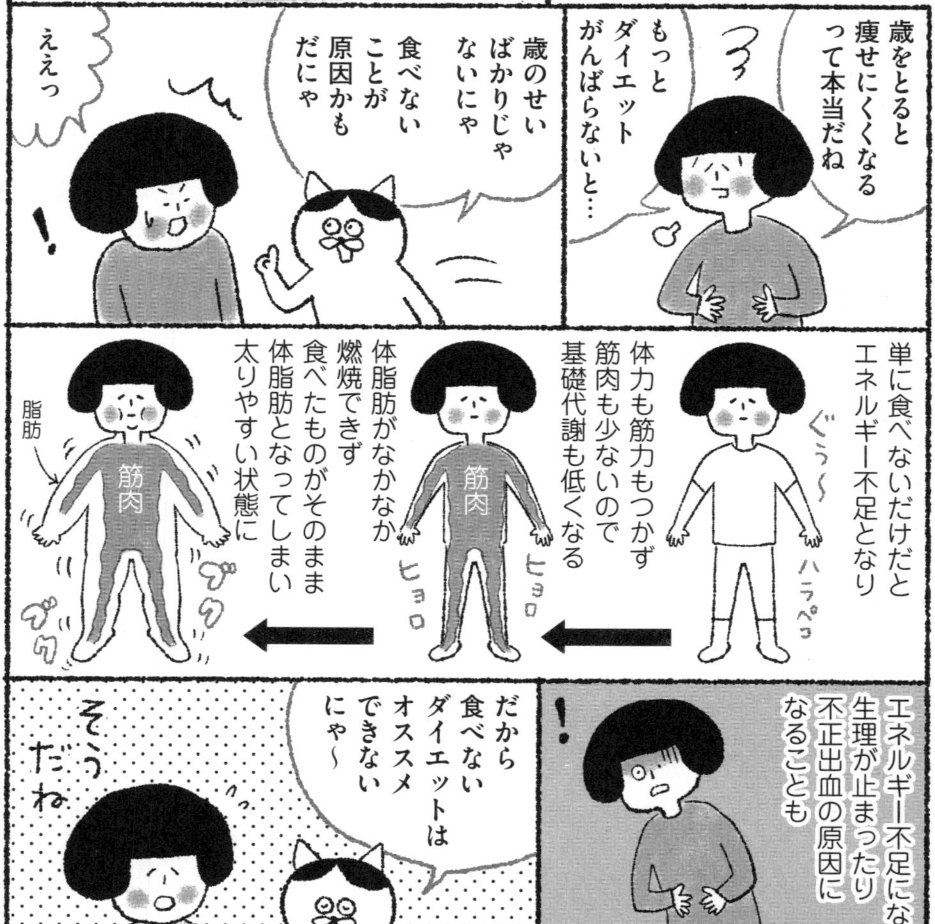
歳をとると痩せにくくなるって本当だね
もっとダイエットがんばらないと…
歳のせいばかりじゃないにゃ食べないことが原因かもだにゃ
ええっ
!
単に食べないだけだとエネルギー不足となり
ぐぅ〜
ハラペコ
体力も筋力もつかず筋肉も少ないので基礎代謝も低くなる
筋肉
ヒョロ
ヒョロ
体脂肪がなかなか燃焼できず食べたものがそのまま体脂肪となってしまい太りやすい状態に
脂肪
筋肉
ブク
ブク
エネルギー不足になると生理が止まったり不正出血の原因になることも
!
だから食べないダイエットはオススメできないにゃ〜
そうだね

食べてないのに痩せないっていう人は「食べる量を減らす」「運動をする」という通常のダイエットは逆効果
食べないで痩せる
…のではなく
しっかり食べて太りにくくする
運動は激しいのは避けて軽いウォーキングやストレッチ程度がちょうどいいにゃ
オススメの食事
日本人に合うバランスの良い食事はやっぱり「和食」！
基本は主食＋一《いち》汁《じゅう》三《さん》菜《さい》
4 火を通した野菜 : 4 ごはん : 2 肉や魚 の割合を心がけるといいにゃ
まっそのへんは目分量で
主菜
副菜
副菜
主食
汁
中でも味噌汁は特にオススメ「日本人になじみの深い乳酸菌」が含まれていて腸内環境を良くしてくれるにゃ
雑学
昔から「医者に金を払うなら味噌屋に払え」とか「味噌の医者殺し」などと言われてたくらいにゃ
ダイエットを続けるコツは禁止食材を作らない
たまには食べたいものを食べてもいいんにゃよ
ゆるゆる健康法は7割くらいがんばってあとの3割は好きにする
普段からゆるゆる健康法を心がけていればたまに甘いケーキやキンキンに冷えたアイスを食べたってへっちゃらにゃ
慣れたらそんなに甘いものを欲しいと思わなくなったよ

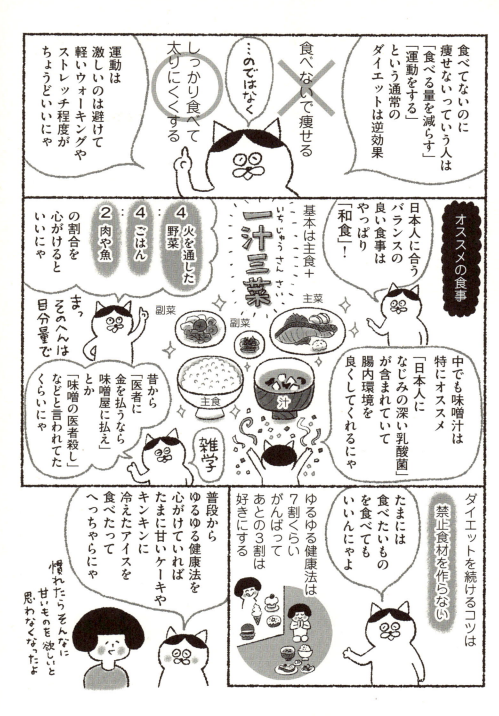

春は山菜を食べよう

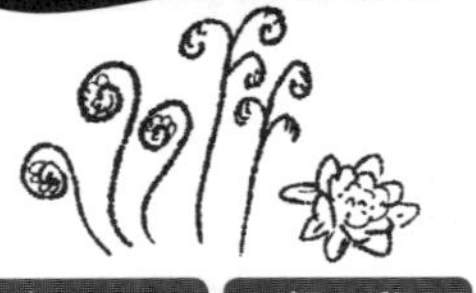

デトックス　便秘

イライラ　不眠

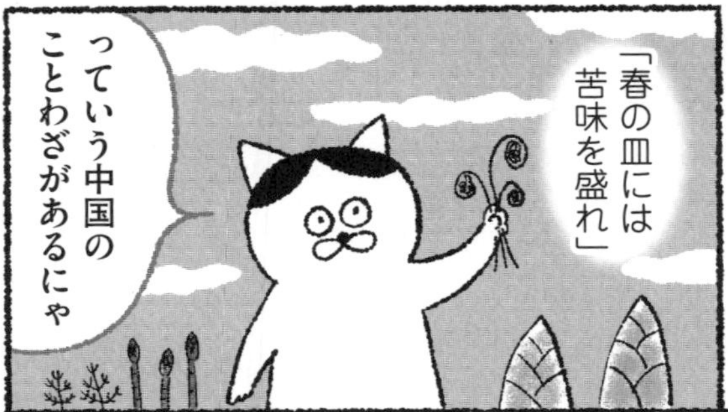

「春の皿には苦味を盛れ」
っていう中国のことわざがあるにゃ

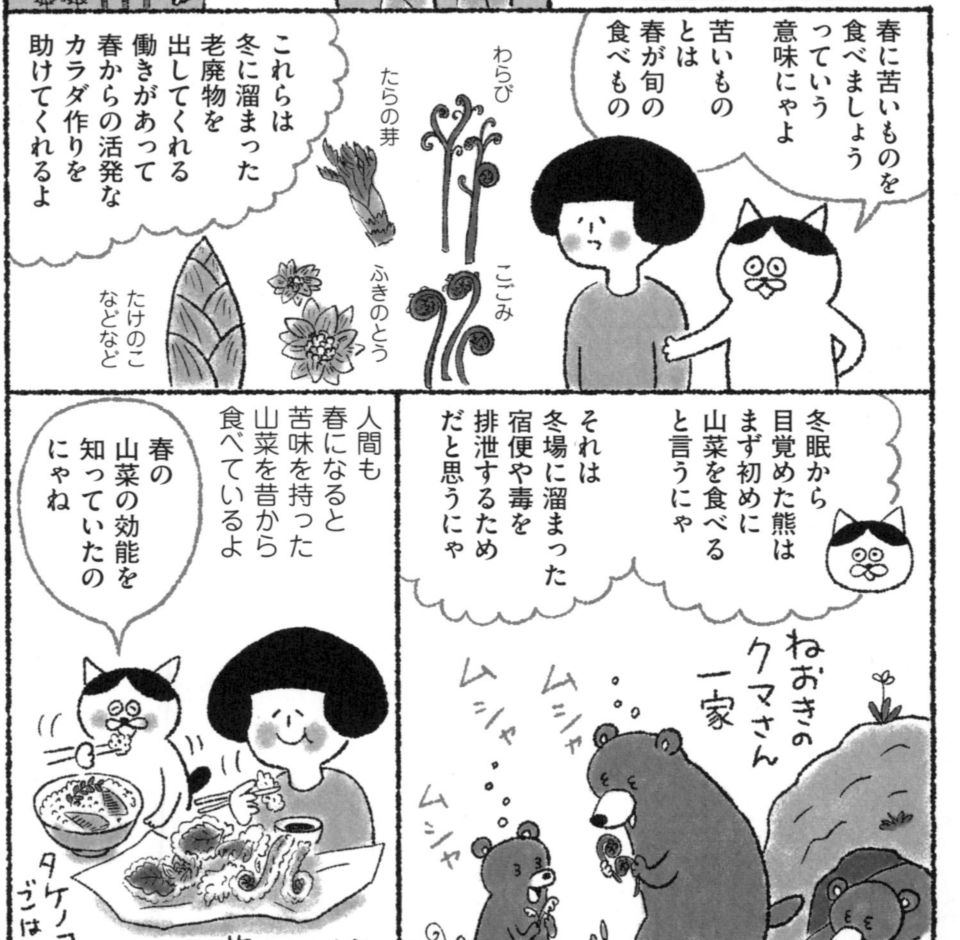

春に苦いものを食べましょうっていう意味にゃよ
苦いものとは春が旬の食べもの
わらび
たらの芽
こごみ
ふきのとう
たけのこ
などなど
これらは冬に溜まった老廃物を出してくれる働きがあって春からの活発なカラダ作りを助けてくれるよ
冬眠から目覚めた熊はまず初めに山菜を食べると言うにゃ
それは冬場に溜まった宿便や毒を排泄するためだと思うにゃ
ねおきのクマさん一家
ムシャ
ムシャ
ムシャ
人間も春になると苦味を持った山菜を昔から食べているよ
春の山菜の効能を知っていたのにゃね
山菜天ぷら
タケノコごはん

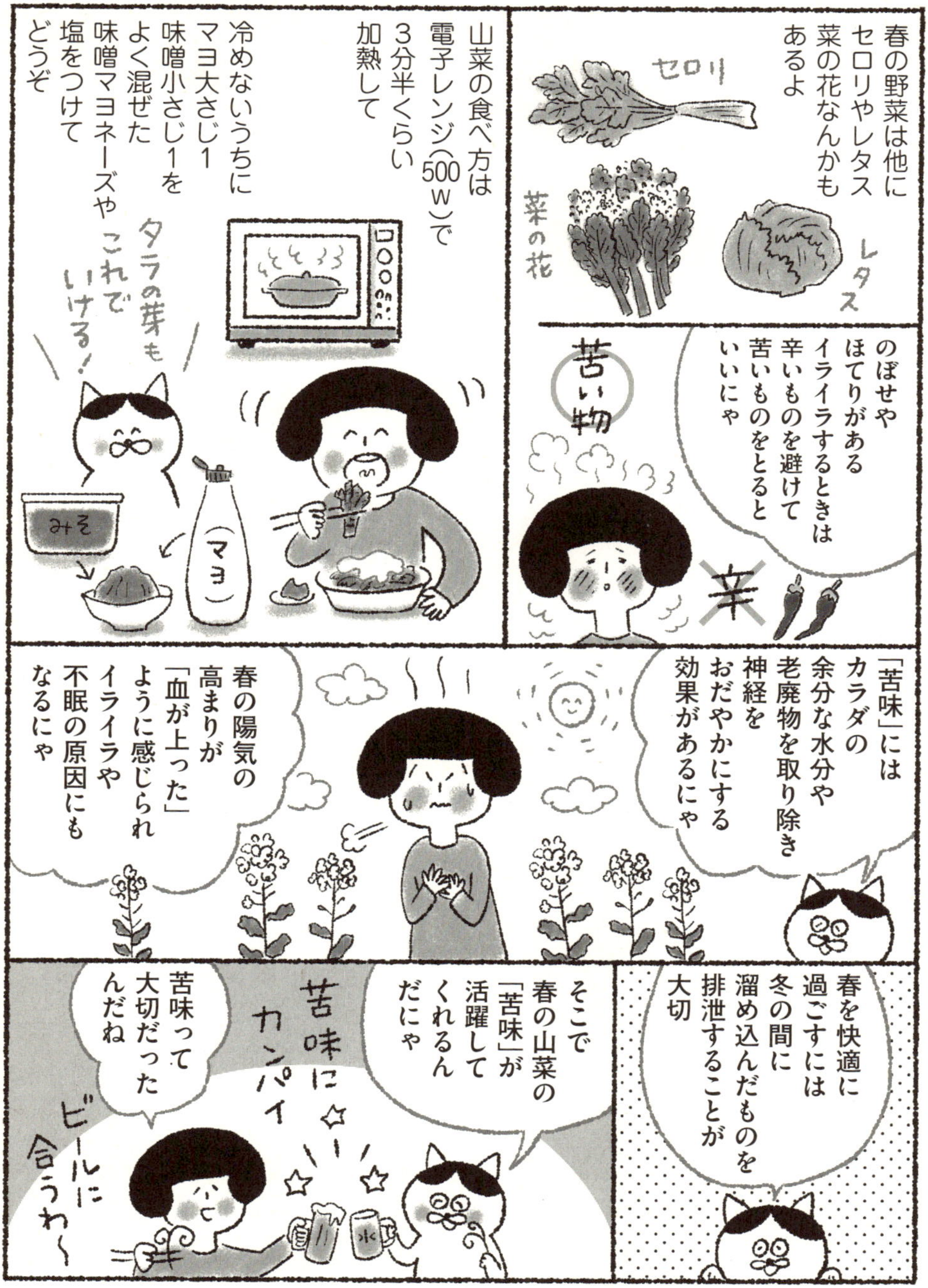
春の野菜は他に
セロリやレタス
菜の花なんかも
あるよ
セロリ
菜の花
レタス
のぼせや
ほてりがある
イライラするときは
辛いものを避けて
苦いものをとると
いいにゃ
苦い物
辛
山菜の食べ方は
電子レンジ(500w)で
3分半くらい
加熱して
冷めないうちに
マヨ大さじ1
味噌小さじ1を
よく混ぜた
味噌マヨネーズや
塩をつけて
どうぞ
タラの芽も
これでいける!
みそ
マヨ
「苦味」には
カラダの
余分な水分や
老廃物を取り除き
神経を
おだやかにする
効果があるにゃ
春の陽気の
高まりが
「血が上った」
ように感じられ
イライラや
不眠の原因にも
なるにゃ
春を快適に
過ごすには
冬の間に
溜め込んだものを
排泄することが
大切
そこで
春の山菜の
「苦味」が
活躍して
くれるん
だにゃ
苦味に☆
カンパイ
苦味って
大切だった
んだね
ビールに
合うわ〜

紫外線が気になる季節

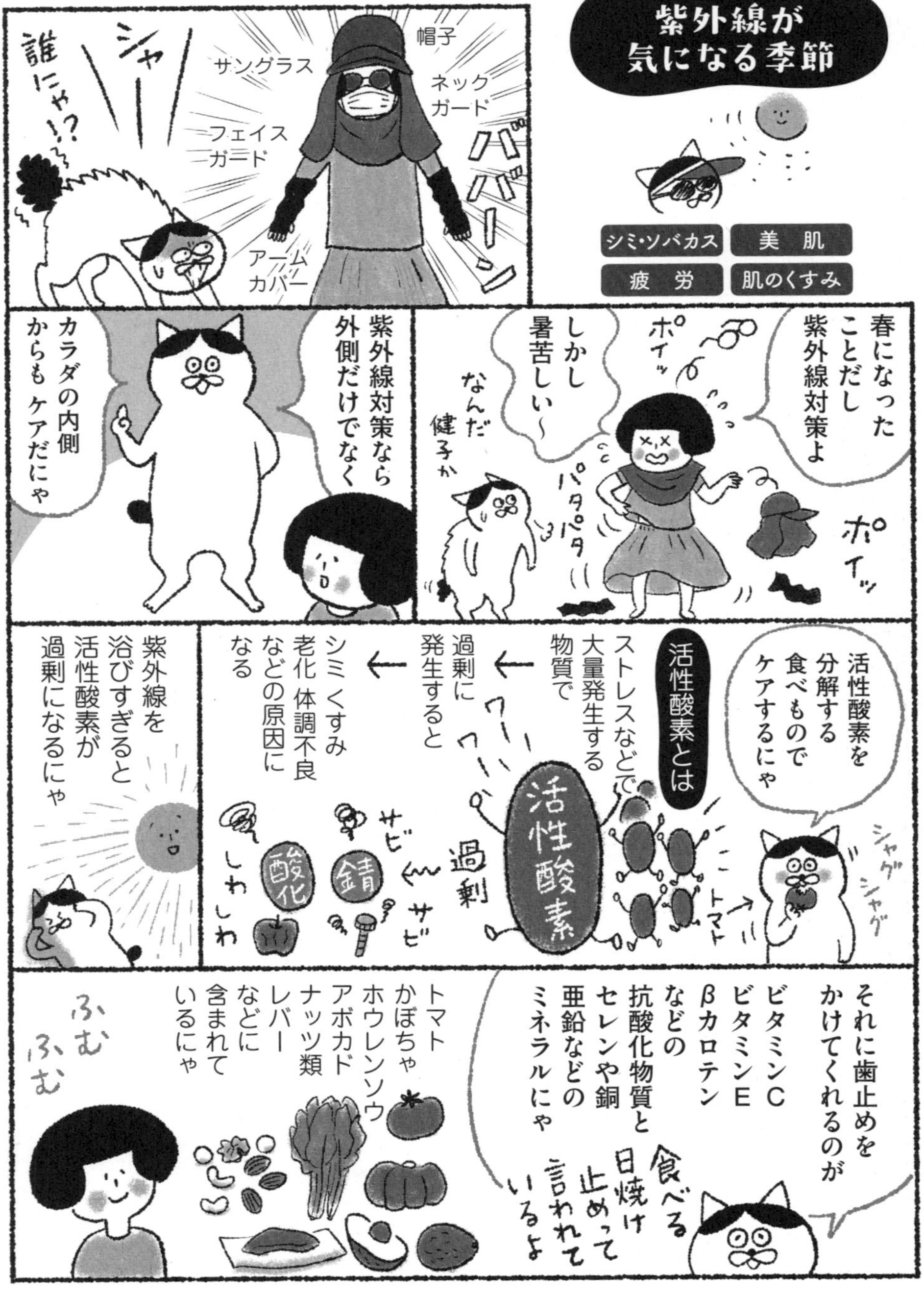

シミ・ソバカス
美肌
疲労
肌のくすみ
誰にゃ!?
シャー
バーン
帽子
サングラス
ネックガード
フェイスガード
アームカバー
春になったことだし紫外線対策よ
ポイッ
しかし暑苦しい〜
なんだ健子か
パタパタ
ポイッ
紫外線対策なら外側だけでなく
カラダの内側からも ケアだにゃ
活性酸素を分解する食べものでケアするにゃ
シャグシャグ
トマト
活性酸素とは
ストレスなどで大量発生する物質で
← 過剰に発生すると
← シミ くすみ 老化 体調不良などの原因になる
ワーワー
活性酸素
過剰
錆
サビ
サビ
酸化
しわしわ
紫外線を浴びすぎると活性酸素が過剰になるにゃ
それに歯止めをかけてくれるのがビタミンC ビタミンE βカロテンなどの抗酸化物質とセレンや銅 亜鉛などのミネラルにゃ
食べる日焼け止めって言われているよ
トマト かぼちゃ ホウレンソウ アボカド ナッツ類 レバー などに含まれているにゃ
ふむふむ

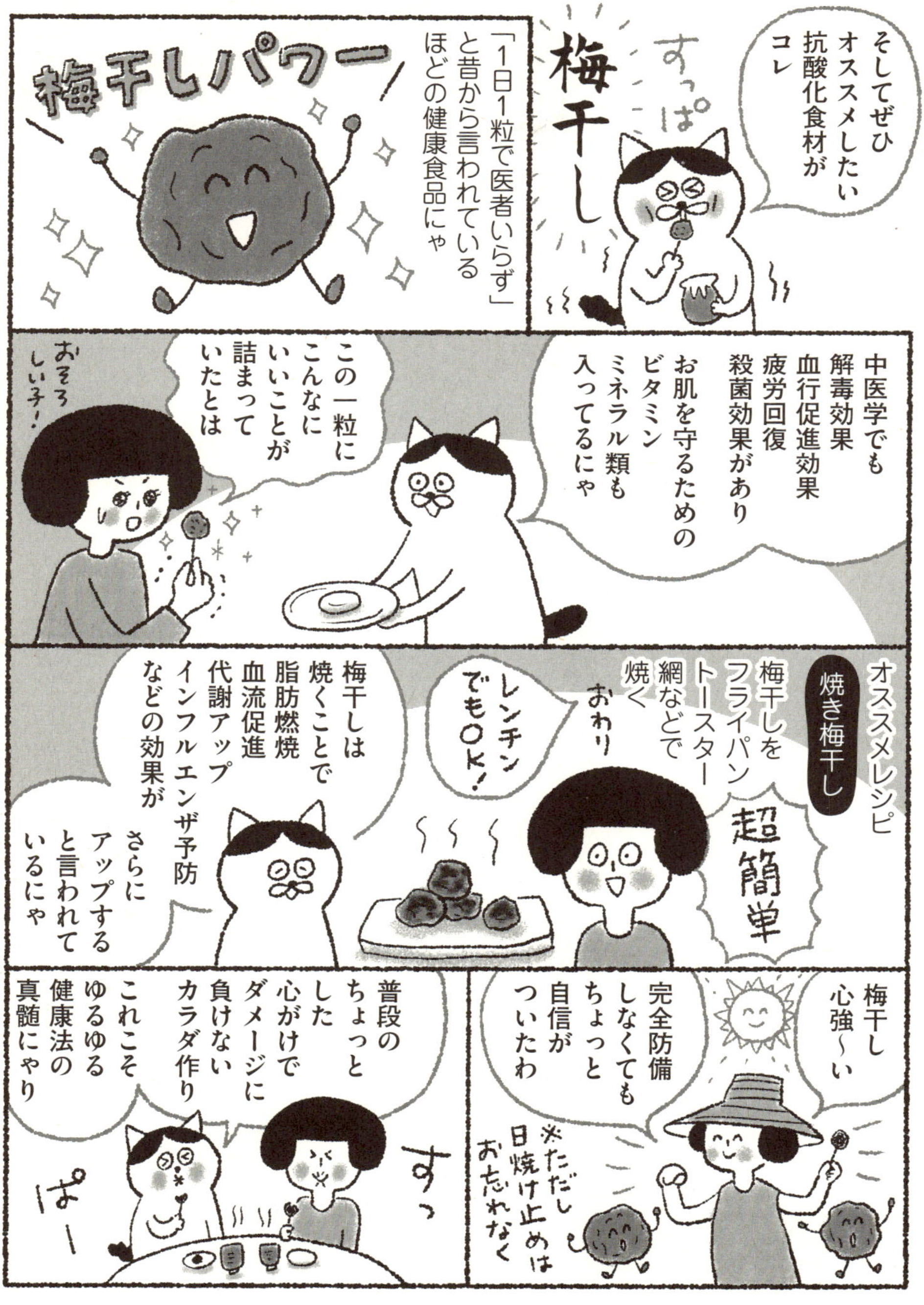
そしてぜひ オススメしたい 抗酸化食材が コレ
梅干し
すっぱ
梅干しパワー
「1日1粒で医者いらず」と昔から言われているほどの健康食品にゃ
中医学でも 解毒効果 血行促進効果 疲労回復 殺菌効果があり お肌を守るための ビタミン ミネラル類も 入ってるにゃ
この一粒に こんなに いいことが 詰まって いたとは
おそろしい子!
オススメレシピ
焼き梅干し
梅干しを フライパン トースター 網などで 焼く
超簡単
おわり
レンチンでもOK!
梅干しは 焼くことで 脂肪燃焼 血流促進 代謝アップ インフルエンザ予防 などの効果が さらに アップする と言われて いるにゃ
梅干し 心強~い
完全防備 しなくても ちょっと 自信が ついたわ
※ただし 日焼け止めは お忘れなく
普段の ちょっと した 心がけで ダメージに 負けない カラダ作り これこそ ゆるゆる 健康法の 真髄にゃり
すっ
ぱー

体臭予防

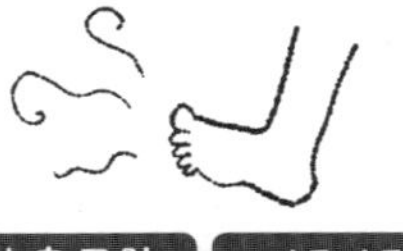

体臭予防　イライラ　熱　デトックス

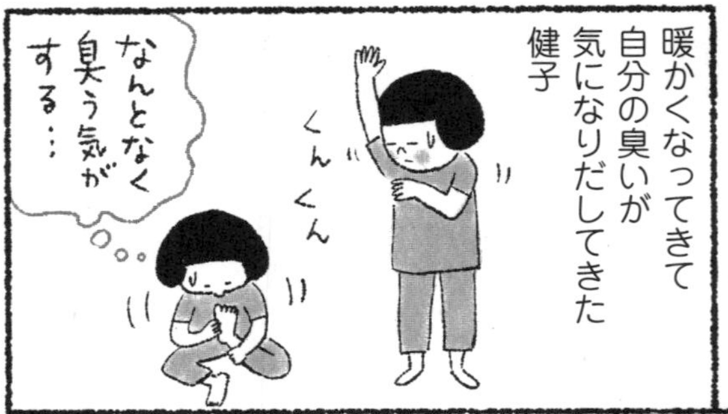
暖かくなってきて自分の臭いが気になりだしてきた健子
くんくん
なんとなく臭う気がする…

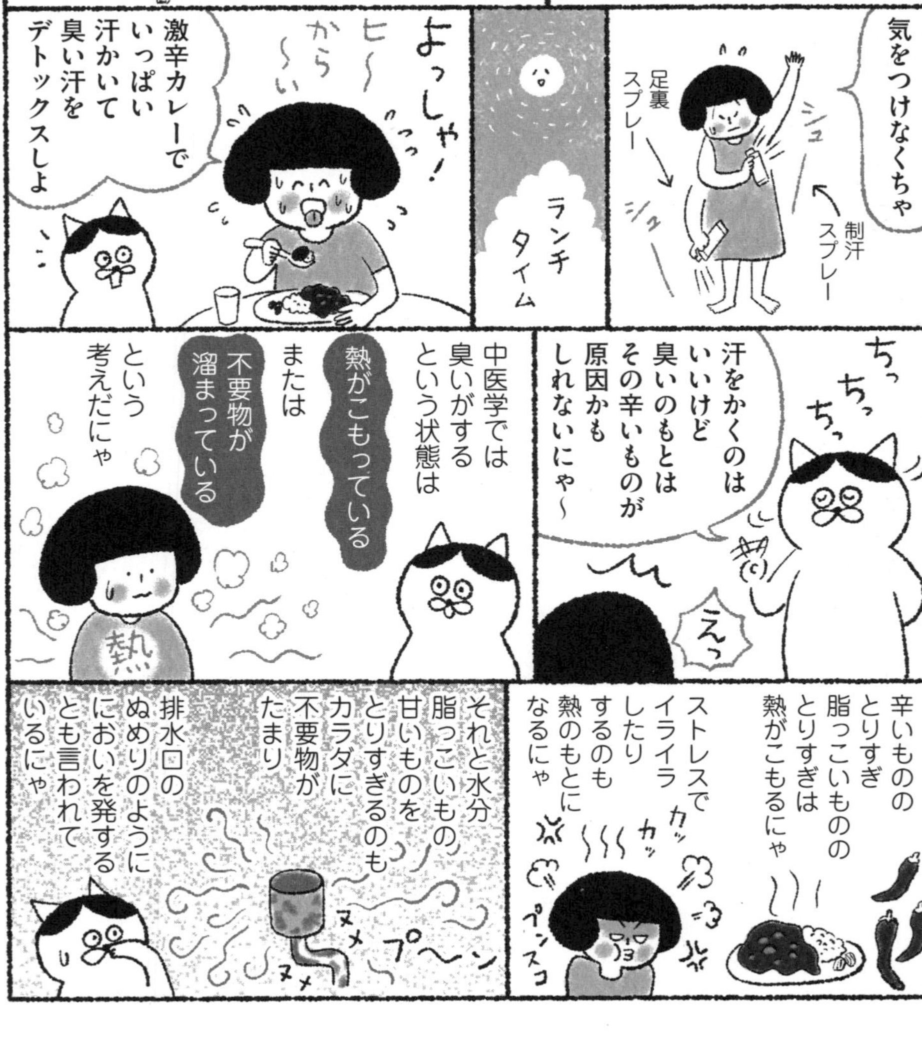
気をつけなくちゃ
足裏スプレー
制汗スプレー
シュ
シュ
ランチタイム
よっしゃ!
ヒ〜
から〜い
激辛カレーでいっぱい汗かいて臭い汗をデトックスしよ
ちっちっちっ
汗をかくのはいいけど臭いのもとはその辛いものが原因かもしれないにゃ〜
えっ
中医学では臭いがするという状態は
熱がこもっている
または
不要物が溜まっている
という考えだにゃ
熱
辛いもののとりすぎ脂っこいもののとりすぎは熱がこもるにゃ
ストレスでイライラしたりするのも熱のもとになるにゃ
カッカッ
プンスコ
それと水分脂っこいもの甘いものをとりすぎるのもカラダに不要物がたまり排水口のぬめりのようににおいを発するとも言われているにゃ
ヌメ
ヌメ
プ〜ン

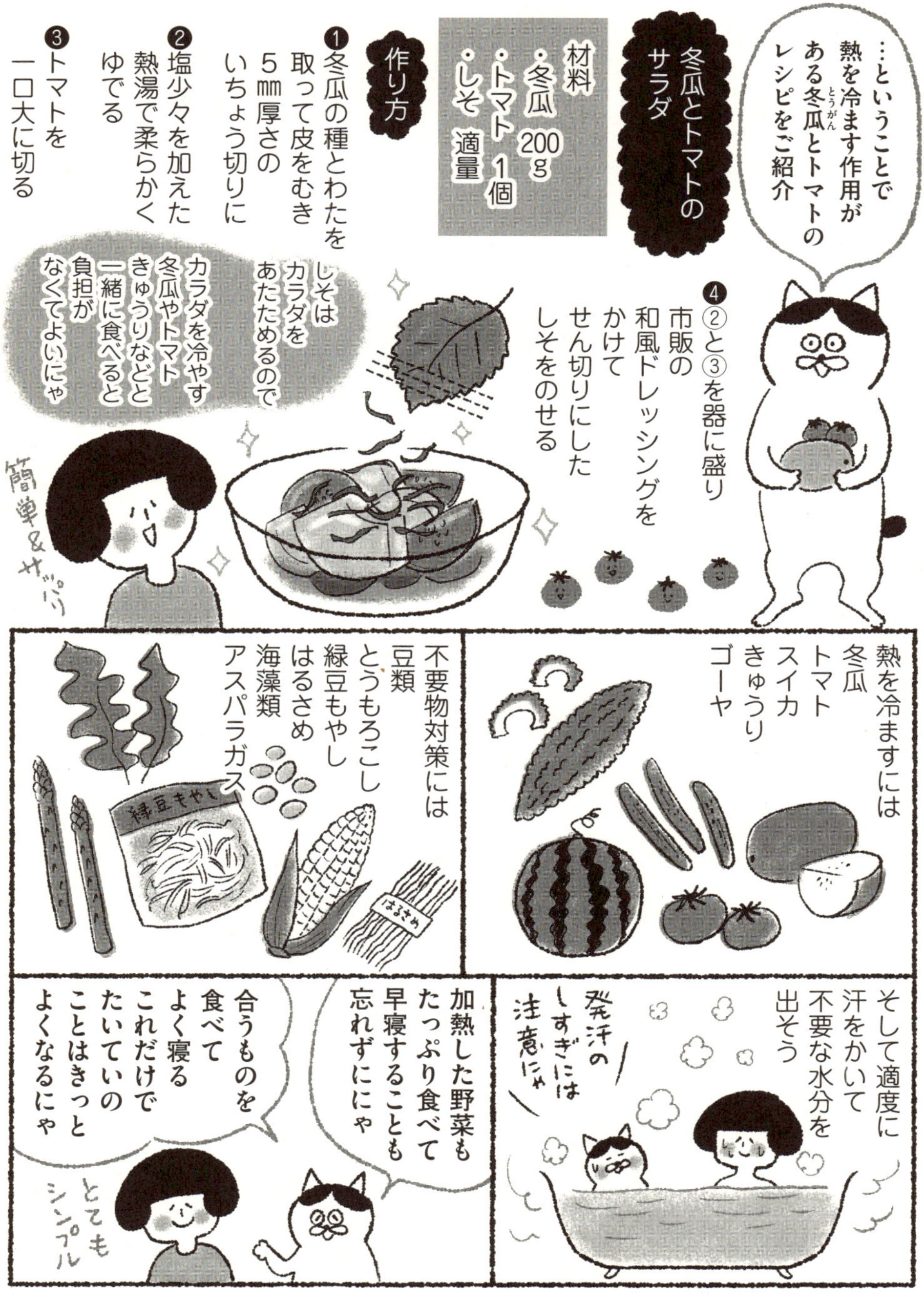
…ということで
熱を冷ます作用がある冬瓜《とうがん》とトマトのレシピをご紹介
冬瓜とトマトのサラダ
材料
・冬瓜 200g
・トマト 1個
・しそ 適量
作り方
❶冬瓜の種とわたを取って皮をむき5㎜厚さのいちょう切りに
❷塩少々を加えた熱湯で柔らかくゆでる
❸トマトを一口大に切る
④②と③を器に盛り市販の和風ドレッシングをかけてせん切りにしたしそをのせる
しそはカラダをあたためるのでカラダを冷やす冬瓜やトマトきゅうりなどと一緒に食べると負担がなくてよいにゃ
簡単&サッパリ
熱を冷ますには
冬瓜
トマト
スイカ
きゅうり
ゴーヤ
不要物対策には
豆類
とうもろこし
緑豆もやし
はるさめ
海藻類
アスパラガス
緑豆もやし
はるさめ
そして適度に汗をかいて不要な水分を出そう
発汗のしすぎには注意にゃ
加熱した野菜もたっぷり食べて早寝することも忘れずににゃ
合うものを食べてよく寝るこれだけでたいていのことはきっとよくなるにゃ
とてもシンプル

お口周りのトラブルに

口内炎 にきび
虫歯 歯周病

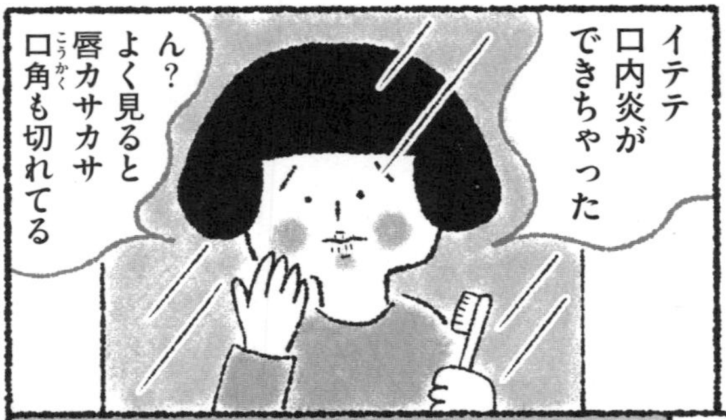

イテテ
口内炎ができちゃった
ん？
よく見ると
唇カサカサ
口角《こうかく》も切れてる

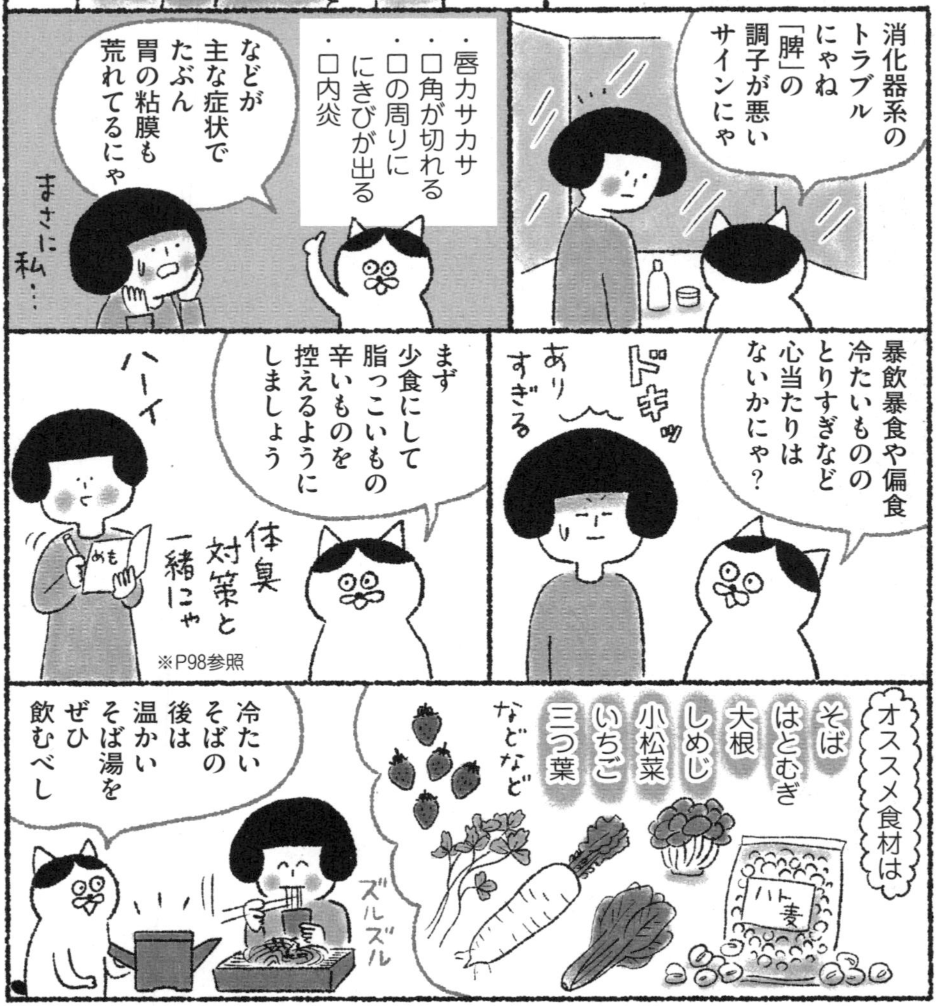

消化器系のトラブルにゃね
「脾」の調子が悪いサインにゃ
・唇カサカサ
・口角が切れる
・口の周りににきびが出る
・口内炎
などが主な症状で
たぶん胃の粘膜も荒れてるにゃ
まさに私…
暴飲暴食や偏食
冷たいもののとりすぎなど
心当たりはないかにゃ？
ドキッ
ありすぎる
まず少食にして
脂っこいもの
辛いものを
控えるようにしましょう
ハーイ
めも
体臭対策と一緒にゃ
※P98参照
オススメ食材は
そば
はとむぎ
大根
しめじ
小松菜
いちご
三つ葉
などなど
ハト麦
ズルズル
冷たいそばの後は
温かいそば湯を
ぜひ飲むべし

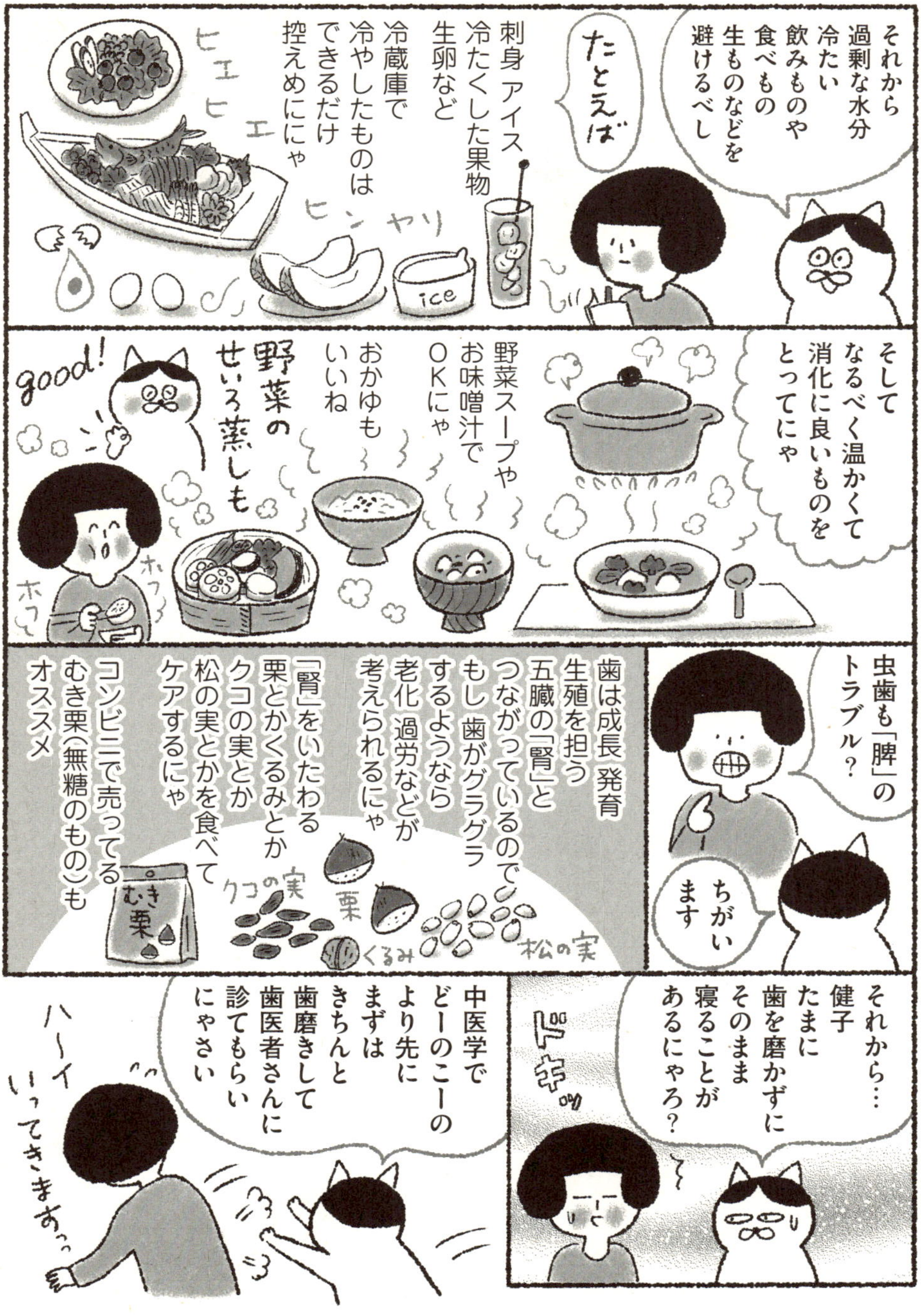

それから過剰な水分 冷たい飲みものや食べもの 生ものなどを避けるべし
たとえば
刺身 アイス 冷たくした果物 生卵など 冷蔵庫で冷やしたものはできるだけ控えめににゃ
ヒンヤリ
ヒェ ヒェ
ice
そしてなるべく温かくて消化に良いものをとってにゃ
野菜スープやお味噌汁でOKにゃ
おかゆもいいね
野菜のせいろ蒸しも
good!
ホフ ホフ
虫歯も「脾」のトラブル?
ちがいます
歯は成長 発育 生殖を担う五臓の「腎」とつながっているので もし歯がグラグラするようなら 老化 過労などが考えられるにゃ
「腎」をいたわる栗とかくるみとかクコの実とか松の実とかを食べてケアするにゃ
コンビニで売ってるむき栗(無糖のもの)もオススメ
クコの実
栗
くるみ
松の実
むき栗
それから… 健子 たまに歯を磨かずにそのまま寝ることがあるにゃろ?
ドキッ
中医学でどーのこーのより先にまずはきちんと歯磨きして歯医者さんに診てもらいにゃさい
ハーイ いってきますっっ

つらいPMS（月経前症候群）

PMS

PMS　イライラ　むくみ　うつ

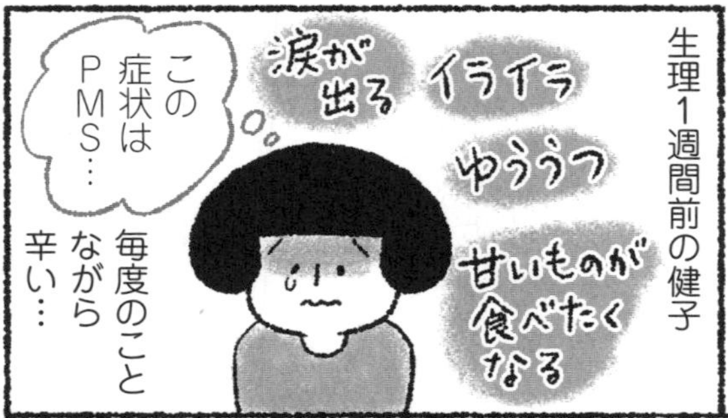

生理1週間前の健子
涙が出る
イライラ
ゆううつ
甘いものが食べたくなる
この症状はPMS…
毎度のことながら辛い…

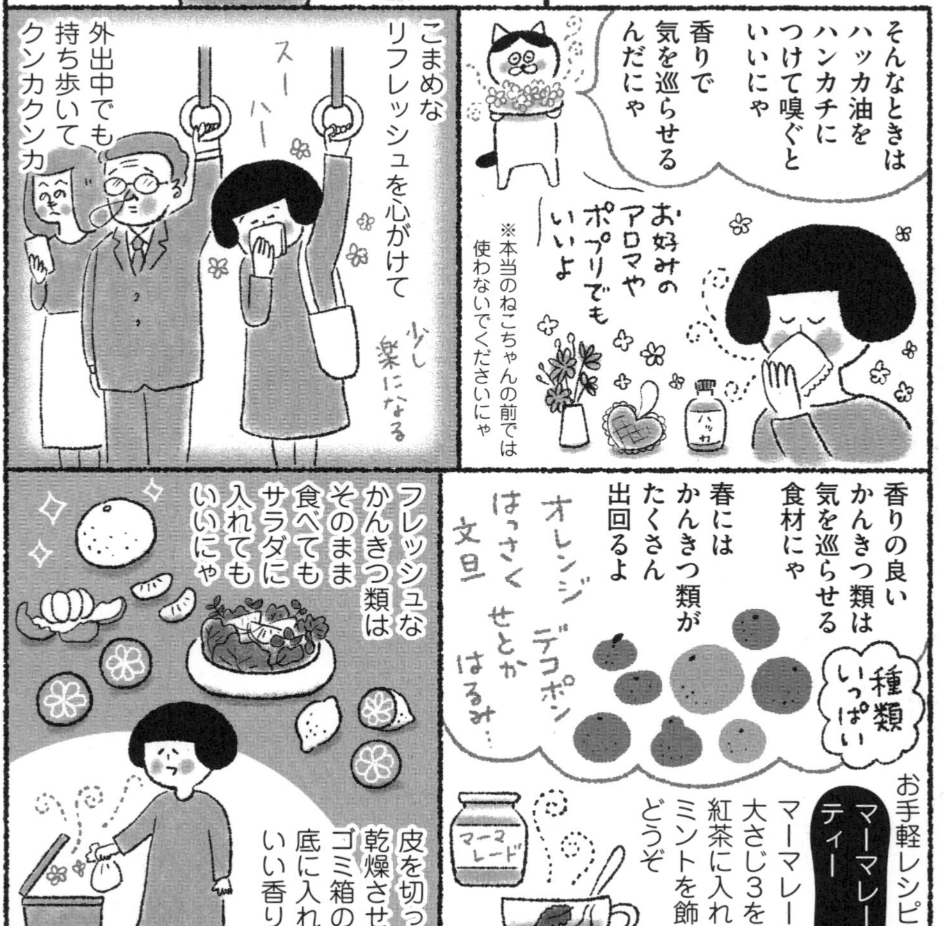

そんなときはハッカ油をハンカチにつけて嗅ぐといいにゃ
香りで気を巡らせるんだにゃ
お好みのアロマやポプリでもいいよ
※本当のねこちゃんの前では使わないでくださいにゃ
ハッカ
こまめなリフレッシュを心がけて
スー
ハー
少し楽になる
外出中でも持ち歩いてクンカクンカ
香りの良いかんきつ類は気を巡らせる食材にゃ
春にはかんきつ類がたくさん出回るよ
オレンジ
デコポン
はっさく
せとか
文旦
はるみ…
種類いっぱい
お手軽レシピ
マーマレードティー
マーマレード大さじ3を紅茶に入れてミントを飾ってどうぞ
マーマレード
フレッシュなかんきつ類はそのまま食べてもサラダに入れてもいいにゃ
皮を切って乾燥させてゴミ箱の底に入れてもいい香り

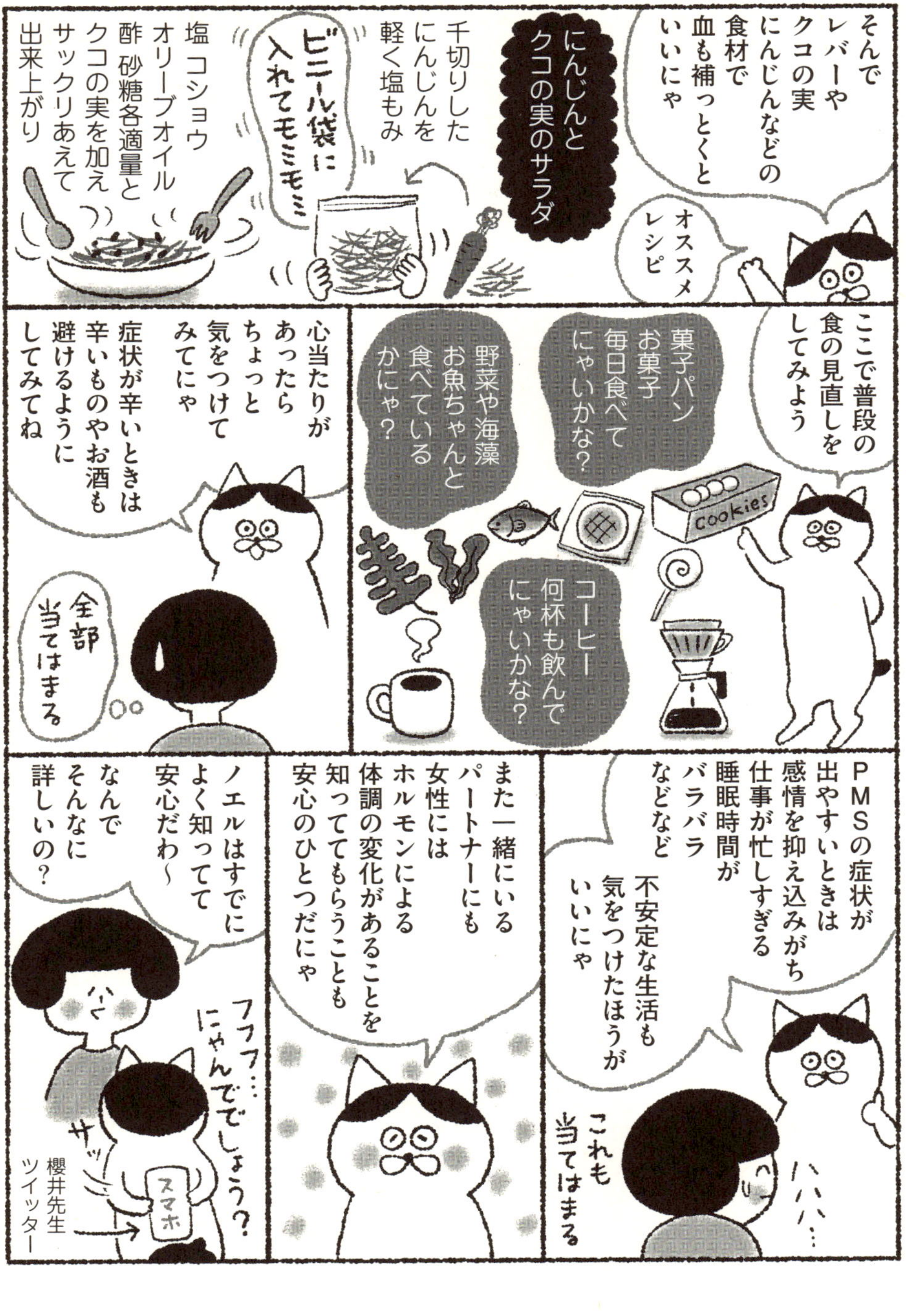
そんで
レバーや
クコの実
にんじんなどの
食材で
血も補っとくと
いいにゃ
オススメ
レシピ
にんじんと
クコの実のサラダ
千切りした
にんじんを
軽く塩もみ
ビニール袋に
入れてモミモミ
塩 コショウ
オリーブオイル
酢 砂糖各適量と
クコの実を加え
サックリあえて
出来上がり
ここで普段の
食の見直しを
してみよう
菓子パン
お菓子
毎日食べて
にゃいかな？
野菜や海藻
お魚ちゃんと
食べている
かにゃ？
cookies
コーヒー
何杯も飲んで
にゃいかな？
心当たりが
あったら
ちょっと
気をつけて
みてにゃ
症状が辛いときは
辛いものやお酒も
避けるように
してみてね
全部
当てはまる
PMSの症状が
出やすいときは
感情を抑え込みがち
仕事が忙しすぎる
睡眠時間が
バラバラ
などなど
不安定な生活も
気をつけたほうが
いいにゃ
ハハハ…
これも
当てはまる
また一緒にいる
パートナーにも
女性には
ホルモンによる
体調の変化があることを
知っててもらうことも
安心のひとつだにゃ
ノエルはすでに
よく知ってて
安心だわ〜
なんで
そんなに
詳しいの？
ハッ
フフフ…
にゃんででしょう？
サッ
スマホ
櫻井先生
ツイッター

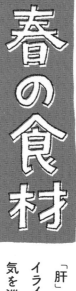

春の食材

「肝」にトラブルが起きやすくなって気がのぼりやすくなり、イライラや自律神経失調症になりやすくなるこの季節。気を巡らせて解毒作用のある食材をとるようにしましょう。

アスパラガス

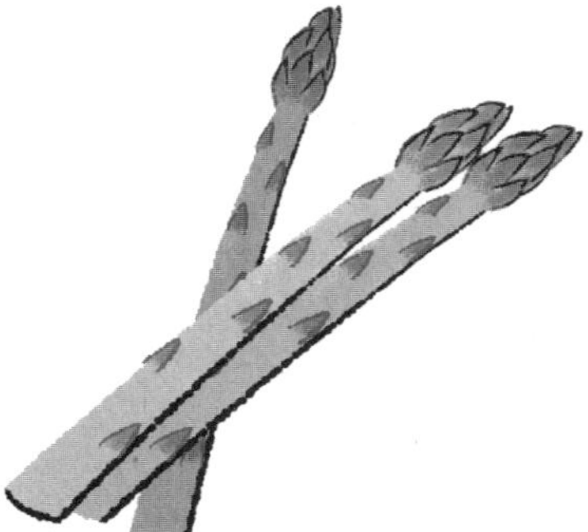

ここに効く!

肺、脾

はたらき

消化吸収を高めるとともに、利尿作用と便通作用を持つ食材です。カラダの余分な熱をとり、代謝をよくしてむくみを解消する作用が期待できます。

菜の花

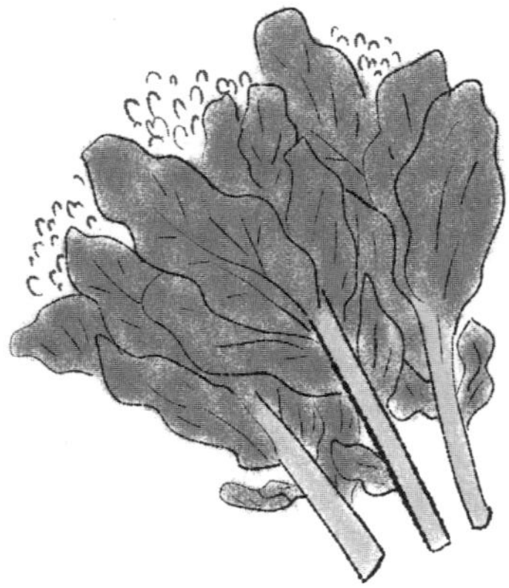

ここに効く!

肝、肺、脾

はたらき

肌の炎症や腫れなどの肌トラブルを改善し、余分なものをデトックスして血流を改善するといわれています。イライラや目の充血、のぼせなどにも効果的。

キャベツ

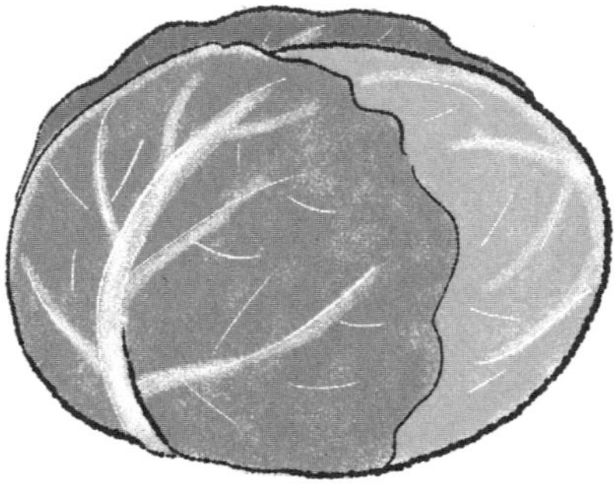

ここに効く!

肝、胃、腎

はたらき

熱を除いて余分な水分を排出し、胃もたれを解消するといわれています。食欲増進作用もあり、カラダ全体の気を高めるため、虚弱体質や疲れやすい方にオススメ。

ふき

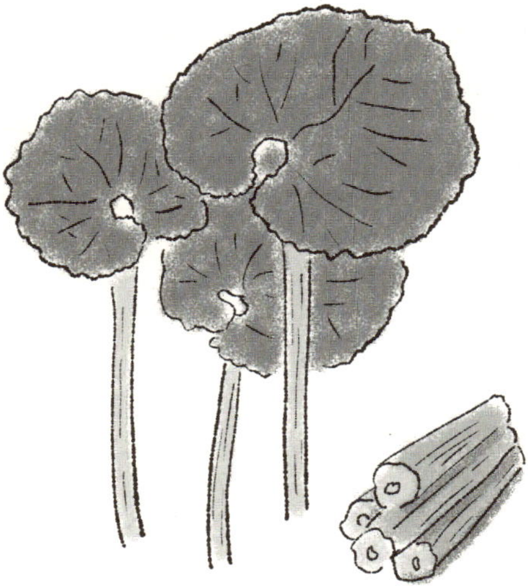

ここに効く！

肝、心、肺

はたらき

胃腸の働きを高めて水分代謝を改善し、咳や痰、むくみを解消するといわれています。また、「血」の巡りをよくしたり、便秘の緩和にも役立ちます。

いちご

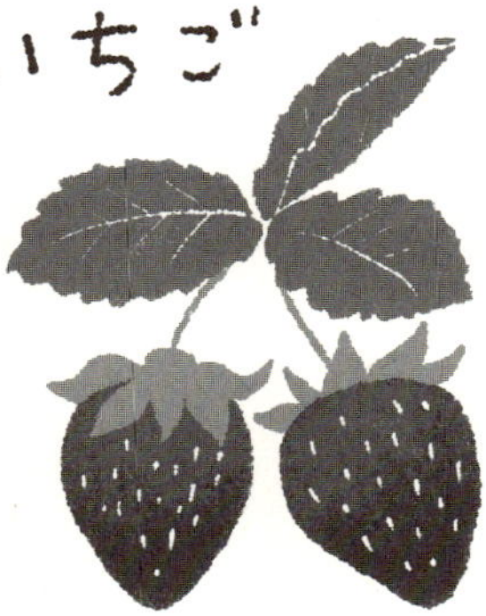

ここに効く！

肝、脾、胃

はたらき

食欲不振や慢性の下痢を緩和するといわれています。また、「血」を補ってイライラや憂うつに作用するため、気分の浮き沈みが起こりがちな春にぴったりの果物です。

たけのこ

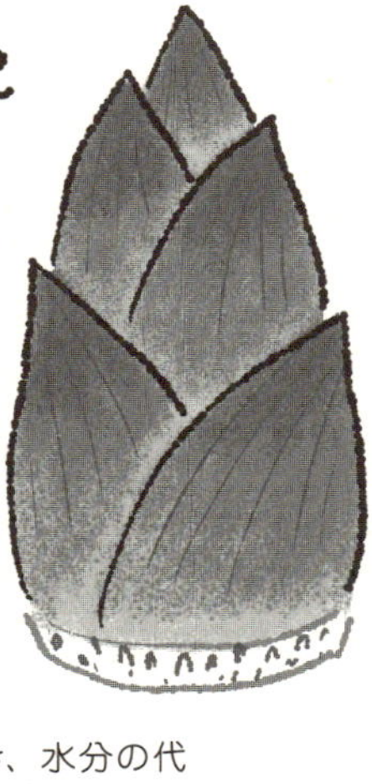

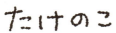

ここに効く！

胃、大腸

はたらき

こもった熱を取り除き、水分の代謝を促して体調を整えるといわれています。また、むくみやじんましんを抑えたり、慢性の便秘や下痢の改善も期待できます。

樱井先生のコラム ⑤

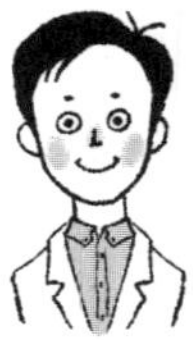

五臓と七情の関係

精神とカラダの健康は表《ひょう》裏《り》一《いっ》体《たい》です。中医学では「喜び」「驚き」「思い」「悲しみ」「憂い」「恐れ」「怒り」など７つの感情のことを「七情《しちじょう》」と呼んでいます。そして七情が度を越すと、カラダを攻撃してプチ不調の原因になるともいわれています。

まず、「喜び」は五臓の「心《しん》」と関係があります。過度な喜びは心を不安定にし、集中力を低下させ、心身を消耗させます。

次に「驚き」は、「腎《じん》」と「心」に関係があります。驚きすぎると動悸、不安、冷や汗などの症状や記憶、思考力の低下などが現れるといわれています。

また、「思い（考えたり、もの思いに沈む）」は「脾」と関係し、食欲不振、憂うつ、不安、月経不順の原因になることがあります。

「悲しみ」は、五臓の「肺《はい》」と関係します。咳や喘息など呼吸器系の不調のほか、疲れてぼーっとするなどが見られます。過度な「憂《うれ》い」は、悲しみと同じく「肺」の機能を低下させ、息がしづらくなり、食欲がおちて、便も出づらくなります。

「恐れ」は、「腎」に関連します。失禁や流産の原因になったり、倦怠感、腰痛、おしっこのトラブルや月経不順なども見られるようになります。

最後に「怒り」は、「肝《かん》」に関連します。頭痛、めまい、充血など頭部に症状が出やすくなります。

カラダと心は結びついています。七情の過度な変化はカラダにストレスを与え、また、カラダが弱っているときは七情の影響を受けやすいので、日ごろから養生することが大切です。

Docotor Sakurai's Column no.5

夏の章

冷えに気をつけながら
水分たっぷりの
夏野菜を食べたり、
運動をして熱を発散させて。

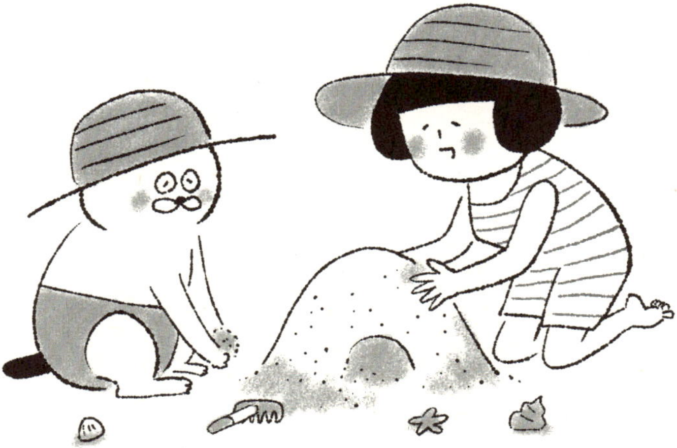

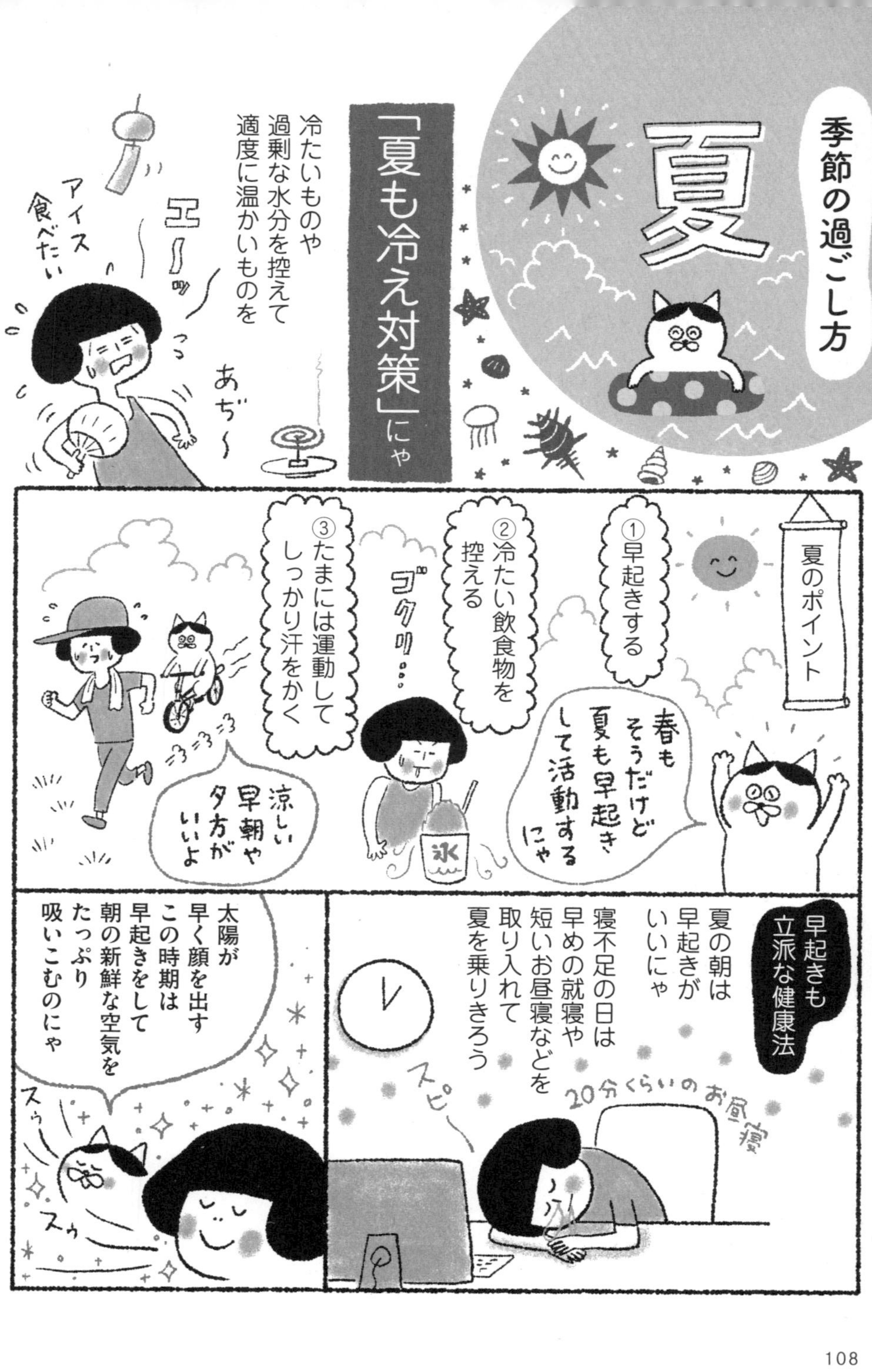
季節の過ごし方
夏
「夏も冷え対策」にゃ
冷たいものや過剰な水分を控えて適度に温かいものを
エーッ
アイス食べたい
あぢ〜
夏のポイント
①早起きする
②冷たい飲食物を控える
③たまには運動してしっかり汗をかく
春もそうだけど夏も早起きして活動するにゃ
ゴクリ…
涼しい早朝や夕方がいいよ
早起きも立派な健康法
夏の朝は早起きがいいにゃ
寝不足の日は早めの就寝や短いお昼寝などを取り入れて夏を乗りきろう
20分くらいのお昼寝
スピ〜
太陽が早く顔を出すこの時期は早起きをして朝の新鮮な空気をたっぷり吸いこむのにゃ
スゥ
スゥ

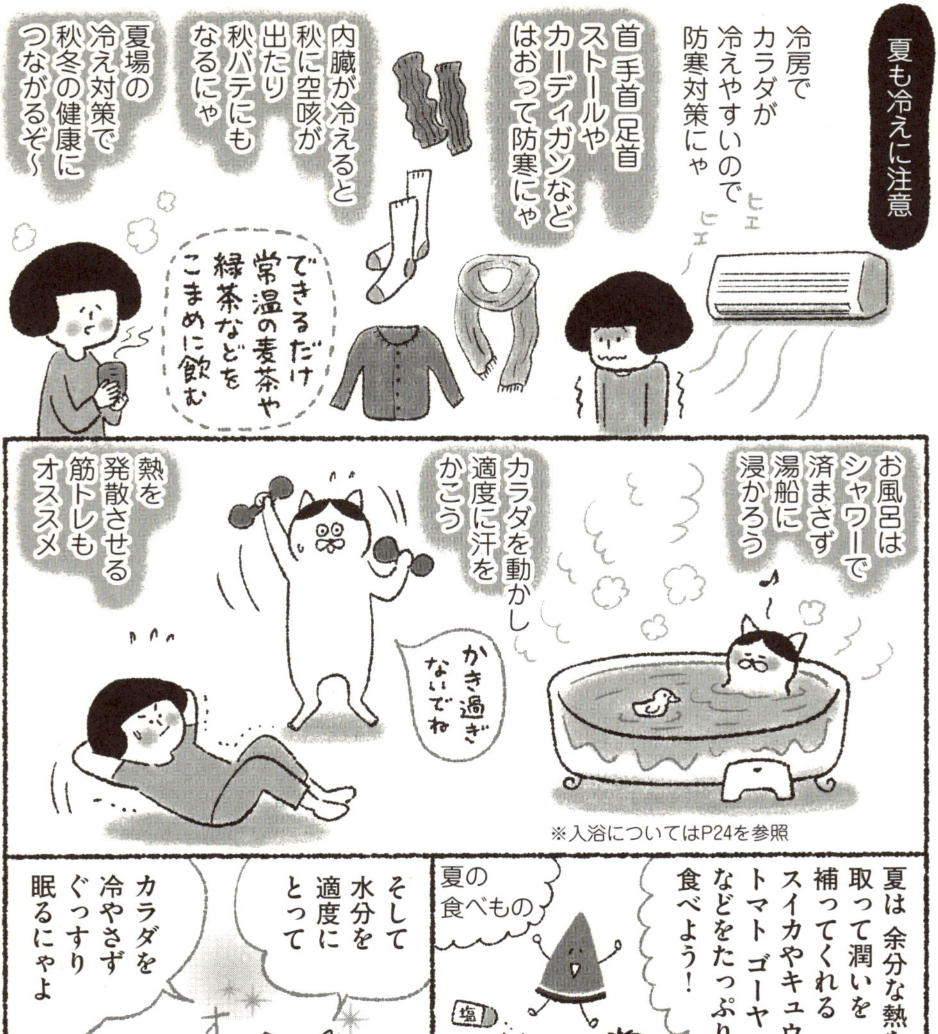
夏も冷えに注意
冷房で カラダが 冷えやすいので 防寒対策にゃ
ヒエ ヒエ
首手首 足首 ストールや カーディガンなど はおって防寒にゃ
内臓が冷えると 秋に空咳が 出たり 秋バテにも なるにゃ
夏場の 冷え対策で 秋冬の健康に つながるぞ〜
できるだけ 常温の麦茶や 緑茶などを こまめに飲む
お風呂は シャワーで 済まさず 湯船に 浸かろう
カラダを動かし 適度に汗を かこう
かき過ぎ ないでね
熱を 発散させる 筋トレも オススメ
※入浴についてはP24を参照
夏は 余分な熱を 取って潤いを 補ってくれる スイカやキュウリ トマト ゴーヤ などをたっぷり 食べよう！
夏の 食べもの
塩
シャク シャク
ボリ ボリ
そして 水分を 適度に とって
カラダを 冷やさず ぐっすり 眠るにゃよ
オヤスミニャ

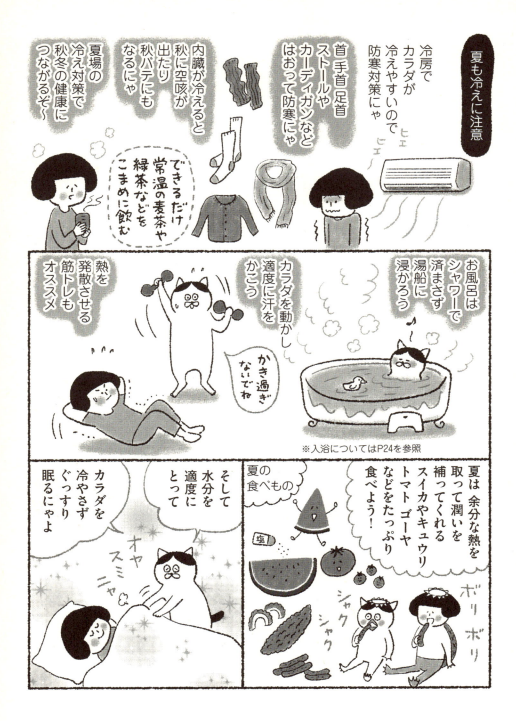

梅雨でしんどいとき

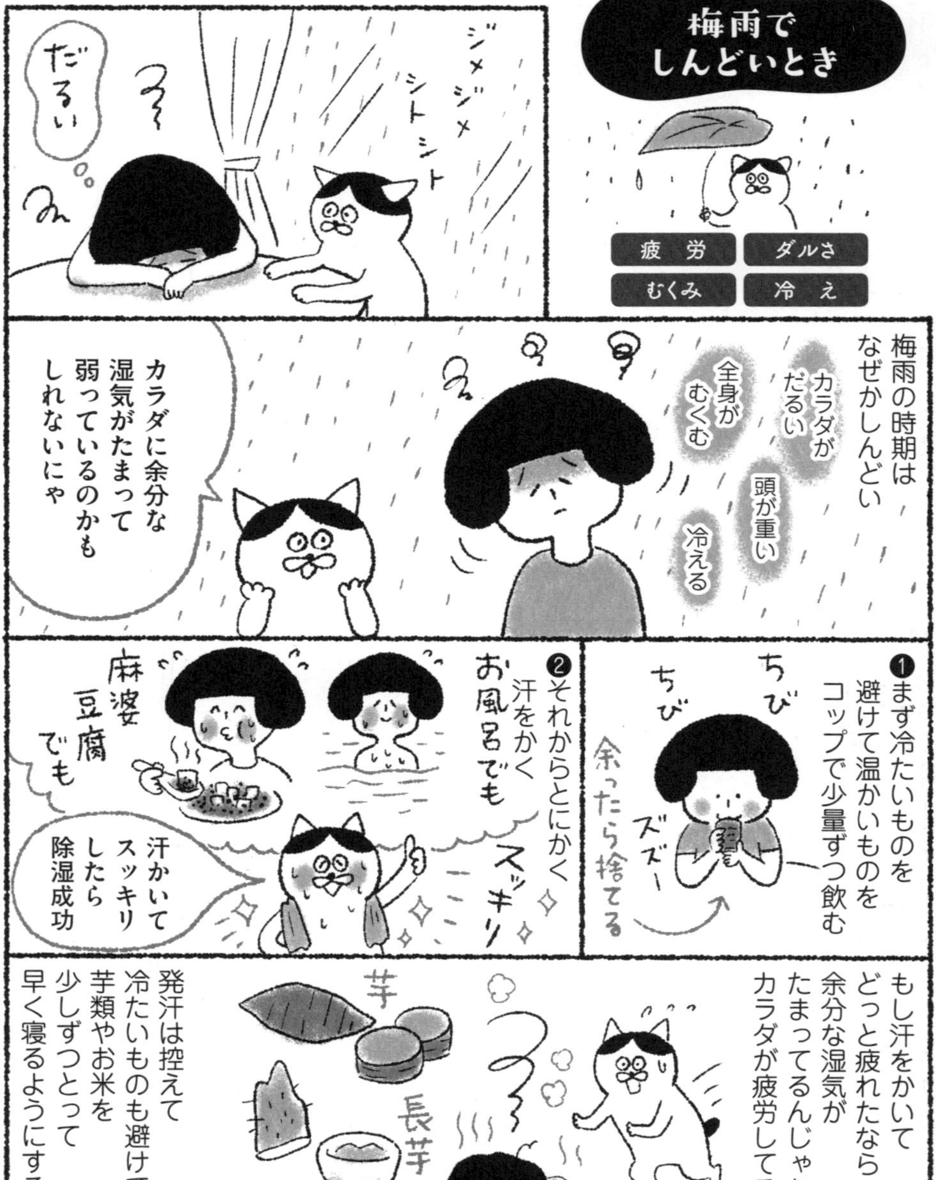
疲労
ダルさ
むくみ
冷え
ジメジメ
シトシト
だるい
梅雨の時期はなぜかしんどい
カラダがだるい
全身がむくむ
頭が重い
冷える
カラダに余分な湿気がたまって弱っているのかもしれないにゃ
❶まず冷たいものを避けて温かいものをコップで少量ずつ飲む
ちび
ちび
ズズー
余ったら捨てる
❷それからとにかく汗をかく
お風呂でも
麻婆豆腐でも
スッキリ
汗かいてスッキリしたら除湿成功
もし汗をかいてどっと疲れたなら余分な湿気がたまってるんじゃなくてカラダが疲労してるにゃ
芋
長芋
米
発汗は控えて冷たいものも避けて芋類やお米を少しずつとって早く寝るようにするにゃ

疲労時にオススメ

中華粥

❶米1/2合を洗って水をきりごま油大さじ1/2と混ぜる

❷干しえび 干貝柱などと水100㎖を耐熱容器に入れてラップしてレンジ(500W)で1分30秒

❸水を200㎖足して沸騰させたら米を入れる

❹沸騰しそうになったらとろ火にして30分煮る

塩や薬味で味をととのえてできあがり

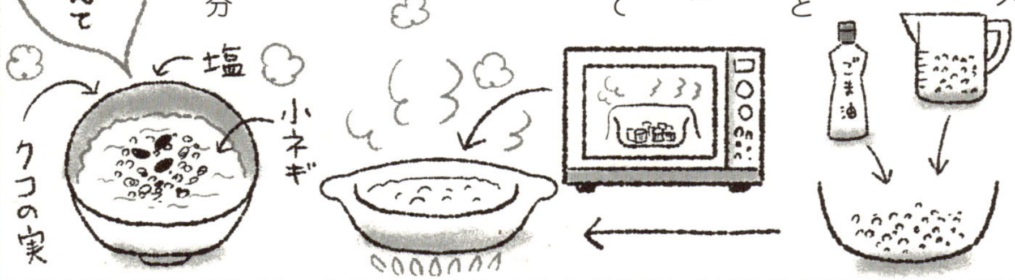
ごま油
塩
小ネギ
クコの実

夏バテ対策スープ

ゴーヤか冬瓜とスペアリブスープ

❶ゴーヤまたは冬瓜を大きくぶつ切りにする

❷スペアリブも大きくぶつ切りに

❸生姜はスライスに

❹鍋に全部入れて水を浸るぐらいと塩を少々入れ極弱火で20分以上煮る

時間をかければかけるほどおいしくなるにゃ

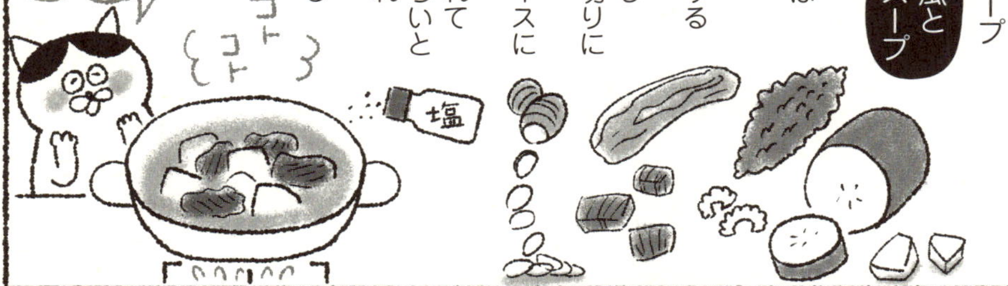
コトコト
塩

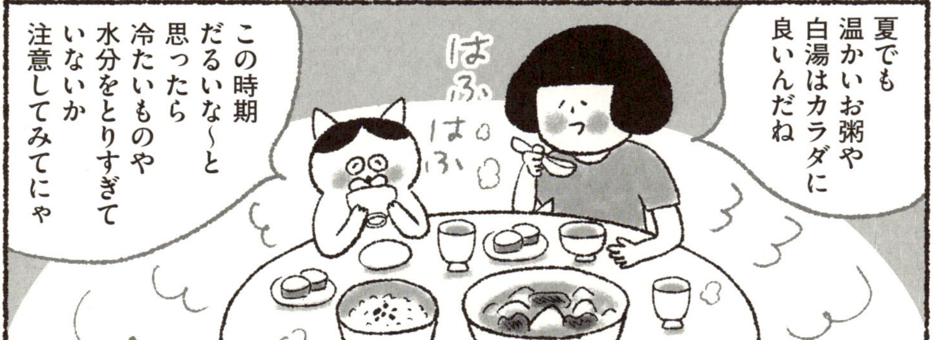
夏でも温かいお粥や白湯はカラダに良いんだね
はふはふ
この時期だるいな〜と思ったら冷たいものや水分をとりすぎていないか注意してみてにゃ

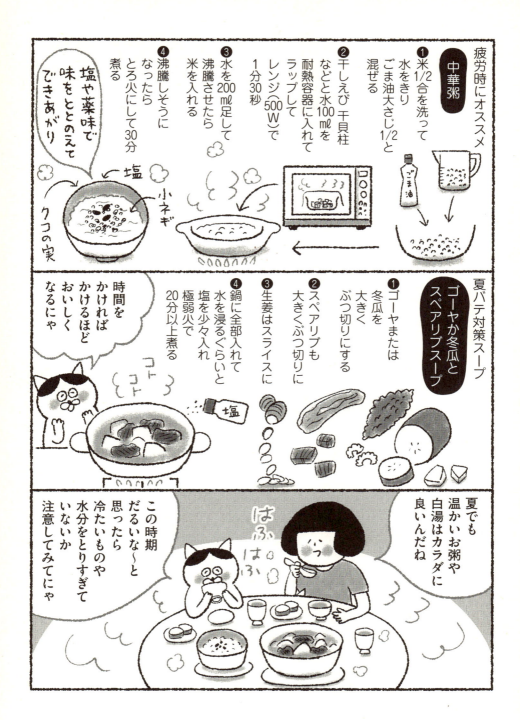

低気圧のダルさを解消

ダルさ　むくみ
頭痛　めまい

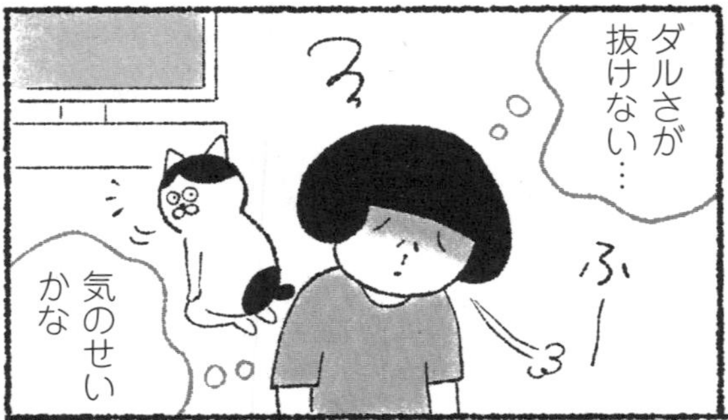
ダルさが抜けない…
気のせいかな
ふー

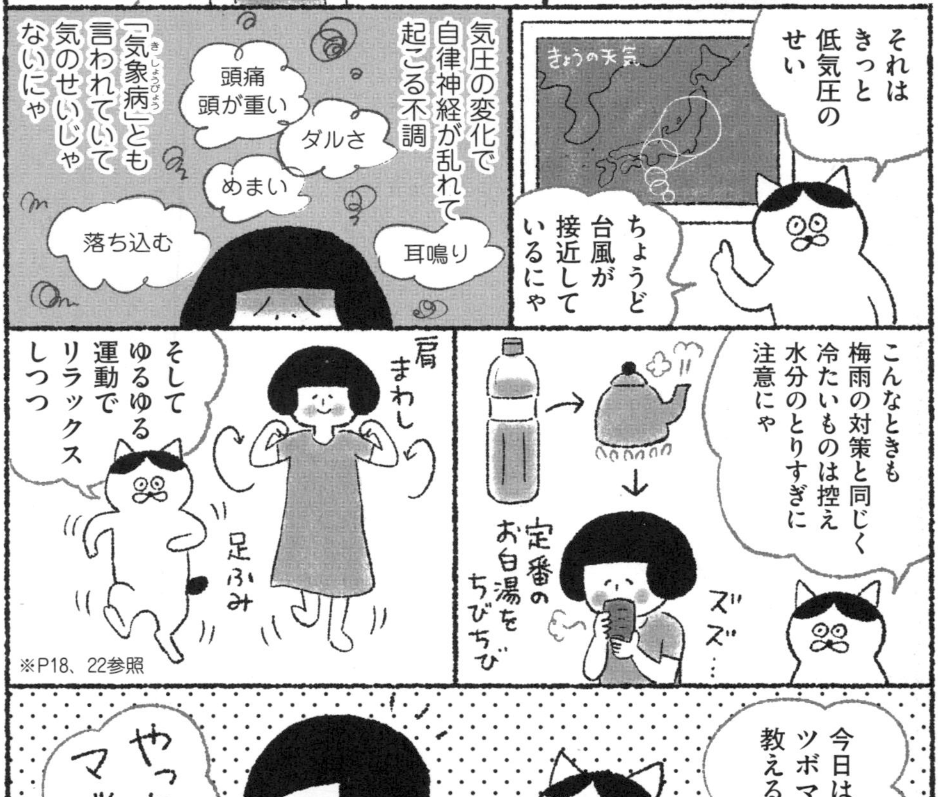
それはきっと低気圧のせい
きょうの天気
ちょうど台風が接近しているにゃ
気圧の変化で自律神経が乱れて起こる不調
頭痛
頭が重い
ダルさ
めまい
耳鳴り
落ち込む
「気象病《きしょうびょう》」とも言われていて気のせいじゃないにゃ
こんなときも梅雨の対策と同じく冷たいものは控え水分のとりすぎに注意にゃ
定番のお白湯をちびちび
ズズ…
そしてゆるゆる運動でリラックスしつつ
肩まわし
足ふみ
※P18、22参照
今日はツボマッサージを教えるにゃ
やったーマッサージ！

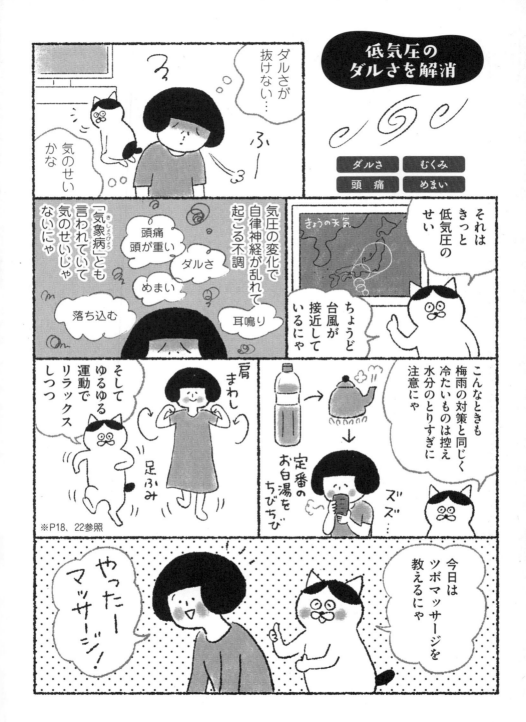

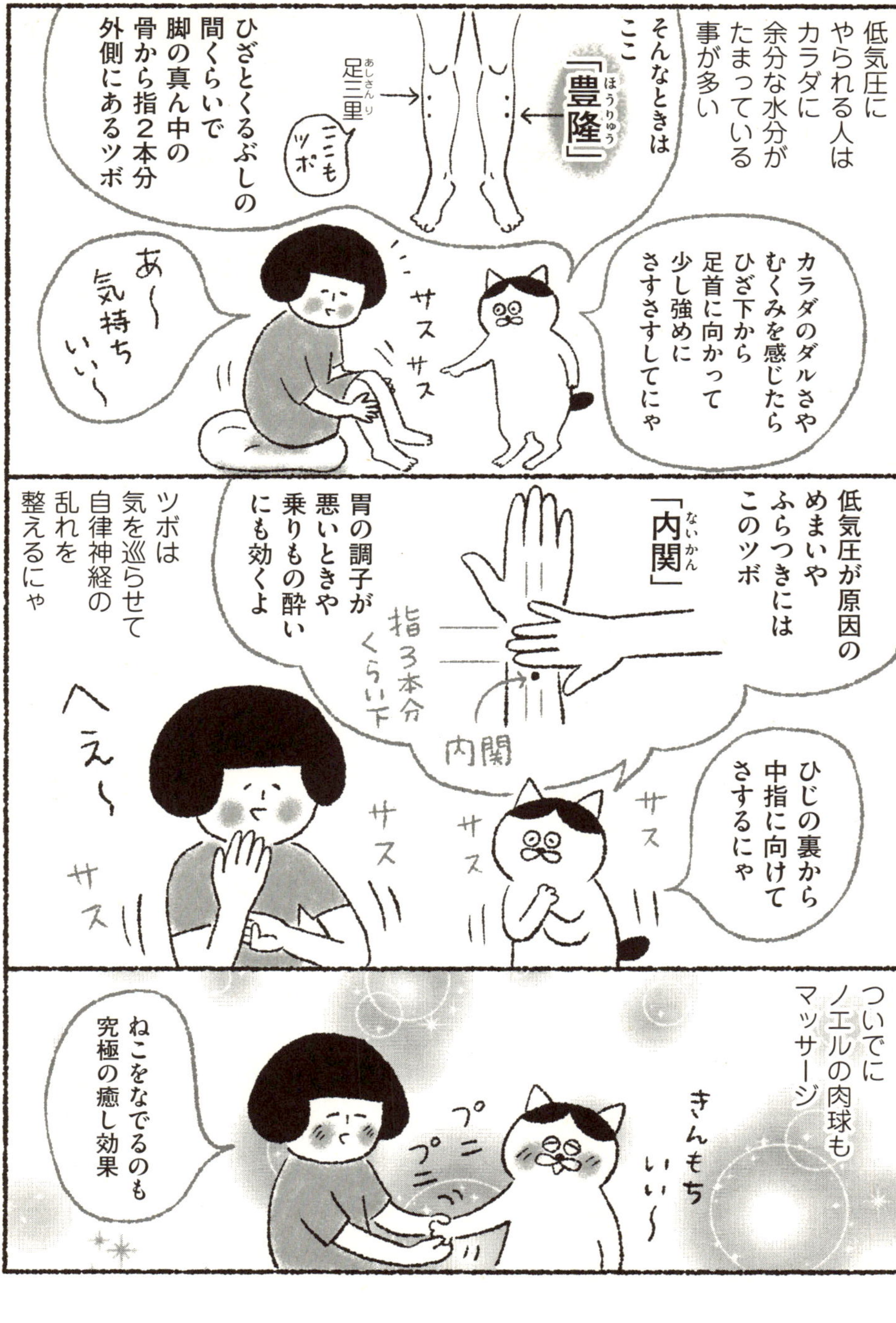

低気圧にやられる人はカラダに余分な水分がたまっている事が多い
そんなときはここ「豊隆《ほうりゅう》」
足三里《あしさんり》
ここもツボ
ひざとくるぶしの間くらいで脚の真ん中の骨から指2本分外側にあるツボ
カラダのダルさやむくみを感じたらひざ下から足首に向かって少し強めにさすさすしてにゃ
サスサス
あ〜気持ちいい〜
低気圧が原因のめまいやふらつきにはこのツボ「内関《ないかん》」
胃の調子が悪いときや乗りもの酔いにも効くよ
指3本分くらい下
内関
ツボは気を巡らせて自律神経の乱れを整えるにゃ
ひじの裏から中指に向けてさするにゃ
サスサス
サスサス
へえ〜
ついでにノエルの肉球もマッサージ
きんもちいい〜
プニプニ
ねこをなでるのも究極の癒し効果

冷たいものを飲むなら

夏バテ　食欲不振　デトックス　むくみ

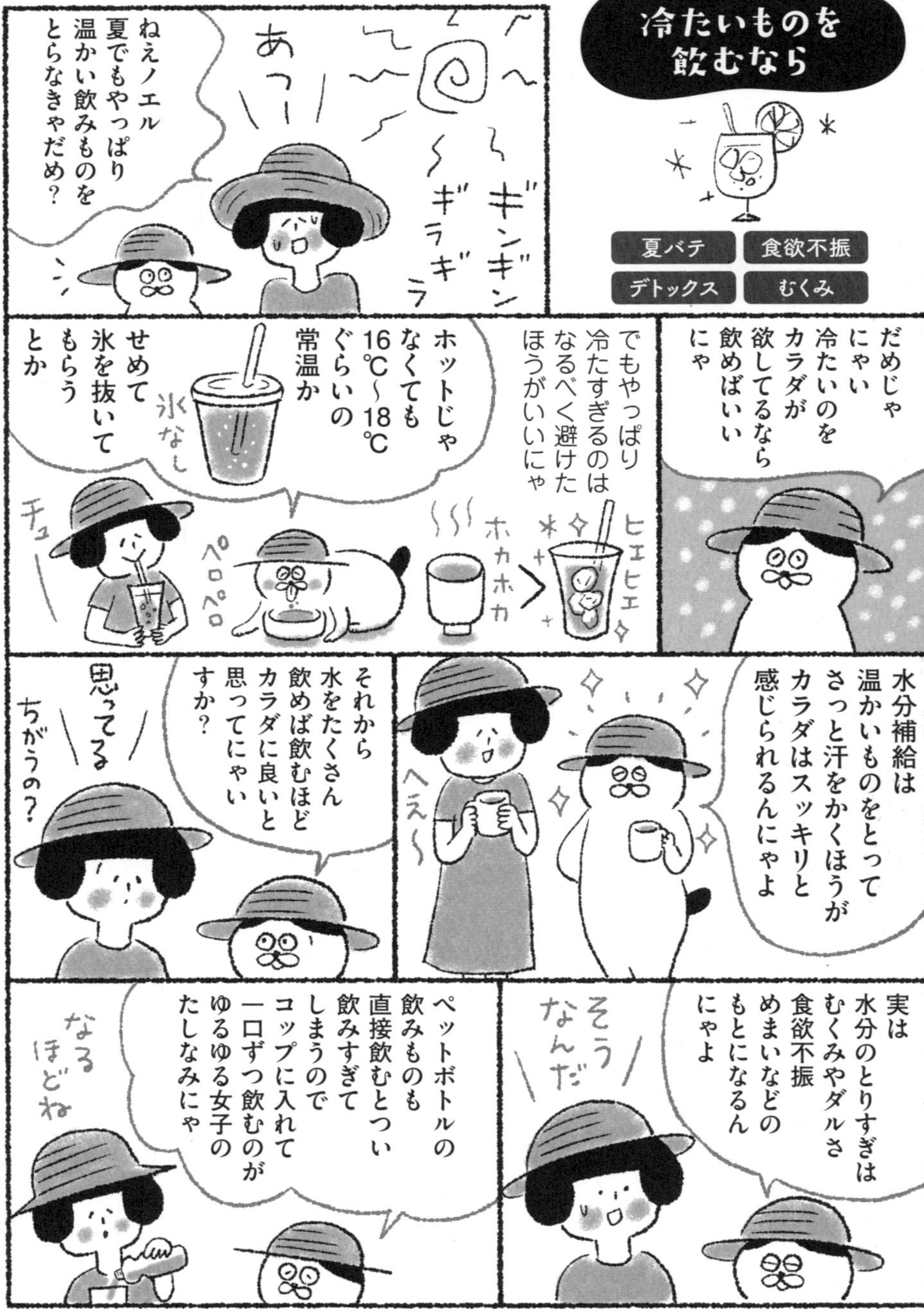

ギンギン
ギラギラ
あつー
ねえノエル 夏でもやっぱり 温かい飲みものを とらなきゃだめ？
だめじゃ にゃい 冷たいのを カラダが 欲してるなら 飲めばいい にゃ
でもやっぱり 冷たすぎるのは なるべく避けた ほうがいいにゃ
ホットじゃ なくても 16℃～18℃ ぐらいの 常温か せめて 氷を抜いて もらう とか
氷なし
ヒエヒエ
ホカホカ
ペロペロ
チュー
水分補給は 温かいものをとって さっと汗をかくほうが カラダはスッキリと 感じられるんにゃよ
へえ～
それから 水をたくさん 飲めば飲むほど カラダに良いと 思ってにゃい すか？
思ってる
ちがうの？
実は 水分のとりすぎは むくみやダルさ 食欲不振 めまいなどの もとになるん にゃよ
そうなんだ
ペットボトルの 飲みものも 直接飲むとつい 飲みすぎて しまうので コップに入れて 一口ずつ飲むのが ゆるゆる女子の たしなみにゃ
なるほどね

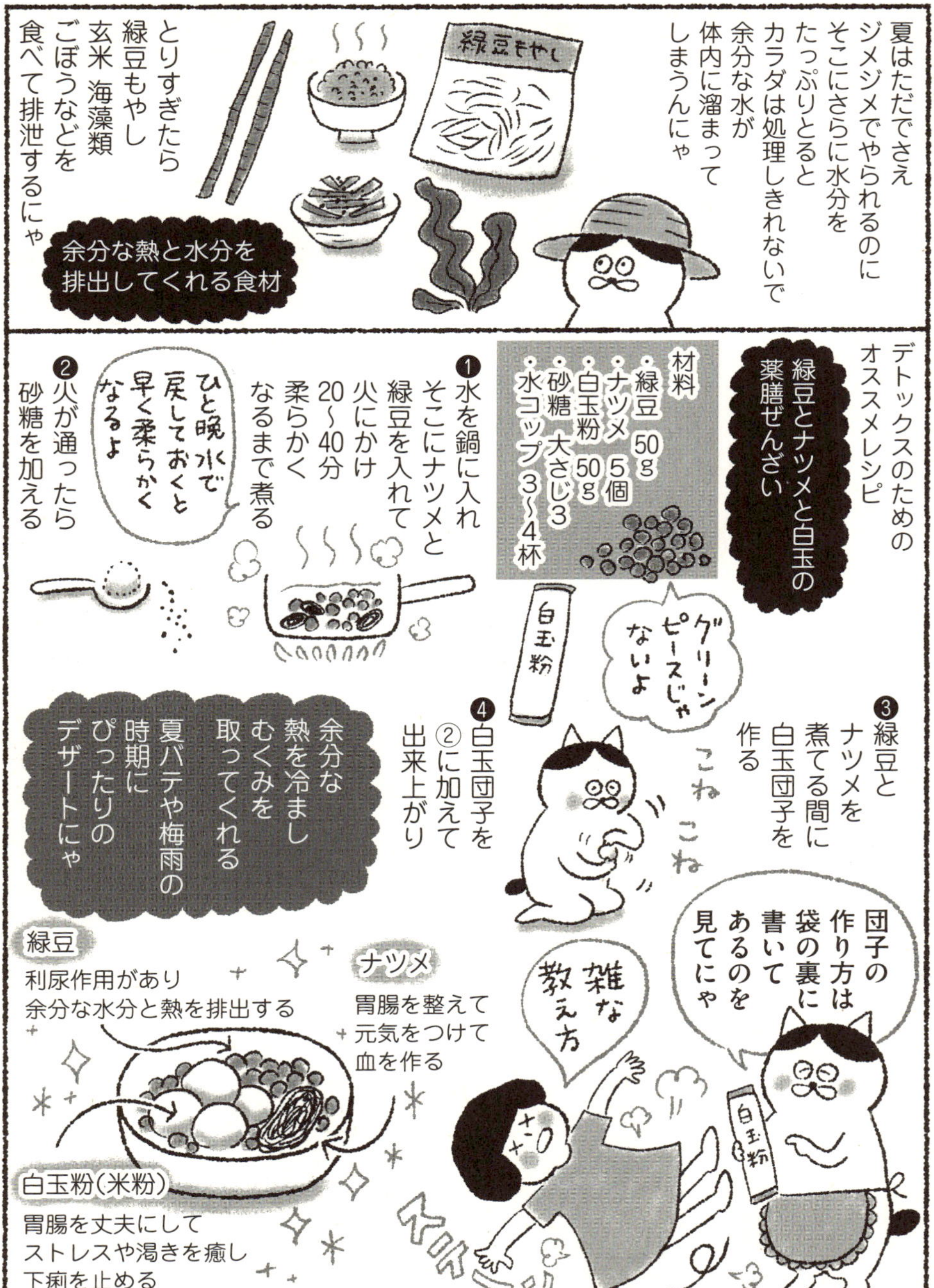
夏はただでさえ
ジメジメでやられるのに
そこにさらに水分を
たっぷりとると
カラダは処理しきれないで
余分な水が
体内に溜まって
しまうんにゃ
緑豆もやし
とりすぎたら
緑豆もやし
玄米 海藻類
ごぼうなどを
食べて排泄するにゃ
余分な熱と水分を
排出してくれる食材
デトックスのための
オススメレシピ
緑豆とナツメと白玉の
薬膳ぜんざい
材料
・緑豆 50g
・ナツメ 5個
・白玉粉 50g
・砂糖 大さじ3
・水コップ3〜4杯
グリーンピースじゃないよ
白玉粉
❶水を鍋に入れ
そこにナツメと
緑豆を入れて
火にかけ
20〜40分
柔らかく
なるまで煮る
ひと晩水で戻しておくと早く柔らかくなるよ
❷火が通ったら
砂糖を加える
❸緑豆と
ナツメを
煮てる間に
白玉団子を
作る
こね こね
❹白玉団子を
②に加えて
出来上がり
余分な
熱を冷まし
むくみを
取ってくれる
夏バテや梅雨の
時期に
ぴったりの
デザートにゃ
団子の作り方は袋の裏に書いてあるのを見てにゃ
雑な教え方
白玉粉
緑豆
利尿作用があり
余分な水分と熱を排出する
ナツメ
胃腸を整えて
元気をつけて
血を作る
白玉粉（米粉）
胃腸を丈夫にして
ストレスや渇きを癒し
下痢を止める

※緑豆 ナツメは輸入食品店や製菓材料店で入手できます

秋バテは夏から防ぐ

冷え　胃腸のトラブル　秋バテ　咳

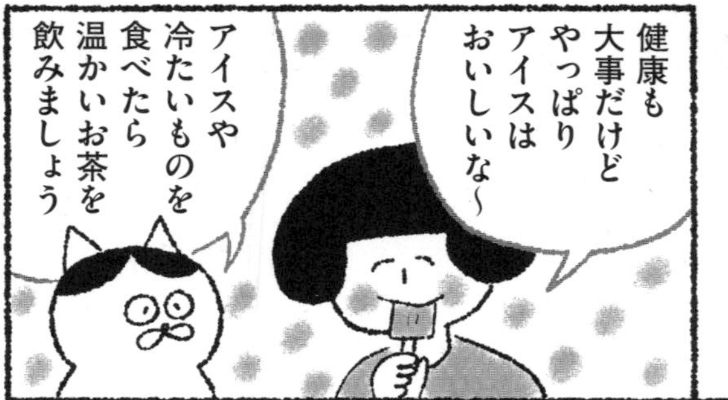
健康も大事だけどやっぱりアイスはおいしいな〜
アイスや冷たいものを食べたら温かいお茶を飲みましょう

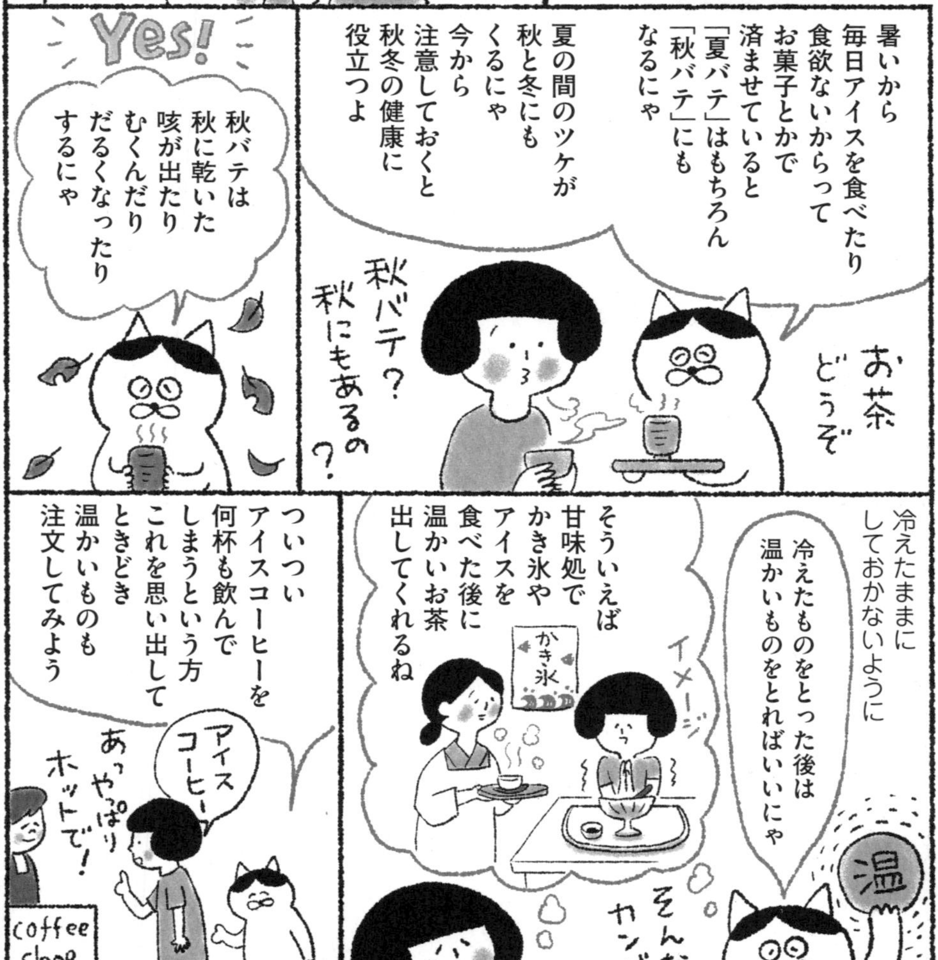
暑いから毎日アイスを食べたり食欲ないからってお菓子とかで済ませていると「夏バテ」はもちろん「秋バテ」にもなるにゃ
夏の間のツケが秋と冬にもくるにゃ今から注意しておくと秋冬の健康に役立つよ
お茶どうぞ
秋バテ？秋にもあるの？
Yes!
秋バテは秋に乾いた咳が出たりむくんだりだるくなったりするにゃ
冷えたままにしておかないように
冷えたものをとった後は温かいものをとればいいにゃ
そういえば甘味処でかき氷やアイスを食べた後に温かいお茶出してくれるね
かき氷
イメージ
温
そんなカンジ
ついついアイスコーヒーを何杯も飲んでしまうという方これを思い出してときどき温かいものも注文してみよう
アイスコーヒー
あっやっぱりホットで！
coffee shop

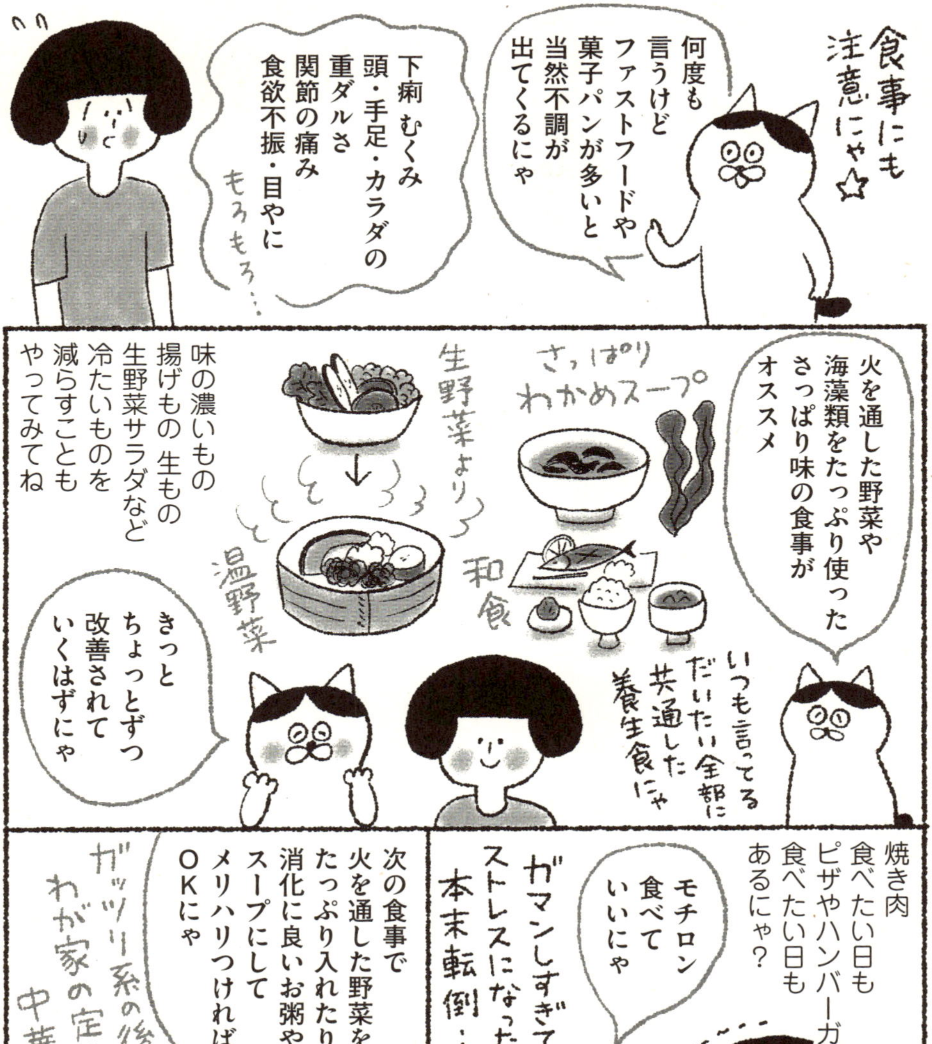
食事にも注意にゃ☆
何度も言うけど ファストフードや 菓子パンが多いと 当然不調が 出てくるにゃ
下痢 むくみ 頭・手足・カラダの 重ダルさ 関節の痛み 食欲不振・目やに
もろもろ…
火を通した野菜や 海藻類をたっぷり使った さっぱり味の食事が オススメ
さっぱりわかめスープ
和食
生野菜より
温野菜
味の濃いもの 揚げもの 生もの 生野菜サラダなど 冷たいものを 減らすことも やってみてね
いつも言ってる だいたい全部に 共通した 養生食にゃ
きっと ちょっとずつ 改善されて いくはずにゃ
焼き肉 食べたい日も ピザやハンバーガー 食べたい日も あるにゃ？
ゴクリ…
本日オープン！
焼肉
じゅーじゅー
モチロン 食べて いいにゃ
ガマンしすぎて ストレスになったら 本末転倒…
次の食事で 火を通した野菜を たっぷり入れたり 消化に良いお粥や スープにして メリハリつければ OKにゃ
ガッツリ系の後は わが家の定番 中華がゆ
ホッとする〜

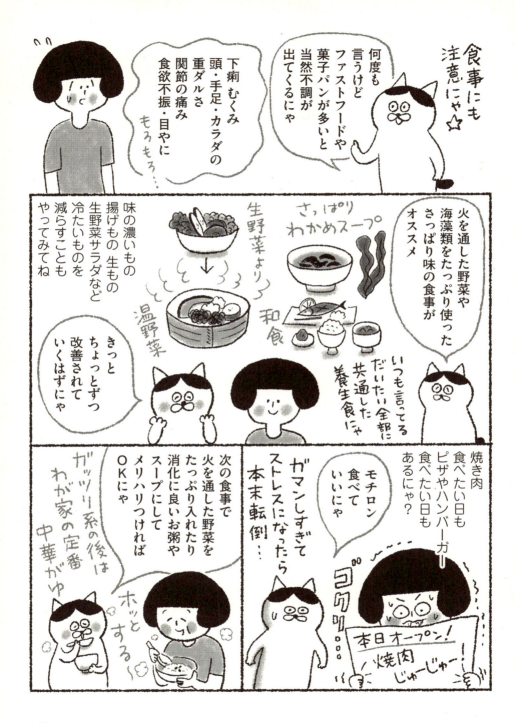

「いい人」をやめよう

イライラ　クヨクヨ　夏バテ　胃腸のトラブル

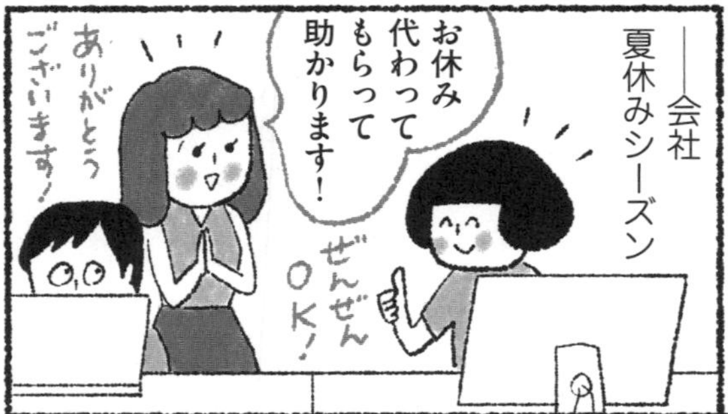
——会社
夏休みシーズン
お休み代わってもらって助かります!
ありがとうございます!
ぜんぜんOK!

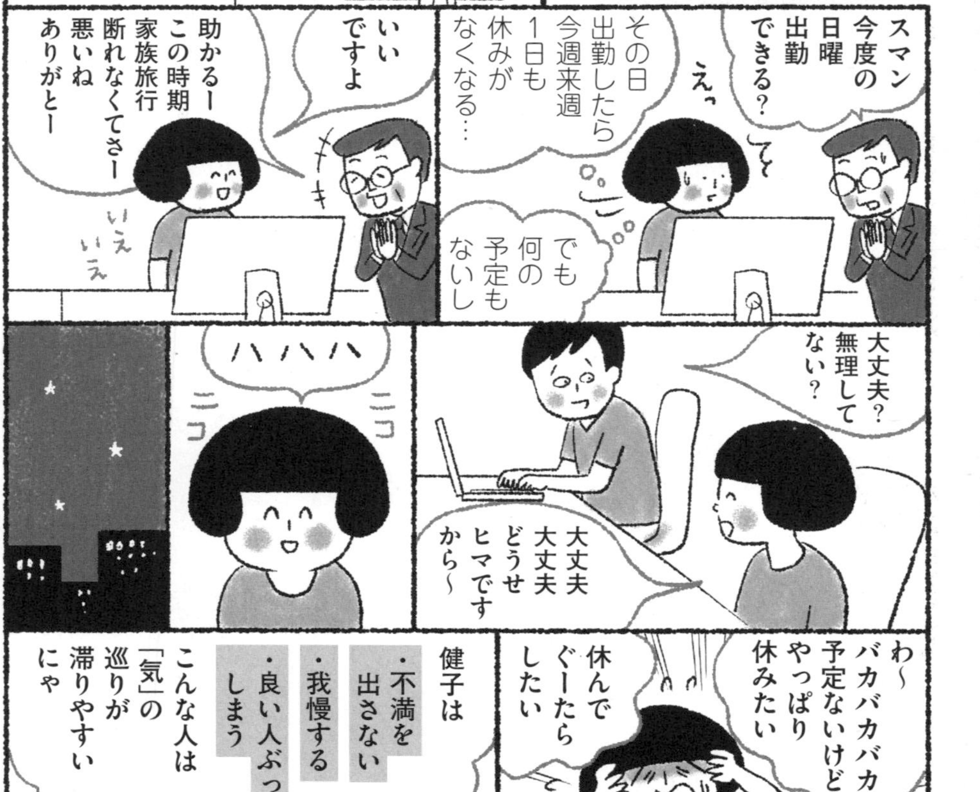
スマン今度の日曜出勤できる?
えっ
その日出勤したら今週来週1日も休みがなくなる…
でも何の予定もないし
いいですよ
助かるー この時期家族旅行断れなくてさー 悪いね ありがとー
いえいえ
大丈夫? 無理してない?
大丈夫大丈夫 どうせヒマですから～
ハハハ
ニコ
ニコ
わ～ バカバカバカ 予定ないけど やっぱり 休みたい
休んで ぐーたら したい
なんで 私は断れ ないんだ～
うわ〜ん
健子は
・不満を出さない
・我慢する
・良い人ぶってしまう
こんな人は「気」の巡りが滞りやすいにゃ

※「気」についてはP27を参照

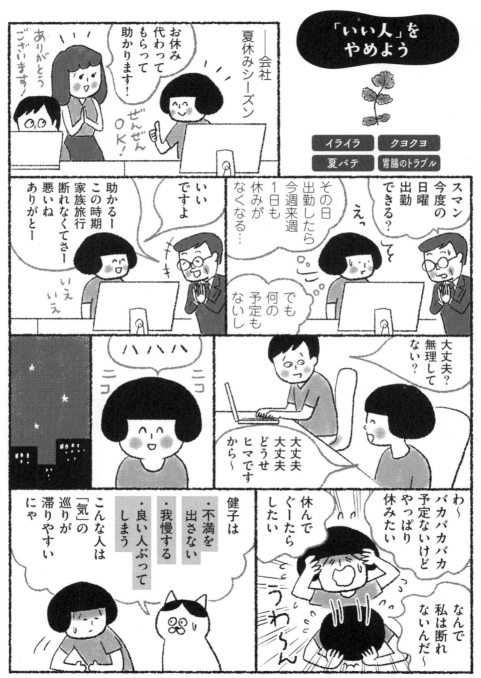

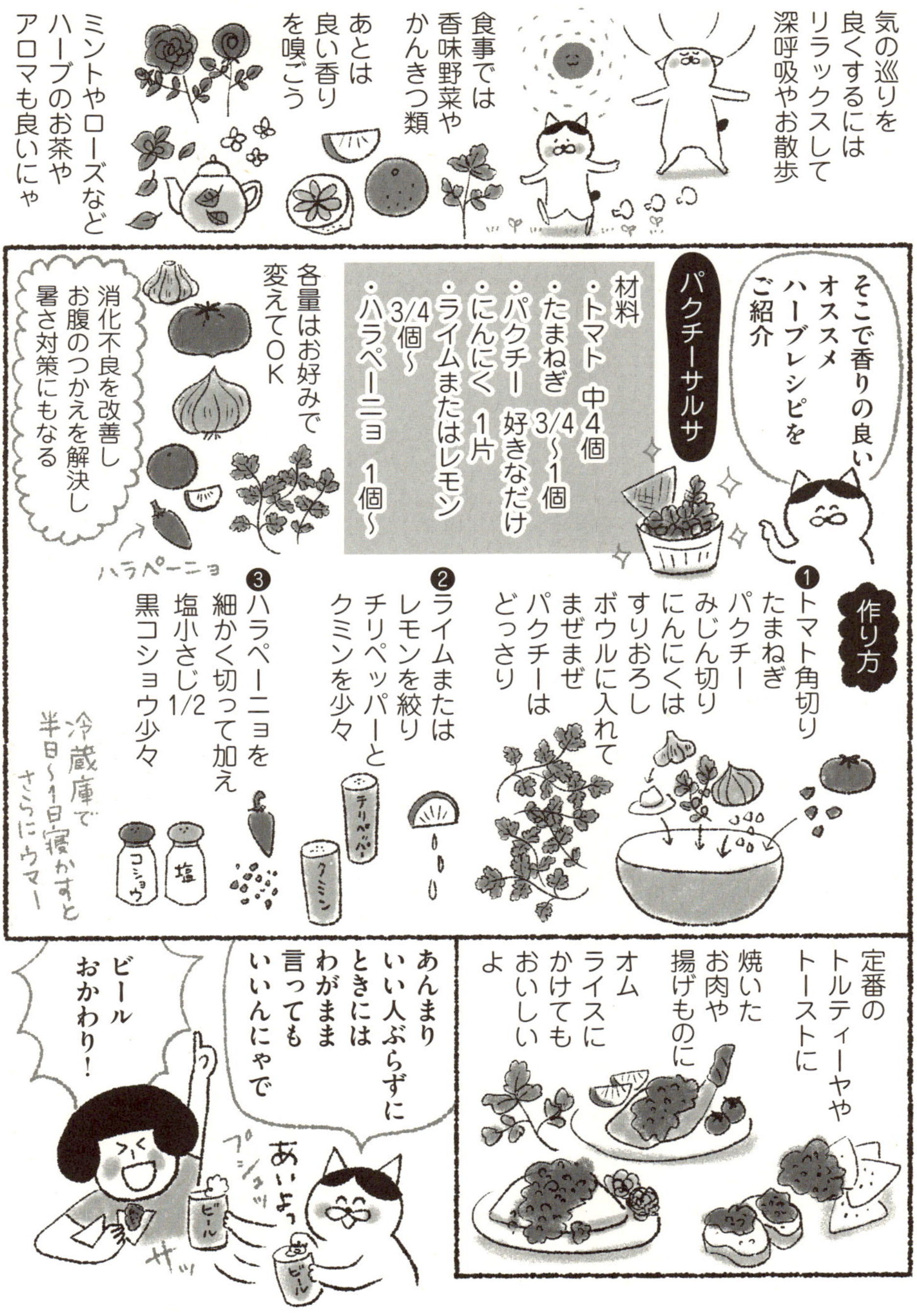

気の巡りを良くするにはリラックスして深呼吸やお散歩
食事では香味野菜やかんきつ類
あとは良い香りを嗅ごう
ミントやローズなどハーブのお茶やアロマも良いにゃ
そこで香りの良いオススメハーブレシピをご紹介
パクチーサルサ
材料
・トマト 中4個
・たまねぎ 3/4〜1個
・パクチー 好きなだけ
・にんにく 1片
・ライムまたはレモン 3/4個〜
・ハラペーニョ 1個〜
各量はお好みで変えてOK
消化不良を改善しお腹のつかえを解決し暑さ対策にもなる
ハラペーニョ
作り方
❶トマト角切り たまねぎ パクチー みじん切り にんにくはすりおろし ボウルに入れて まぜまぜ パクチーは どっさり
❷ライムまたは レモンを絞り チリペッパーと クミンを少々
❸ハラペーニョを 細かく切って加え 塩小さじ1/2 黒コショウ少々
チリペッパー
クミン
塩
コショウ
冷蔵庫で半日〜1日寝かすとさらにウマー
定番のトルティーヤやトーストに 焼いたお肉や揚げものに オムライスにかけてもおいしいよ
あんまりいい人ぶらずにときにはわがまま言ってもいいんにゃで
ビールおかわり!
プシュッ
あいよっ
ビール
ビール
サッ

冷えには
5本指靴下

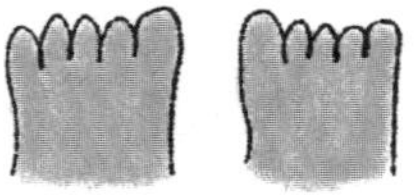

冷え　肩こり　頭痛　生理痛　婦人科系疾患

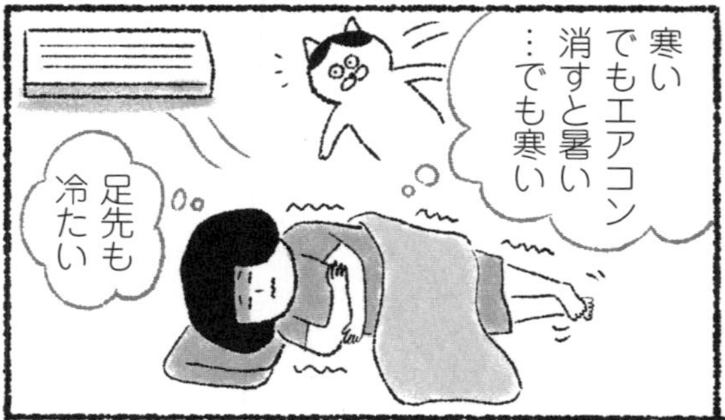
寒い
でもエアコン
消すと暑い
…でも寒い
足先も
冷たい

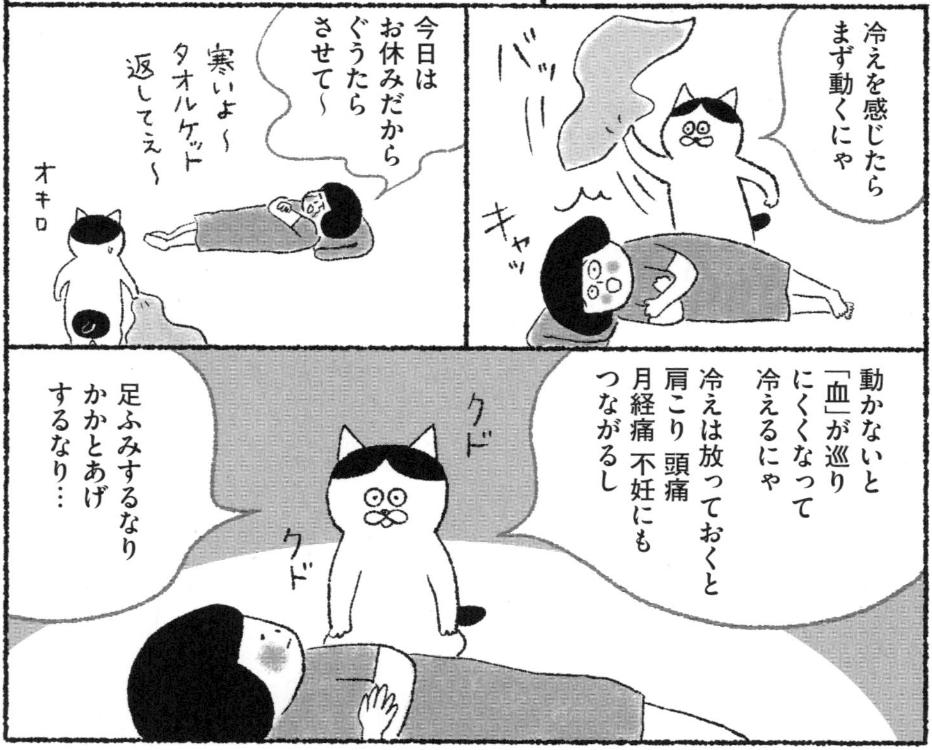
冷えを感じたら
まず動くにゃ
バッ
キャッ
今日は
お休みだから
ぐうたら
させて～
寒いよ～
タオルケット
返してぇ～
オキロ
動かないと
「血」が巡り
にくくなって
冷えるにゃ
冷えは放っておくと
肩こり 頭痛
月経痛 不妊にも
つながるし
足ふみするなり
かかとあげ
するなり…
クド
クド

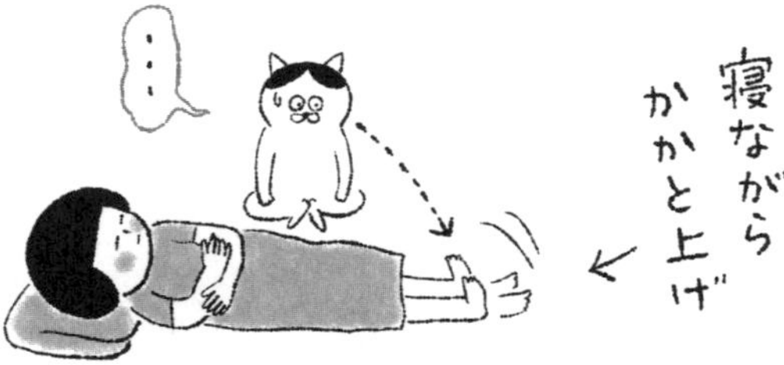
…
寝ながら
かかと上げ

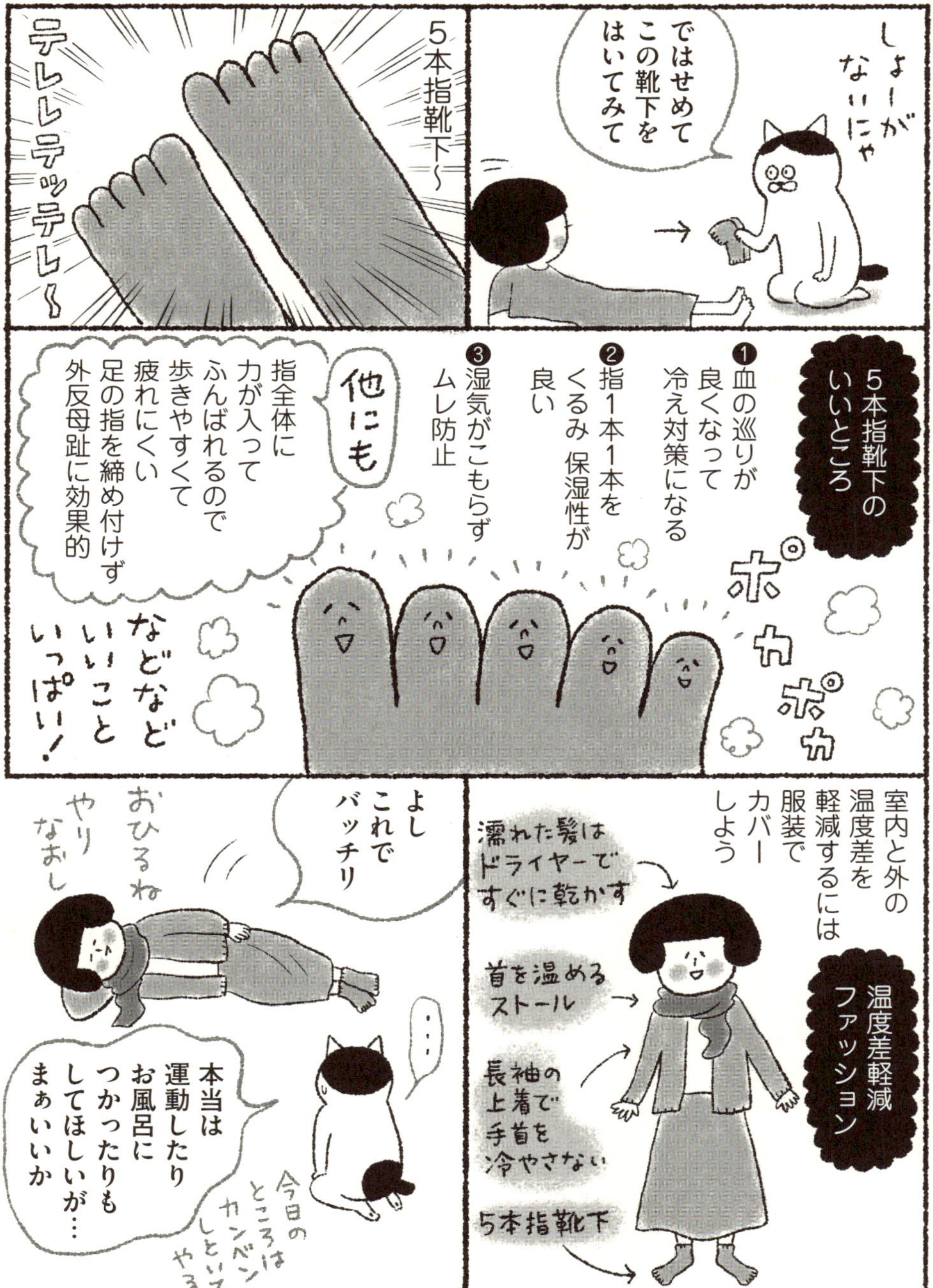
しょーがないにゃ
ではせめてこの靴下をはいてみて
5本指靴下～
テレレテッテレ～
5本指靴下のいいところ
❶血の巡りが良くなって冷え対策になる
❷指1本1本をくるみ 保湿性が良い
❸湿気がこもらずムレ防止
他にも
指全体に力が入ってふんばれるので歩きやすくて疲れにくい
足の指を締め付けず外反母趾に効果的
などなどいいこといっぱい!
ポカポカ
室内と外の温度差を軽減するには服装でカバーしよう
温度差軽減ファッション
濡れた髪はドライヤーですぐに乾かす
首を温めるストール
長袖の上着で手首を冷やさない
5本指靴下
よしこれでバッチリ
おひるねやりなおし
…
本当は運動したりお風呂につかったりもしてほしいが…まぁいいか
今日のところはカンベンしといてやる

お酒との付き合い方

ダルさ　むくみ

イライラ　朝起きられない

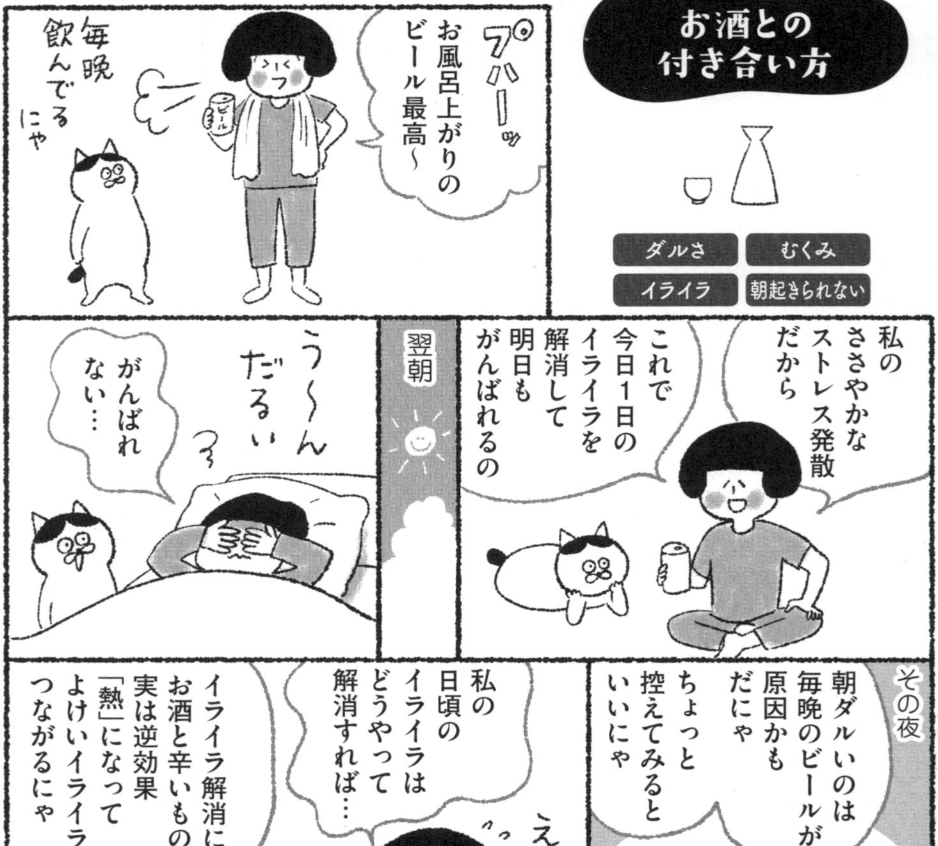
プハーッ
お風呂上がりのビール最高〜
ビール
毎晩飲んでるにゃ
私のささやかなストレス発散だから
これで今日1日のイライラを解消して明日もがんばれるの
翌朝
う〜ん だるい
がんばれない…
その夜
朝ダルいのは毎晩のビールが原因かもだにゃ
ちょっと控えてみるといいにゃ
私の日頃のイライラはどうやって解消すれば…
え〜〜
イライラ解消にお酒と辛いものは実は逆効果「熱」になってよけいイライラにつながるにゃ
でもどうせ飲むならビールより日本酒 紹興酒 焼酎のほうがいいにゃ
紹興酒
焼酎
日本酒
たとえば
下痢や軟便食欲不振がみられる場合には日本酒
芯から冷える感じがする場合は焼酎
痛みやしびれがある血行不良には紹興酒や赤ワインを
などなど
種類によって効能があるのね

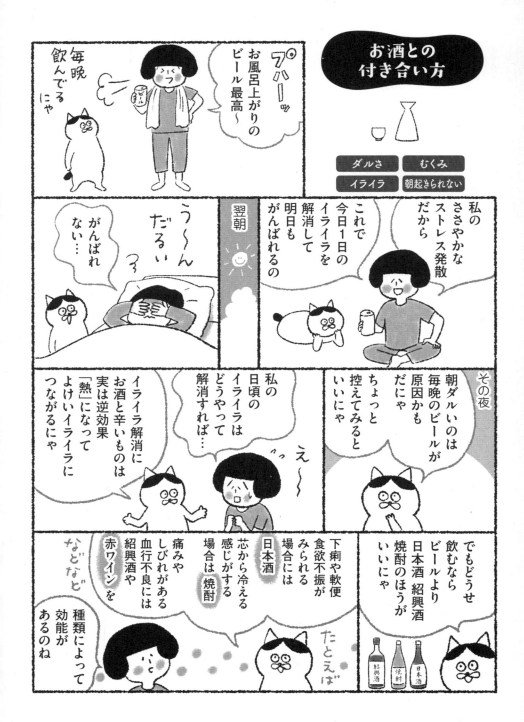

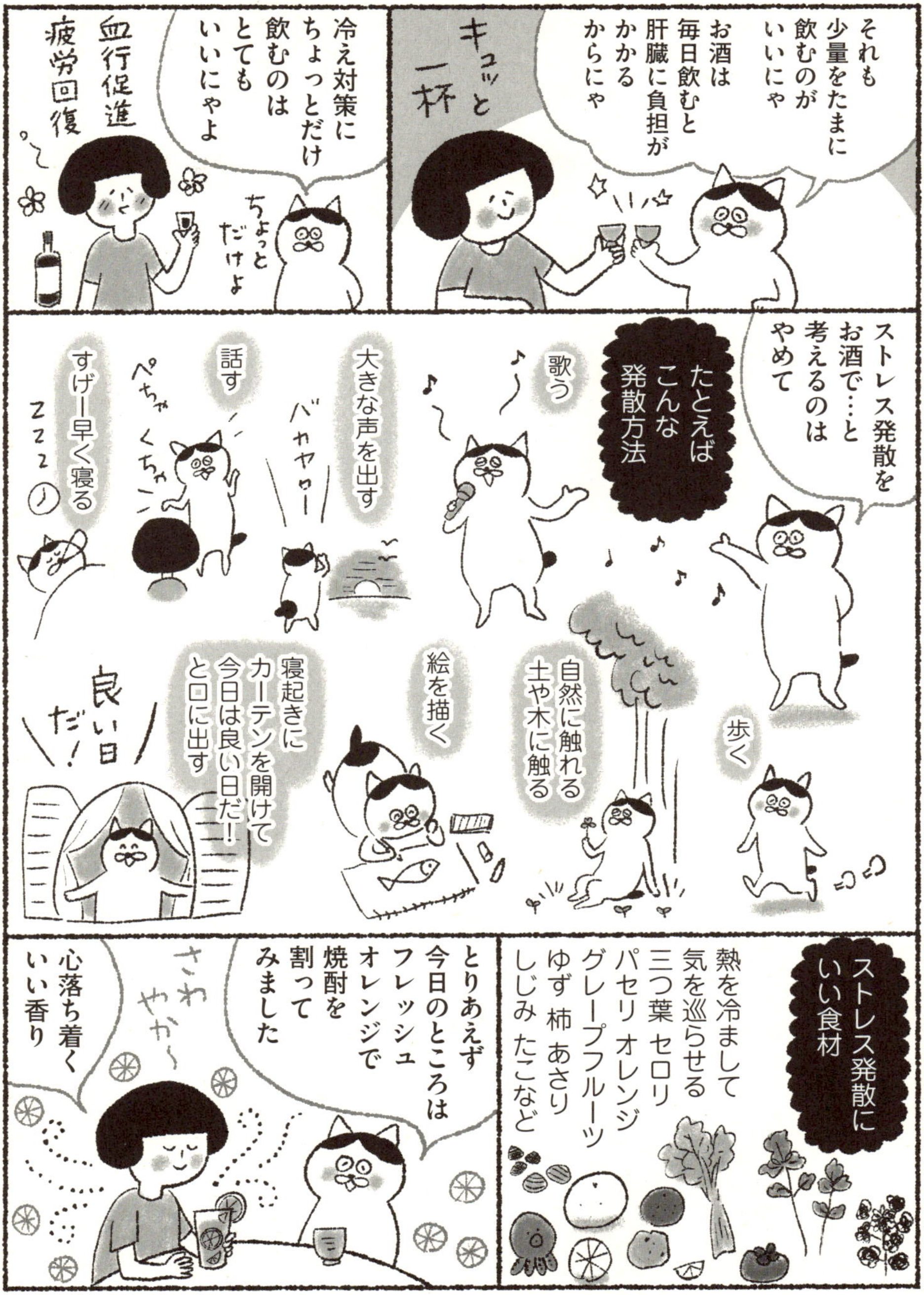

それも少量をたまに飲むのがいいにゃ お酒は毎日飲むと肝臓に負担がかかるからにゃ
キュッと一杯
冷え対策にちょっとだけ飲むのはとてもいいにゃよ
血行促進 疲労回復
ちょっとだけよ
ストレス発散をお酒で…と考えるのはやめて
たとえばこんな発散方法
歌う
大きな声を出す
バカヤロー
話す
ぺちゃくちゃ
すげー早く寝る
zzz
歩く
自然に触れる土や木に触る
絵を描く
寝起きにカーテンを開けて今日は良い日だ!と口に出す
良い日だ!
ストレス発散にいい食材
熱を冷まして気を巡らせる 三つ葉 セロリ パセリ オレンジ グレープフルーツ ゆず 柿 あさり しじみ たこなど
とりあえず今日のところはフレッシュオレンジで焼酎を割ってみました
さわやか〜
心落ち着くいい香り

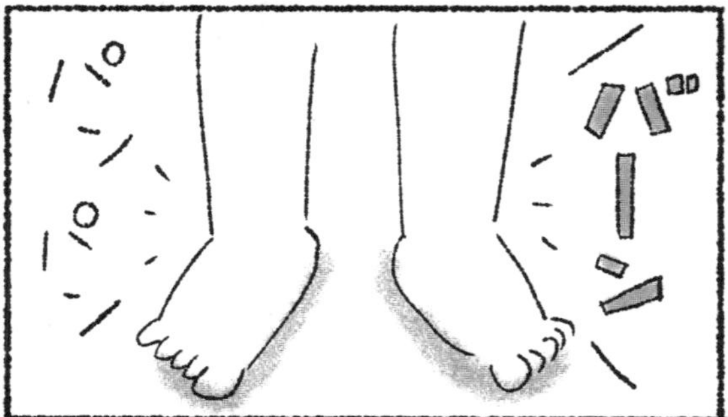

むくみには黒豆を

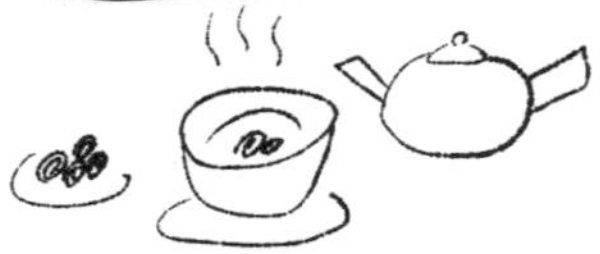

むくみ　デトックス
たるみ　肩こり

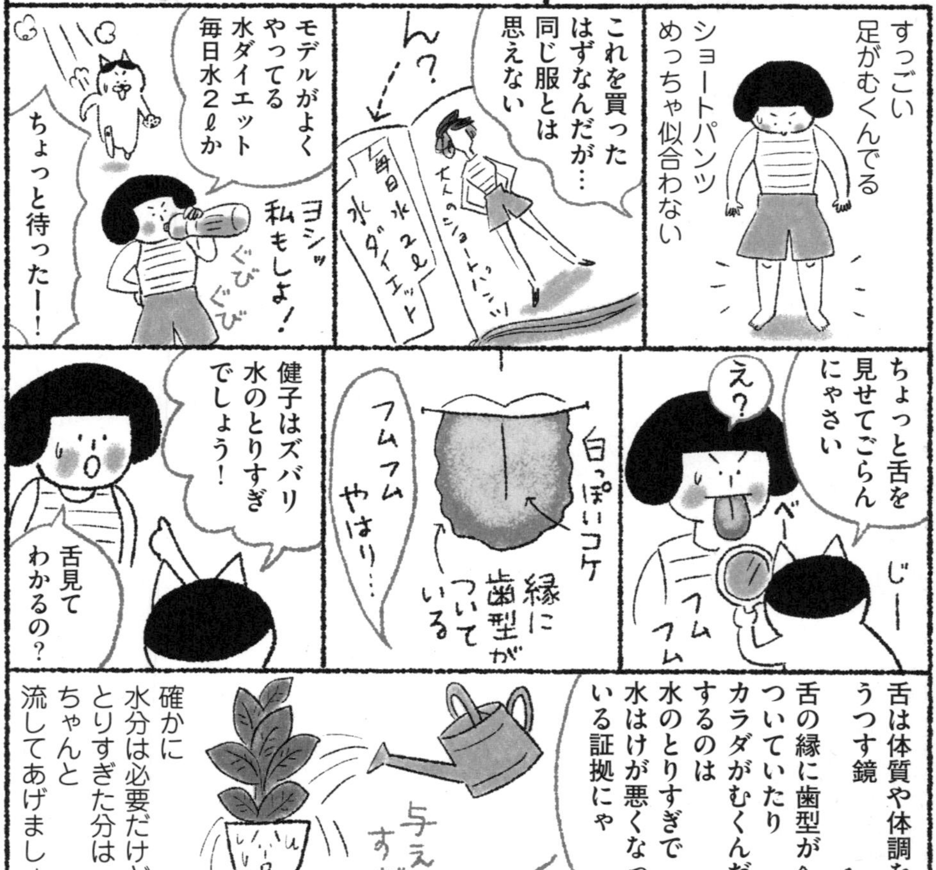
すっごい足がむくんでる
ショートパンツめっちゃ似合わない
これを買ったはずなんだが…同じ服とは思えない
ん？
大人のショートパンツ
毎日水2ℓ 水ダイエット
モデルがよくやってる水ダイエット毎日水2ℓか
ヨシッ私もしよ！
ぐびぐび
ちょっと待ったー！
ちょっと舌を見せてごらんにゃさい
え？
べー
じー
フムフム
白っぽいコケ
縁に歯型がついている
フムフムやはり…
健子はズバリ水のとりすぎでしょう！
舌見てわかるの？
舌は体質や体調をうつす鏡
舌の縁に歯型がついていたりカラダがむくんだりするのは水のとりすぎで水はけが悪くなっている証拠にゃ
与えすぎ
確かに水分は必要だけどとりすぎた分はちゃんと流してあげましょう

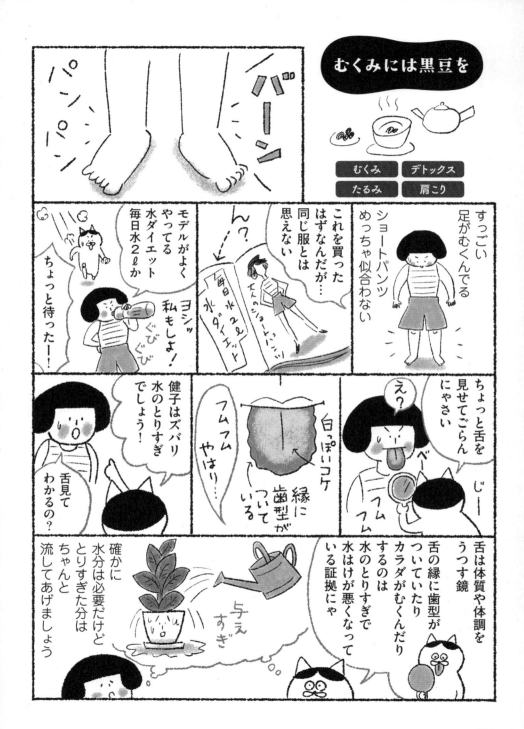

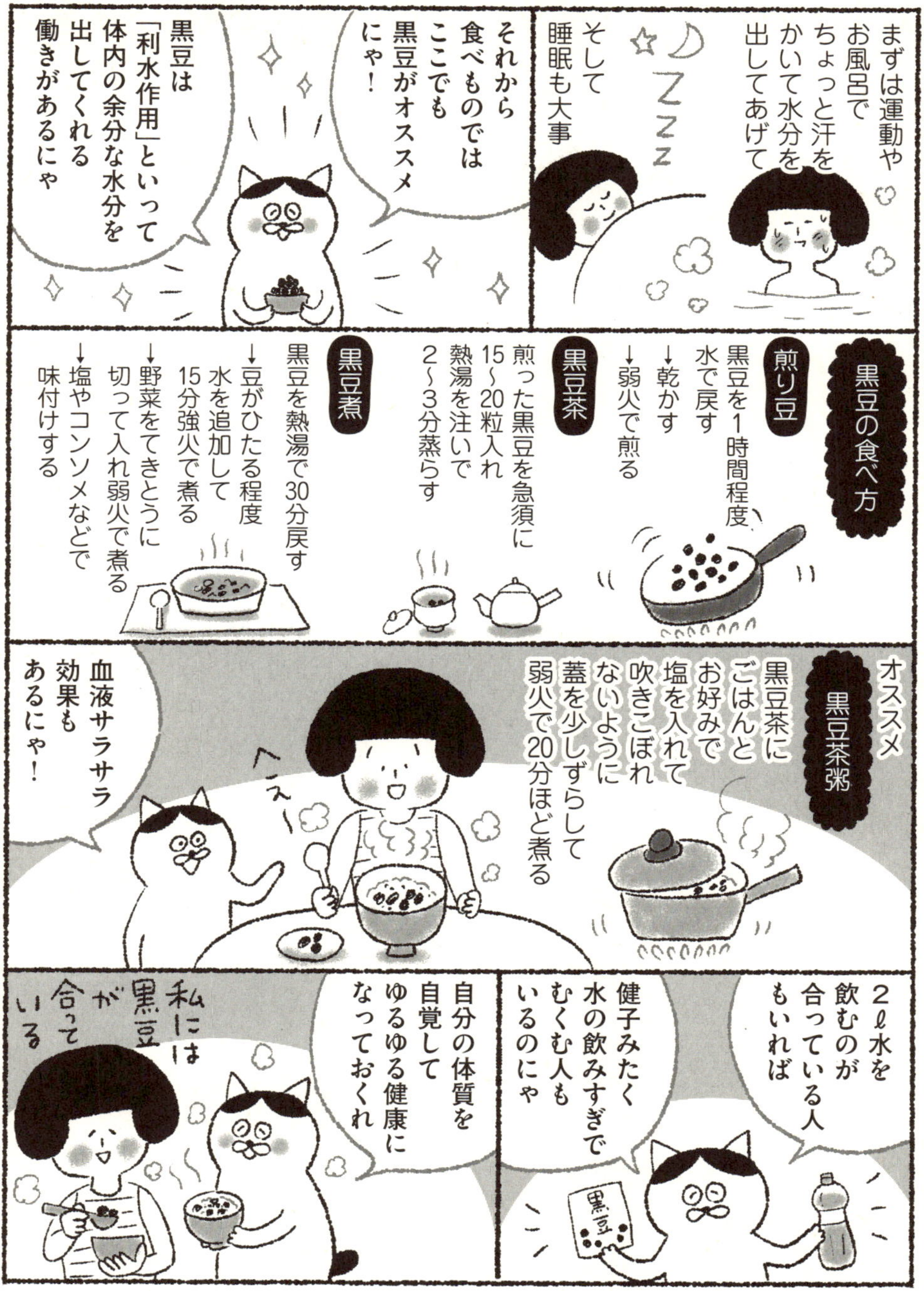
まずは運動や
お風呂で
ちょっと汗を
かいて水分を
出してあげて
そして
睡眠も大事
ZZZ
それから
食べものでは
ここでも
黒豆がオススメ
にゃ!
黒豆は
「利水作用」といって
体内の余分な水分を
出してくれる
働きがあるにゃ
黒豆の食べ方
煎り豆
黒豆を1時間程度
水で戻す
↓乾かす
↓弱火で煎る
黒豆茶
煎った黒豆を急須に
15~20粒入れ
熱湯を注いで
2~3分蒸らす
黒豆煮
黒豆を熱湯で30分戻す
↓豆がひたる程度
水を追加して
15分強火で煮る
↓野菜をてきとうに
切って入れ弱火で煮る
↓塩やコンソメなどで
味付けする
オススメ
黒豆茶粥
黒豆茶に
ごはんと
お好みで
塩を入れて
吹きこぼれ
ないように
蓋を少しずらして
弱火で20分ほど煮る
へえ~
血液サラサラ
効果も
あるにゃ!
2ℓ水を
飲むのが
合っている人
もいれば
健子みたく
水の飲みすぎで
むくむ人も
いるのにゃ
黒豆
自分の体質を
自覚して
ゆるゆる健康に
なっておくれ
私には
黒豆が
合っている

ときには怒ってもいい

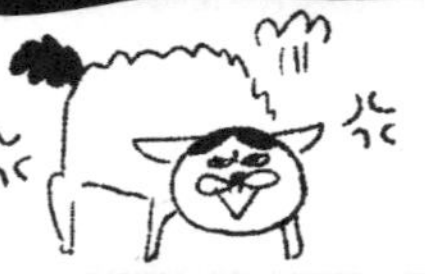

クヨクヨ　うつ　胃腸のトラブル　イライラ

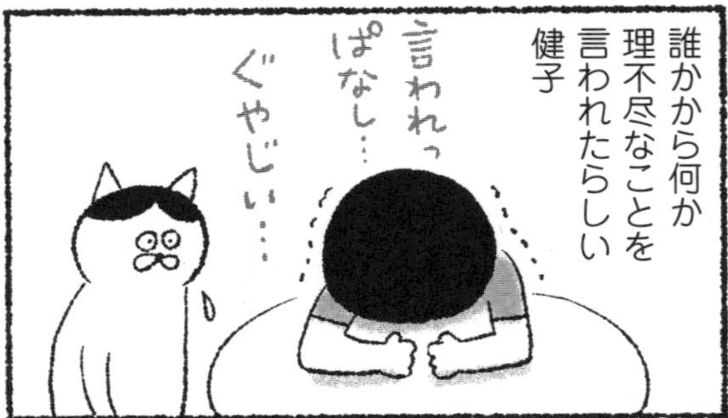
誰かから何か理不尽なことを言われたらしい健子
言われっぱなし…
ぐやじい…

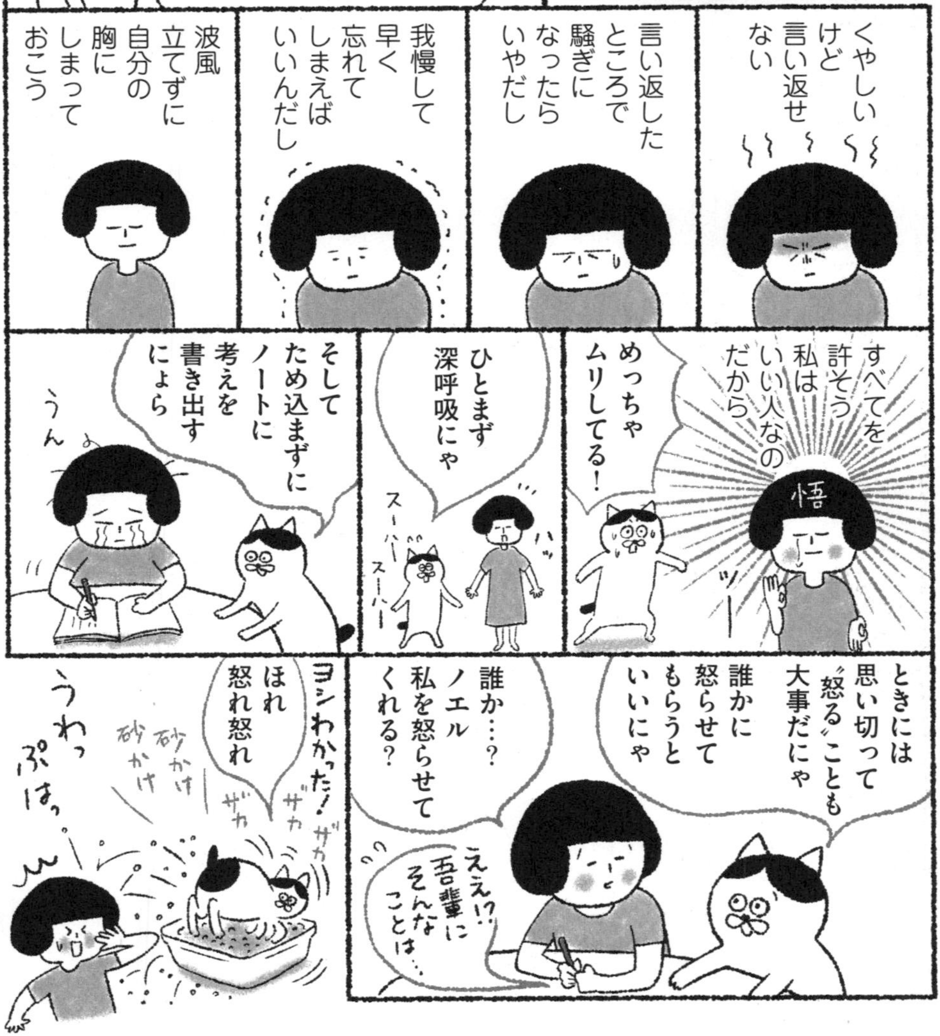
くやしいけど言い返せない
言い返したところで騒ぎになったらいやだし
我慢して早く忘れてしまえばいいんだし
波風立てずに自分の胸にしまっておこう
すべてを許そう私はいい人なのだから
悟
めっちゃムリしてる!
ひとまず深呼吸にゃ
ハッ
スーハー
スーハー
そしてため込まずにノートに考えを書き出すにょら
うん
ときには思い切って〝怒る〟ことも大事だにゃ
誰かに怒らせてもらうといいにゃ
誰か…? ノエル私を怒らせてくれる?
ええ!? 吾輩にそんなことは…
ヨシわかった!
ほれ怒れ怒れ
ザカ
ザカ
ザカ
砂かけ
砂かけ
うわっぷはっ

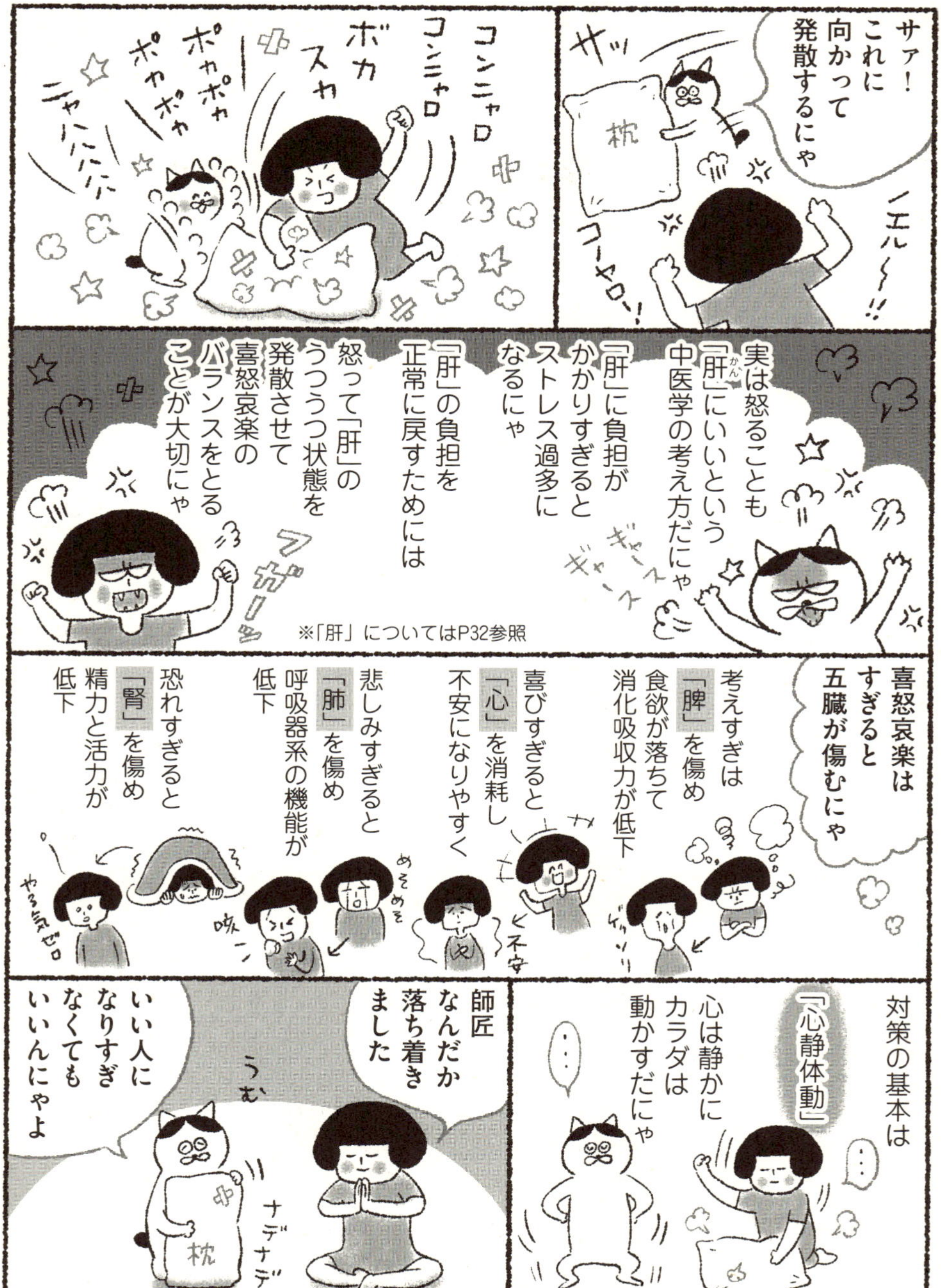
サァ！これに向かって発散するにゃ
サッ
枕
ノエル〜〜!!
コーヤロー!
コンニャロ
コンニャロ
ボカ
スカ
ポカポカ
ポカポカ
ニャハハハハハ
実は怒ることも「肝《かん》」にいいという中医学の考え方だにゃ
「肝」に負担がかかりすぎるとストレス過多になるにゃ
「肝」の負担を正常に戻すためには
怒って「肝」のうつうつ状態を発散させて喜怒哀楽のバランスをとることが大切にゃ
ギャースギャース
ガーッ
※「肝」についてはP32参照
喜怒哀楽はすぎると五臓が傷むにゃ
考えすぎは「脾」を傷め食欲が落ちて消化吸収力が低下
グッタリ
喜びすぎると「心」を消耗し不安になりやすく
カッ
不安
悲しみすぎると「肺」を傷め呼吸器系の機能が低下
めそめそ
咳
恐れすぎると「腎」を傷め精力と活力が低下
やる気ゼロ
対策の基本は『心静体動』
心は静かにカラダは動かすだにゃ
…
…
師匠なんだか落ち着きました
うむ
いい人になりすぎなくてもいいんにゃよ
ナデナデ
枕

夏の食材

梅雨で湿気が多くなり、暑さでカラダの中に熱がこもりがちなこの季節には、水分代謝と消化吸収をあげる夏野菜や、苦味のある食材を積極的にとりましょう。

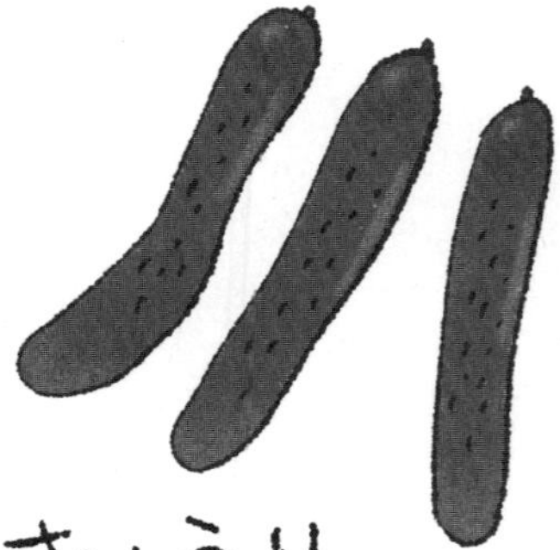

きゅうり

ここに効く！

胃、小腸

はたらき

熱を取り、利尿作用があるので余分な水分を排出してむくみをとってくれます。冷えが気になる方、お腹のゆるい方は生姜や唐辛子と一緒に炒めて食べましょう。

オクラ

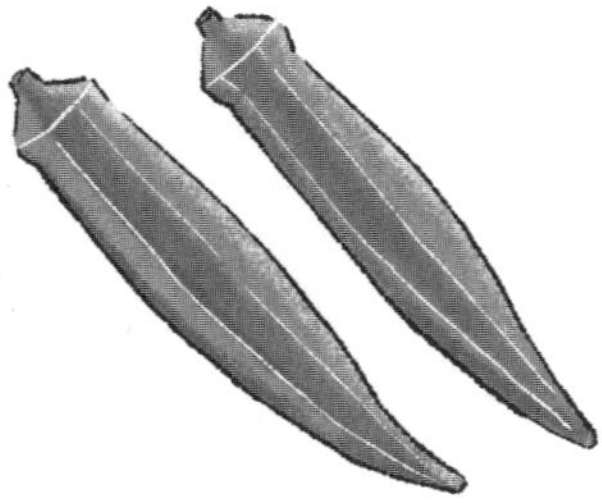

ここに効く！

腎、胃

はたらき

胃腸を元気にし、食欲不振を解消したり、便秘の解消に役立ちます。また、疲労回復や滋養強壮に効果を発揮してくれます。お腹のゆるい人は避けたほうがベター。

トマト

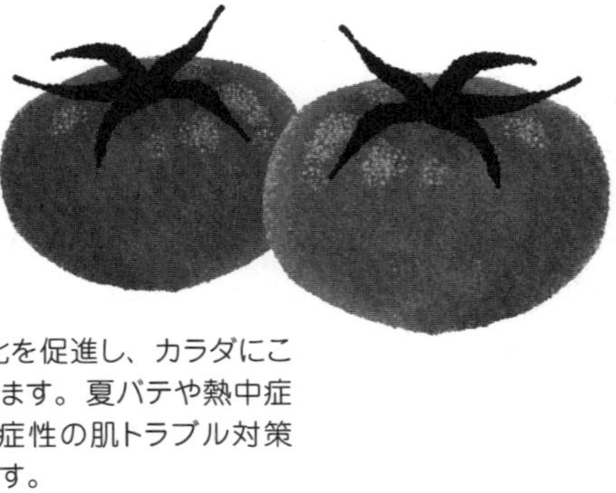

ここに効く！

肝、脾、胃

はたらき

胃腸を元気にして消化を促進し、カラダにこもった余分な熱を鎮めます。夏バテや熱中症対策、熱が原因の炎症性の肌トラブル対策に是非とりたい食材です。

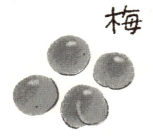

梅

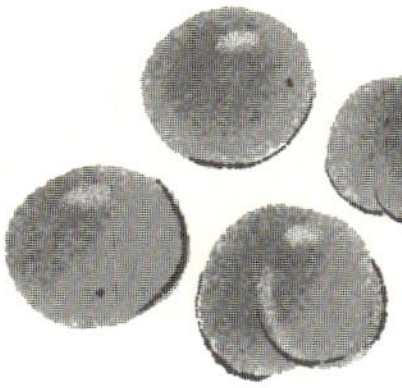

ここに効く!

肝、脾、肺

はたらき

汗のかきすぎや下痢の症状による渇きを癒します。疲労回復効果が高く、水分代謝を整えて食欲を高めてくれるので夏バテ予防や風邪気味のときにぴったりです。

ゴーヤ

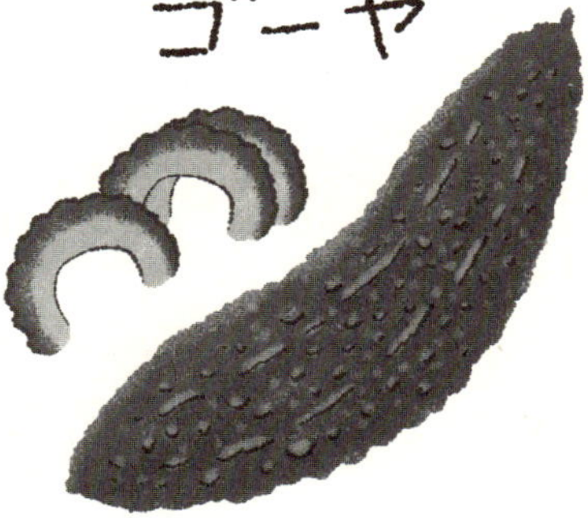

ここに効く!

心、脾、胃

はたらき

ゴーヤの持つ苦味には解毒作用があり、デトックス効果が期待できます。夏バテ解消やカラダにこもった熱による目の充血、吹き出もの、口内炎、イライラ防止にも効果的です。

スイカ

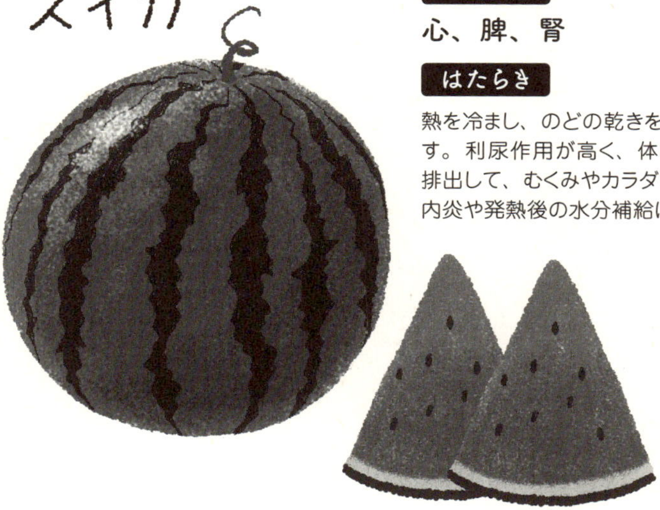

ここに効く!

心、脾、腎

はたらき

熱を冷まし、のどの乾きを癒してくれる食材です。利尿作用が高く、体内にたまった水分を排出して、むくみやカラダのだるさを改善。口内炎や発熱後の水分補給にもオススメです。

櫻井先生のコラム⑥

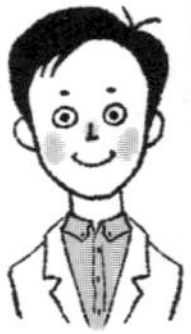

がんばりすぎないで ゆるゆる生きる

世間一般では、がんばることが正しいこととされていますよね。休みたくても、「皆がんばってるんだから」という呪いのような言葉に縛られて無理してしまうこともあると思います。私も、がんばること自体は否定しません。ただし、がんばって続かなくなるくらいなら、がんばらなくて続けられるやり方を模索する方がいいと思います。また、がんばること=無理していることなら、それはしないほうがいいと思うんです。

私が勤めているミドリ薬品 漢方堂に相談にいらっしゃる方々は、がんばりすぎてしまった結果、体調を崩された方がとても多いです。そういう方々は、「私はがんばっていない」と一様におっしゃいます。

けれども、その認識は間違いです。朝起きて、着替えて、会社や学校に行くだけでも充分がんばっているんです。だってそのまま寝続けてもいいわけですからね。もちろん現実的にそんなことは許されないんでしょうけど、がんばっているってそういうことですよ。当たり前にやっていることが、がんばっていることなんです。

あなたは今までもう充分がんばってきたと思います。
これ以上、がんばりすぎないでくださいね。
がんばらないから続くんですよ。

無理をしないで、ゆるゆると生きていきましょう。

Docotor Sakurai's Column no.6

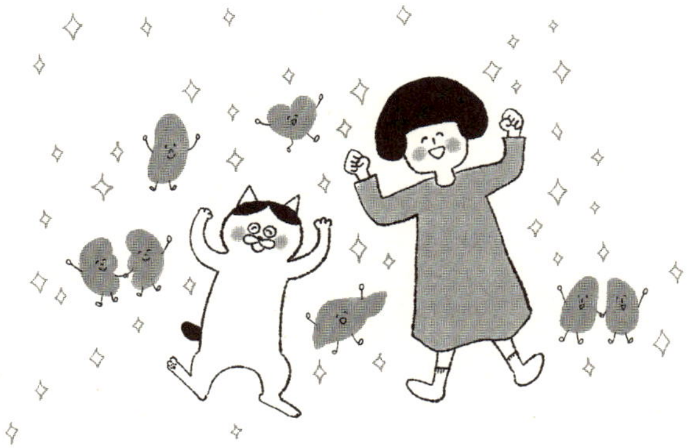

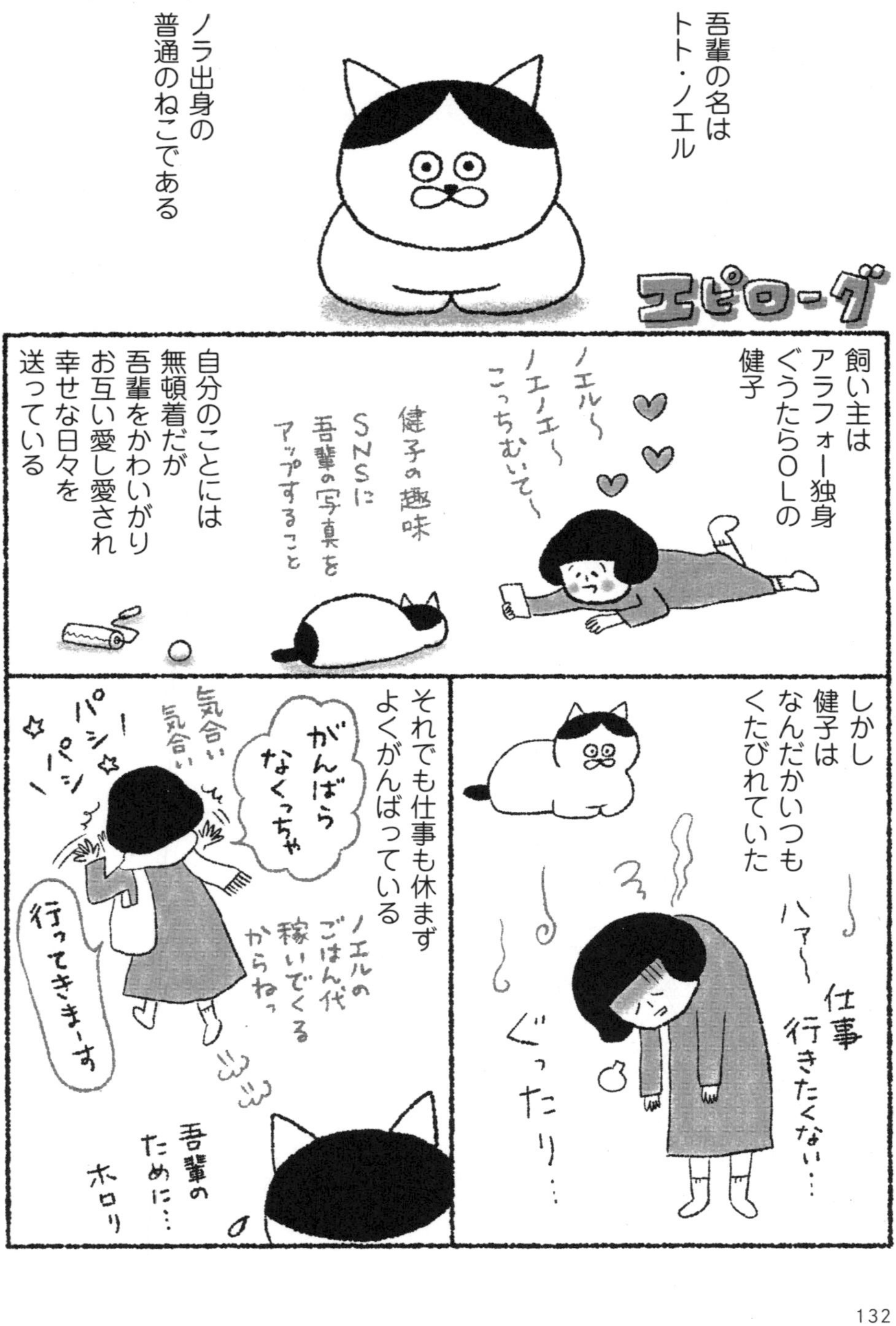
吾輩の名は
トト・ノエル
ノラ出身の
普通のねこである
エピローグ
飼い主は
アラフォー独身
ぐうたらOLの
健子
ノエル〜
ノエノエ〜
こっちむいて〜
健子の趣味
SNSに
吾輩の写真を
アップすること
自分のことには
無頓着だが
吾輩をかわいがり
お互い愛し愛され
幸せな日々を
送っている
しかし
健子は
なんだかいつも
くたびれていた
ハァ〜
仕事
行きたくない…
ぐったり…
それでも仕事も休まず
よくがんばっている
がんばらなくっちゃ
気合い
気合い
パシ
パシ
ノエルの
ごはん代
稼いでくる
からねっ
行ってきまーす
吾輩の
ために…
ホロリ

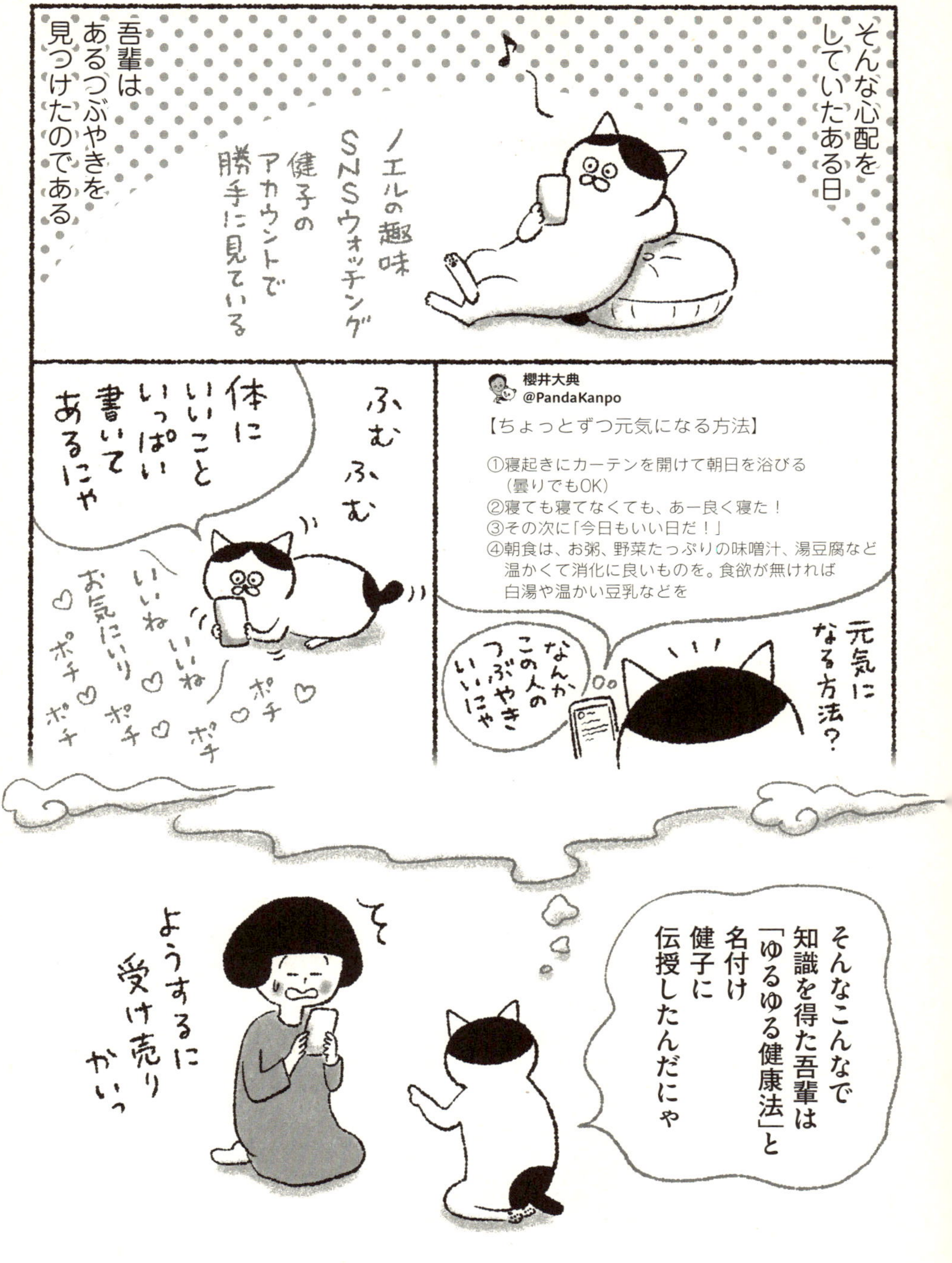

そんな心配をしていたある日
♪
ノエルの趣味
SNSウォッチング
健子のアカウントで勝手に見ている
吾輩はあるつぶやきを見つけたのである
櫻井大典
@PandaKanpo
【ちょっとずつ元気になる方法】
①寝起きにカーテンを開けて朝日を浴びる（曇りでもOK）
②寝ても寝てなくても、あ一良く寝た！
③その次に「今日もいい日だ！」
④朝食は、お粥、野菜たっぷりの味噌汁、湯豆腐など温かくて消化に良いものを。食欲が無ければ白湯や温かい豆乳などを
元気になる方法？
なんかこの人のつぶやきいいにゃ
ふむ ふむ
体にいいこといっぱい書いてあるにゃ
いいね いいね
お気に入り
ポチ ポチ ポチ ポチ ポチ
そんなこんなで知識を得た吾輩は「ゆるゆる健康法」と名付け健子に伝授したんだにゃ
て
ようするに受け売りかいっ

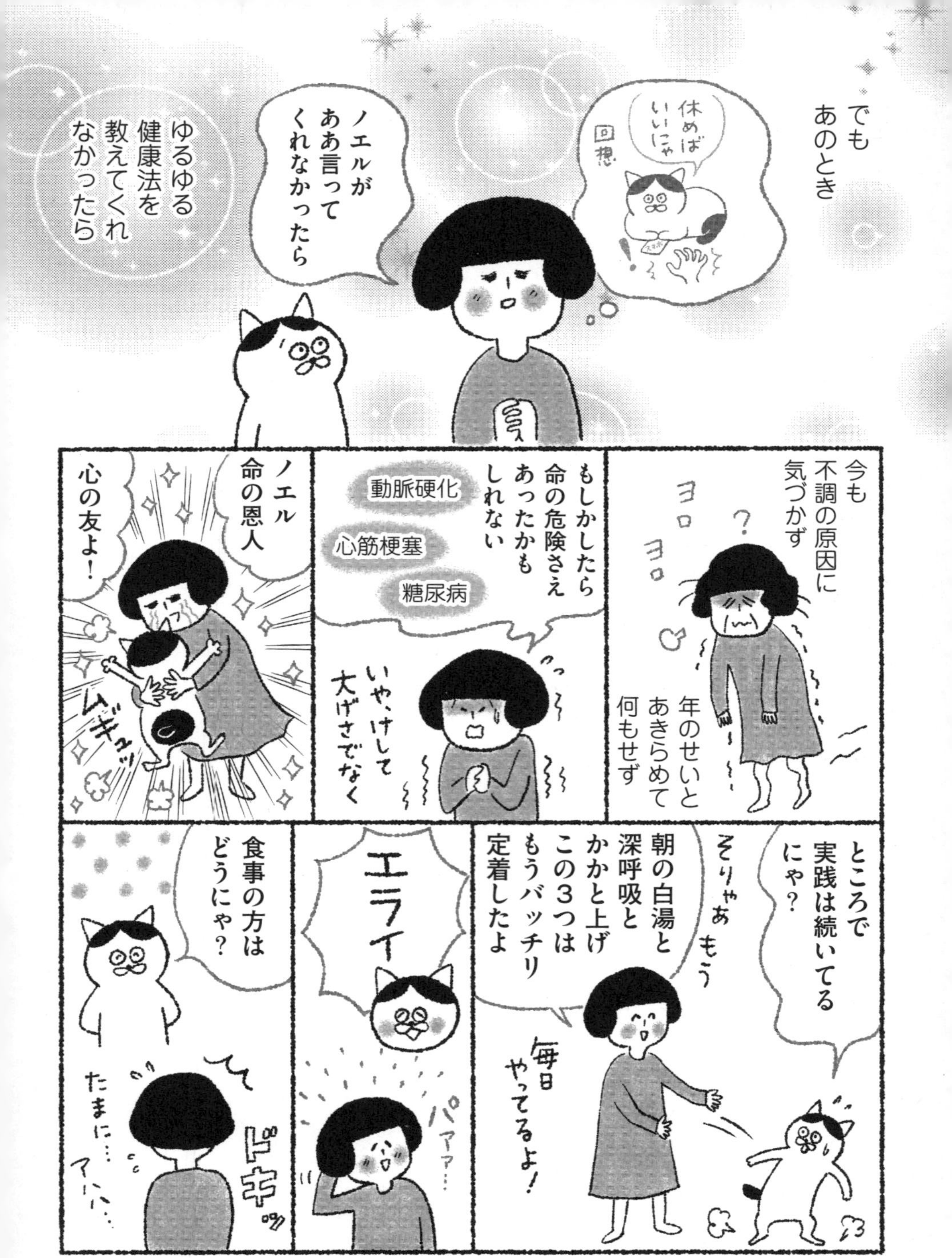
でも
あのとき
休めば
いいにゃ
回想
ノエルが
ああ言って
くれなかったら
ゆるゆる
健康法を
教えてくれ
なかったら
今も
不調の原因に
気づかず
ヨロ
ヨロ
?
年のせいと
あきらめて
何もせず
もしかしたら
命の危険さえ
あったかも
しれない
動脈硬化
心筋梗塞
糖尿病
いや、けして
大げさでなく
ノエル
命の恩人
心の友よ!
ムギュッ
ところで
実践は続いてる
にゃ?
そりゃあ
もう
朝の白湯と
深呼吸と
かかと上げ
この3つは
もうバッチリ
定着したよ
毎日
やってるよ!
エライ
パアア…
食事の方は
どうにゃ?
ドキッ
たまに…
アハハ…

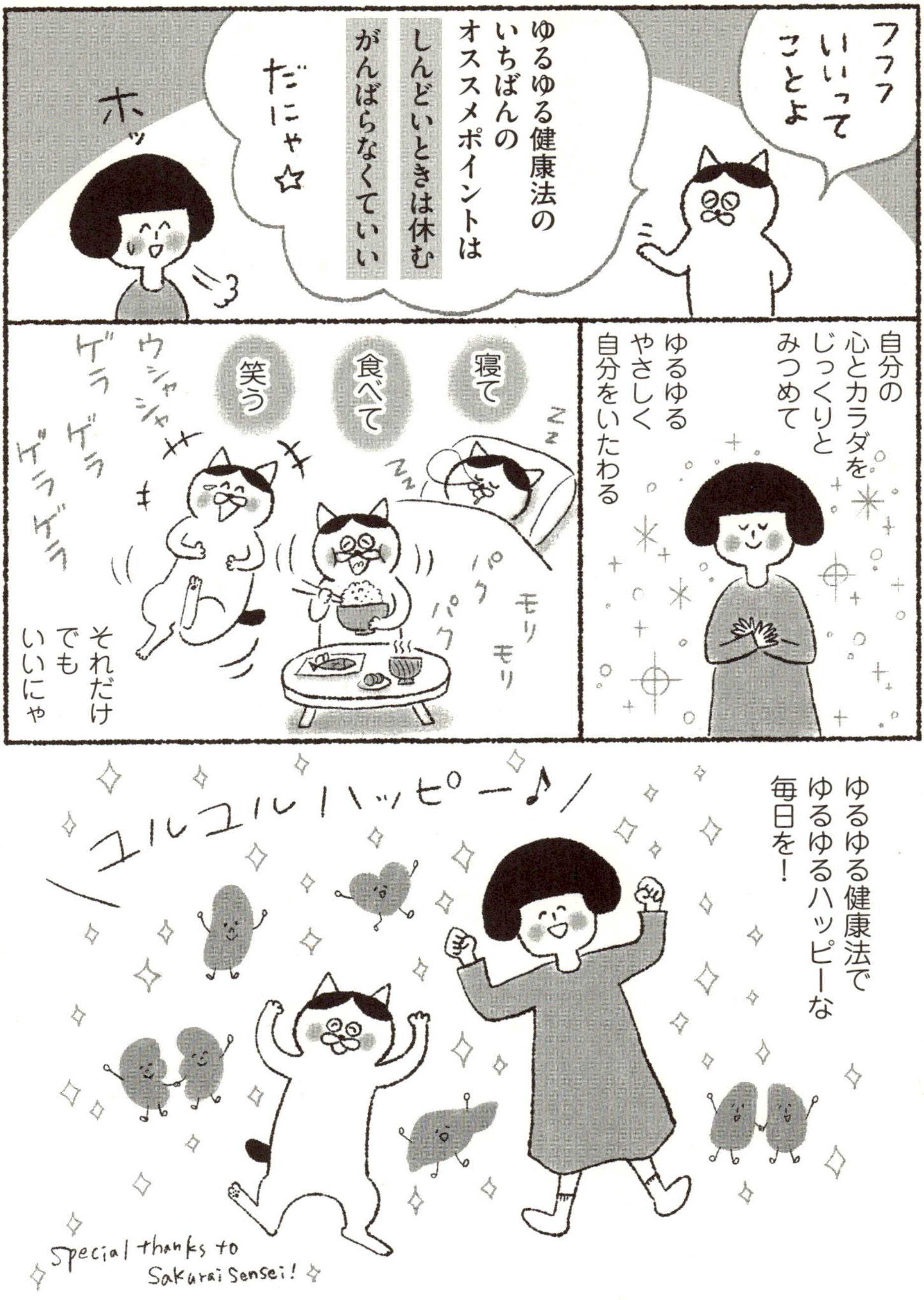
フフフ いいって ことよ
ゆるゆる健康法の いちばんの オススメポイントは しんどいときは休む がんばらなくていい だにゃ☆
ホッ
自分の 心とカラダを じっくりと みつめて
ゆるゆる やさしく 自分をいたわる
寝て
食べて
笑う
Zzz
モリ モリ
パク パク
ウシャシャ
ゲラ ゲラ ゲラゲラ
それだけ でも いいにゃ
ゆるゆる健康法で ゆるゆるハッピーな 毎日を！
＼ユルユルハッピー♪／
Special thanks to Sakurai Sensei!

あとがき

よく歩き、適度に食べ、よく眠る　これが健康の秘訣だと、江戸時代に書かれた養生書にも、数千年前に書かれた古典にも、同じことが書かれています。そしてそれは現代でも通じる健康の基本です。また、同時に、数千年前から繰り返し伝えられても実現が難しい健康法でもあります。

小難しく聞こえる「養生」とは、実は非常にシンプルなこと。その季節に採れたものを食べ、太陽の動きに沿《そ》って寝起きをし、気候に合わせて着る。そして慎ましく穏やかに生きる。これを続けることで、本来カラダが持っている寿命を健康に全《まっと》うできるのだと。

確かにそのとおりでしょう。しかし私達は考える葦《あし》です。考え、行動し、他者との関係を持ちます。そうすることで、自らの理屈や都合だけでは過ごせず、あらゆるものの影響をうけて、日々を生き抜いています。

私がこの本で伝えたかったのは、そういった忙しい現代の生活をすこしでも楽に生きるためのヒントです。私のモットーは、「できないことをがんばらない。できることをしっかりやる。」です。

皆さん、無理にがんばらないでください。できることをゆるゆる続け、完璧ではなく、充分な健康生活を送りましょう。

2018年9月

ミドリ薬品 漢方堂　櫻井大典

さくいん

症状、体調、目的別に引けるインデックスです。

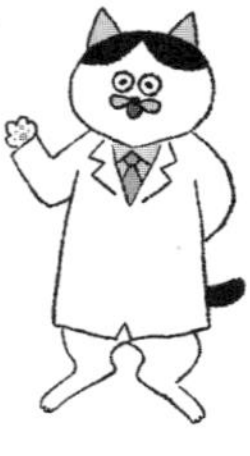

【あ】

秋バテ　116

朝起きられない　50　76　122

アレルギー　88

胃腸のトラブル　42　116　118　126

イライラ　20　54　72　86　94　98　102　118　122　126

うつ　54　86　102　126

【か】

風邪　38　46　74　88

肩こり　18　22　24　44　120　124

花粉症　38　64　66

髪の乾燥　48

かゆみ　68

乾燥肌　68

記憶力低下　62　78

緊張　20　86

クヨクヨ　20　38　72　118　126

血色が悪い　22　40　70　76

口内炎　100

【さ】

歯周病　100

シミ・ソバカス　22　70　88　96

集中力低下　78

鼻水　66
PMS（月経前症候群）　102
冷え　16　18　22　38　40　42　52
62　64　70　88　110　116　120
美肌　90　96
疲労　24　50　96　110
敏感肌　68
貧血　44　52
頻尿　62
不安　20　54　72　86
婦人科系疾患　52　62　92　120
不眠　22　24　42　50　54　72
76　94
便秘　94

【ま】
むくみ　24　42　64　66　90　102
110　112　114　122　124
虫歯　100
目のかゆみ　66
目の疲れ　44
めまい　112

【や】腰痛　18

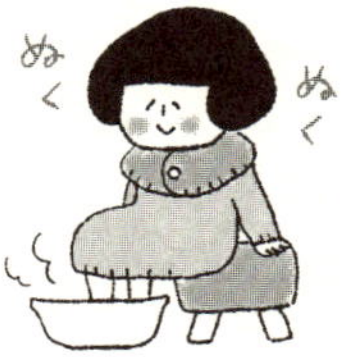
ぬく
ぬく

食欲不振　114
白髪　48　78
頭痛　18　112　120
生理痛　18　52　120
咳　46　74　116

【た】
ダイエット　24　64　90　92
代謝アップ　16　40　92
体臭予防　98
ダルさ　90　110　112　122
たるみ　92　124
痰　46
デトックス　16　94　98　114　124
ドライアイ　44　48

【な】
内臓活性化　16　40
夏バテ　114　118
にきび　100
抜け毛　48　78
熱　74　98
のどの痛み　46　74

【は】
肌荒れ　68
肌のくすみ　70　76　96

食材別 さくいん

食材別に効能や使い方を引ける
インデックスです。

【あ】
あさり 123
あずき 53
アスパラガス 99 104
アボカド 96
甘酒 43
いちご 65 100 105
烏龍茶 42
うずら卵 53
梅 32 129
梅干し 97
えび 46 79
オクラ 31 128
オレンジ 102 123

【か】
海藻類 99 115 117
貝類 45
牡蠣 53 61
柿 57 123
かぼちゃ 65 96
菊花茶 66
きくらげ 33 69
キャベツ 32 71 91 104
牛肉 61 63
きゅうり 66 99 109 128
ぎんなん 46 56
クコの実 53 101 103
栗 79 101
くるみ 46 52 79 101
グレープフルーツ 86 123
クレソン 66
黒米 53
黒豆 43 49 53 79 125
玄米 115
紅茶 42 102
ゴーヤ 31 99 109 111 129
黒糖 63
こぶし茶 66
ごぼう 46 66 75 115
ごま 33 43 49 52 61 69 91
小松菜 100
米 32 40 91 110

【さ】
鮭 71 80
サツマイモ 41
里芋 61 69
秋刀魚 56
しいたけ 79
しじみ 33 123
しそ 66 86 99
シナモン 66 81
しめじ 46 71 100
春菊 66
生姜 31 43 47 61 62
66 74 80 111
白玉粉 115
酢 71
スイカ 99 109 129
スペアリブ 111
セロリ 66 86 95 123
そば 71 100

【た】
大根 46 49 74 77 100
大豆 79

プーアール茶　42
ふき　105
ふきのとう　86　94
豚肉　61　69　77
ぶどう　57
プルーン　52
ブロッコリー　45　79
ホウレンソウ　45　53　76　96
ほたて　79

【ま】
松の実　101
豆類　79　99
みかん　46　81
三つ葉　66　100　123
ミント　66　75　86　102　119
もずく　71

【や】
山芋　69　79
ゆず　123
ユリ根　69　75
ヨーグルト　32
羊肉　61　63　80

【ら】
らっきょう　71
緑茶　42　46　75
緑豆　115
緑豆もやし　99　115
レーズン　52
レタス　95
レバー　45　53　96　103
れんこん　56　69

【わ】
わかめ　46

たけのこ　66　94　105
たこ　123
たまねぎ　71　91　119
たらの芽　31　86　94
唐辛子　63　81
冬瓜　66　99　111
豆乳　43　69　91
豆腐　61　69　77　91
とうもろこし　99
どくだみ　66
トマト　32　96　99　109　119　128
鶏ササミ　53
鶏肉　61

【な】
長芋　46　110
梨　46　57　69　75
なす　46　71
ナッツ類　96
ナツメ　115
菜の花　86　95　104
ニラ　63
にんじん　32　45　49　53　71　91　103
にんにく　31　74　119
ねぎ　31　61　63　66　74
海苔　49

【は】
白菜　61　74　91
パクチー　66　86　119
パセリ　53　123
はとむぎ　66　100
ハマグリ　69
はるさめ　99
ピーマン　71
ひじき　49　71
びわ　46

スタッフ

ブックデザイン　坂野弘美
校正　齋木恵津子
DTP　小川卓也（木蔭屋）
編集担当　佐藤杏子
編集長　松田紀子
取材協力　CoCo美漢方（@mococo321）

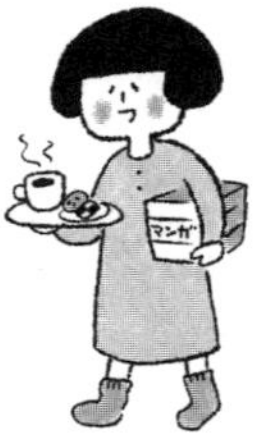

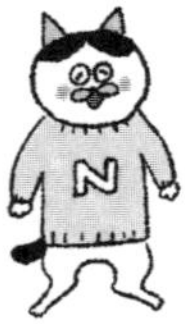

ねこ先《せん》生《せい》トト・ノエルに教《おそ》わる　ゆるゆる健《けん》康《こう》法《ほう》

2018年10月26日　初版発行

著者／simico《しみこ》

監修／櫻《さくら》井《い》大《だい》典《すけ》

発行者／川金　正法

発行／株式会社KADOKAWA
〒102-8177　東京都千代田区富士見2-13-3
電話　0570-002-301（ナビダイヤル）

印刷所／株式会社　光邦

本書の無断複製（コピー、スキャン、デジタル化等）並びに
無断複製物の譲渡及び配信は、著作権法上での例外を除き禁じられています。
また、本書を代行業者などの第三者に依頼して複製する行為は、
たとえ個人や家庭内での利用であっても一切認められておりません。

KADOKAWAカスタマーサポート
［電話］0570-002-301（土日祝日を除く11時～13時、14時～17時）
［WEB］https://www.kadokawa.co.jp/（「お問い合わせ」へお進みください）
※製造不良品につきましては上記窓口にて承ります。
※記述・収録内容を超えるご質問にはお答えできない場合があります。
※サポートは日本国内に限らせていただきます。

定価はカバーに表示してあります。

©simico/Daisuke Sakurai 2018　Printed in Japan
ISBN 978-4-04-069951-6　C0095

KADOKAWAのコミックエッセイ!

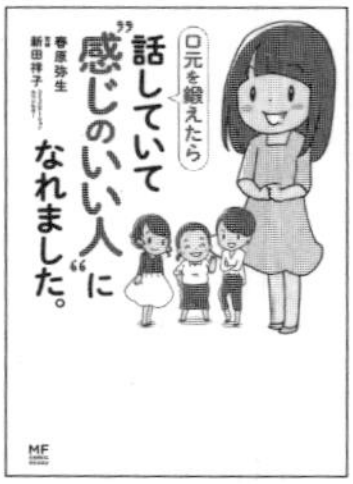

●定価1100円(税抜)

口元を鍛えたら 話していて“感じのいい人”になれました。

春原 弥生　新田 祥子

コミュニケーション能力は筋トレみたいに鍛えることで改善する!
ある日、転職先の先輩たちが自分を「感じ悪い」と噂しているのを聞いてしまいショック!若いうちは人見知りでもなんとかなったものの、もういい年なんだし変わらなきゃ、と思い始める。その日、ふらりと寄ったBARのショーコママ(実は話し方教室の講師)のアドバイスをきっかけに《感じのよい人の話し方》を観察することに。
コミュ力のなさは毎日のトレーニングで改善できる!“会話美人”になるためのノウハウがつまった実用コミックエッセイ。

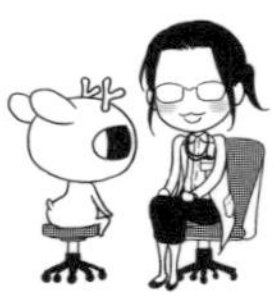

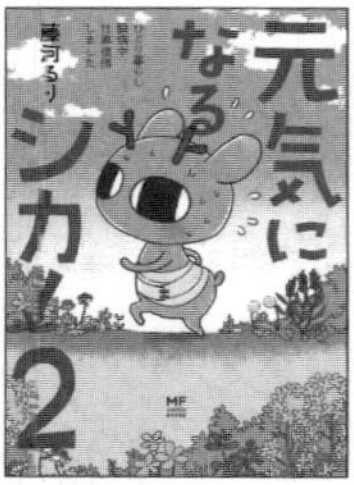

●定価1000円(税抜)

元気になるシカ!2

藤河 るり

アラフォーでひとりぐらしで漫画家の私。ある日突然、がんになってしまいました。闘病中に立ちはだかった壁は、日常復帰と仕事復帰。
はやる気持ちとは裏腹に、体は弱っていて……2回倒れてしまったことを機に、自分の生き方を見つめ直すことになりました。アメブロ3ジャンル(「総合」「入院・闘病生活」「エッセイ」)ランキングで1位を獲得!
感動&共感のコメント殺到の人気ブログの書籍化第2弾。

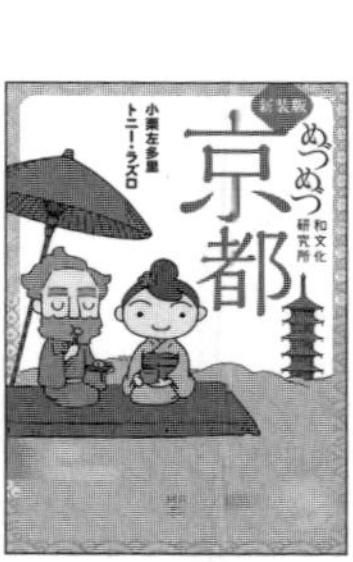

●定価1100円(税抜)

新装版 めづめづ和文化研究所 京都

小栗 左多里　トニー・ラズロ

累計300万部突破!「ダーリンは外国人」著者の和文化探訪記、待望の新装版!!
時を超えて受け継がれてきた、愛すべき日本の文化。
さおり&トニー夫妻が古都京都で、その真髄を堪能してきました!
職人、住職、神主、女将……
たくさんの魅力的な人々とお届けする京都和文化探訪、スタートです!

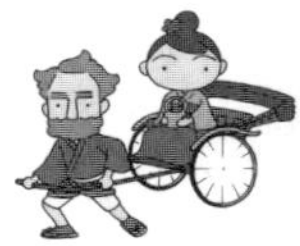

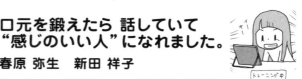

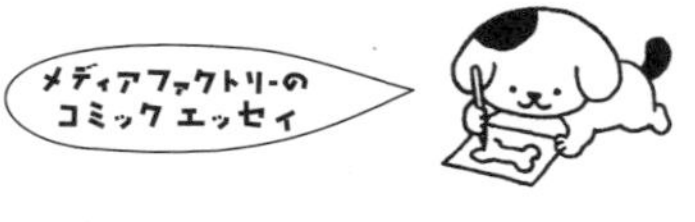